食品の安全・衛生包装

防虫・異物・微生物対策と包装の品質保証

監修　横山理雄
編集　中山秀夫・葛良忠彦

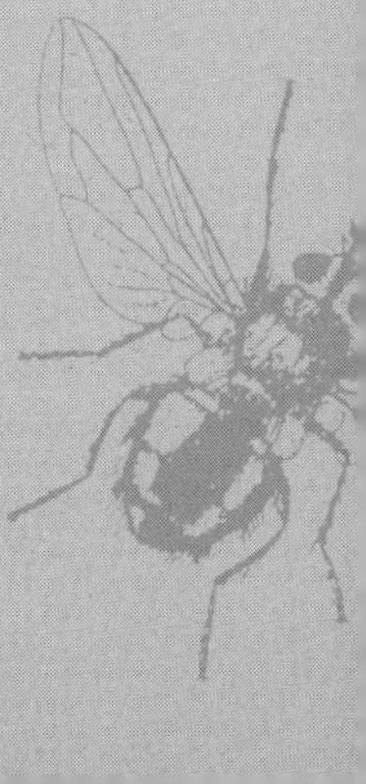

監　修

横山　理雄　　神奈川大学 講師（石川県農業短期大学名誉教授）

編　者

中山　秀夫　　中山技術士事務所 所長

葛良　忠彦　　東洋製罐グループ綜合研究所 調査企画室

執筆者紹介（執筆順）

横山　理雄　　神奈川大学 講師（石川県農業短期大学名誉教授）

石向　　稔　　国際衛生㈱技術研究所 副所長

金澤　俊行　　㈱東京コールドチェーン 顧問（包装専士）

中山　秀夫　　中山技術士事務所 所長

谷　　重和　　イカリ消毒㈱ 部長

永田　政令　　藤森工業㈱研究所 所長

杉野　欣伸　　㈱ヒューテック システム開発部 次長

濱田　良一　　ニッカ検査機械㈱ 代表取締役

増尾　英明　　食品包装コンサルタント

葛良　忠彦　　東洋製罐グループ綜合研究所 調査企画室

内田　眞志　　㈱シナネンゼオミック 常務取締役

菅　　脩　　大日本印刷㈱包装総合開発センター 部長

矢野　俊博　　石川県農業短期大学食品科学科 教授

木村　　凡　　東京水産大学食品生産学科 助教授

河口　克己　　呉羽化学工業㈱食品研究所 担当次長

沖　　慶雄　　東洋製罐㈱/東京理科大学

推薦のことば

包装は人類の進化とともに生まれ，生活の知恵として発達してきた．包装は人間の生活技法のひとつであり，農耕・狩猟文化の発展に伴い，収穫された農水産物やそれを加工した食品の保護や貯蔵，運搬，交易などに役立ってきた．

一方，食品は，微生物を含めて多くの生き物にとっても貴重な栄養源であるため，人間は古くから食物をそれらの生き物から守るために知恵を絞り，工夫を凝らしてきた．食品を包むという包装技術は，それらの中でも重要な役割を担ってきた．今日では包装されないで流通する食品は皆無に近く，製造現場では，食品加工から包装までの一貫した流れであり，食品包装は，食品製造の不可分の構成部分となっている．

こうして食卓を潤してきた包装食品であるが，食品製造の大規模化，広域流通などますます発達する食品加工の現場では，生き物たちとの新たな戦いを強いられている．

近年，引き起こった食品関連の事故を見ても，HACCP手法がようやく定着しつつあるとはいえ，大手乳業メーカーの牛乳の中毒事件やさまざまな食品への異物混入が発生し，昨年暮れに発覚した国内での狂牛病(BSE)の発生は，行政の対応の遅れもあり，食品に対する生活者の信頼を大きく失うこととなった．

われわれ食品業界に関係するものとして，このような事態が惹起することは，是が非でも阻止しなければならず，こうした生き物たちを排除するように安全と衛生を基本に食品の生産・保管・流通を構築しなければならない．

食品とは切り離せない包装は，これまでにも食品の品質確保に関係者が日夜努力してきたが，事故があとをたたない．かかる事態を他山の石とせず冷静に分析し，客観的な根拠に基づきより一層の食品の安全と衛生に寄与しなければならない．

食品の容器包装は，これまでの法規や規格基準に適合することはもちろんのこと，包装材料の品質改善や加工工程の改善にも踏み込み，ユーザーの期待に応え，満足感を得られるような的確な安全・衛生管理を施す必要がある．

本書は，以上のような状況をふまえ，多面的に食品の安全と衛生包装のあり方について，それぞれの分野の専門家により，豊富な知識と経験を基に書き下ろされたものである．

本書を推薦するにあたり，少しでも読者の便利と，食品の安全と衛生に役立つことを祈念するものである．

2002年1月

21世紀包装研究協会 会長　新田茂夫

発刊にあたって

今こそ，食品の安全と衛生に関心が持たれている時はない．O 157 菌を中心とした食中毒，狂牛病（BSE）の発生，炭疽菌による発病があり，また新感染症病原菌の侵入の可能性など，世界各国の人々を不安に陥れている．一方，食品原料や包装食品中へ，虫，異物が混入する事故も多発している．また，包装された食品に外部から，異物，毒物を注入される危険性もある．このような不安を解決する方法として，食中毒菌などの微生物の殺菌と制御，食品包装での二次汚染防止，完全密封性などが挙げられている．

このような時，食品衛生，食品包装を専門とする研究者や技術者が集まり，21 世紀包装研究協会を設立し，世界的に問題になっている食品での微生物事故と異物混入をどのように防いだらよいのか，種々討議し，『食品の安全・衛生包装』と題する本を出版することにした．この本は，初めて学ぶ学生や技術者にも解るように文を平易にし，内外の文献をできる限り集め，多くの図表と写真を入れることにした．

本書をまとめるに当たっては，食品の安全・衛生の概念がはっきりしていなかったので，食品の安全・衛生の意味をはっきりさせ，食品微生物事故と異物混入事故，両者と包装との係わりあい，包装材料が食品の安全・衛生にどう係わりあっているかなどをはっきりとさせた．

本書は，次の 6 章から成り立っている．第 1 章では，害虫と食品包装について，食品工場で問題となる害虫の種類，侵入経路と侵入防止対策が，第 2 章では，包装食品の異物混入防止対策について，食品異物混入の実状，異物混入原因，原料処理・製造工程での異物混入防止対策が書かれている．第 3 章では，容器包装の品質と安全・衛生管理について，加工工程での衛生管理と防虫対策，包装材料と容器の異物・ピンホール検査の自動化，シーラントフィルムの特性と評価，包装材料の安全・衛生基準がまとめられている．

第4章では，包装材料の品質改善と新包装材料について，ハイバリヤー包材，酸素吸収性包材，抗菌性包装材料，鮮度保持包装，新しい紙容器が書かれている．第5章では，包装による食品保全と微生物について，包装食品と微生物，環境調節包装による品質保持，無菌包装における品質保持がまとめられている．第6章では，食品のいたずら防止包装について，具体例をあげて説明している．

本書は，包装の立場から，食品の安全・衛生をとらえているので，食品会社，包装材料製造会社，食品流通，包装材料の販売に携わっている人達にも役にたつ思われる．

最後に，貴重な資料，図表や写真，文献を快く提供してくださった業界，学会の先輩や仲間の方々に深く感謝いたすとともに，本書の出版に骨折って戴いた幸書房の桑野社長，夏野さんにお礼を申し上げる．

2002年1月

執筆者代表　横 山 理 雄

目　　次

食品の
安全・衛生包装

防虫・異物・微生物対策と
包装の品質保証

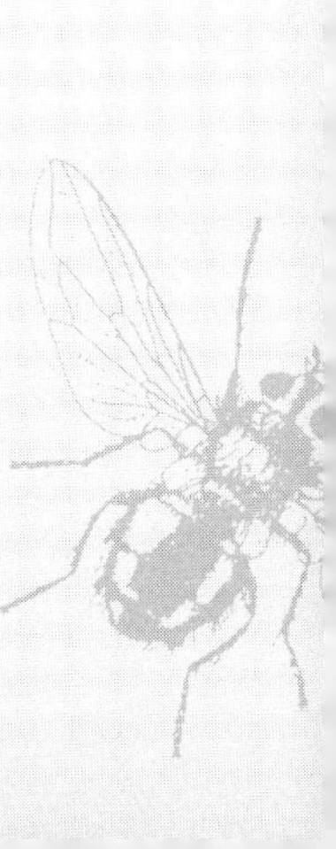

序論　食品の安全・衛生包装とは

今，地球上では人口の増加，食糧の不足と確保，環境破壊などの諸問題が次々と起きている．特に，食品の安全と衛生，海外からの食糧輸入問題は，21世紀に直面する大きな課題である．国内の食品の安全性確保，遺伝子組換え食品に対する安全性追求，新感染症病原菌のわが国への侵入の可能性など，目の離せない問題が多く横たわっている．ここでは，食品の安全・衛生包装について触れてみたい．

1.　食品の安全と衛生の意味は

安全な食品とは，消費者がその食品を食べた場合，健康を損なわず，かつ食中毒などの病気にかからず，安心のおける食物と定義されている．食品の安全性を確保するため，食品生産者，食品販売者は，食品の製造，加工，包装，保存と流通過程において，食品衛生監視員の指導を仰いで作業を進めている[1]．

食品の安全を脅かす要因[2]には，生物学的危害，化学的危害と物理的危害の3種類がある．生物学的危害原因物質には，ボツリヌス菌，病原性大腸菌，サルモネラ属菌や黄色ブドウ球菌などの食中毒細菌のほかに，ウイルス，寄生虫などがある．化学的な危害原因物質として，カビ毒（アフラトキシン）を始めとする天然の化学物質，食品添加物など意図的に添加される化学物質および殺虫剤，農薬，抗生物質など非意図的に混入する化学物質がある．

物理的な危害原因物質は異物といわれているものであり，ガラス，木，石，金属やプラスチックなどがある．物理的危害[3]は，生物学的危害や化学的危害と異なり，個人または少数の消費者を対象とした障害（歯の損傷，のどにつかえたことによる窒息など）として発生することが多い．

輸入食品原材料や生鮮食品，加工食品には，多くの危害原因物質がある．この危害原因物質を除去するために，どのような対策がたてられているのであろうか．

食中毒菌，腐敗菌，カビ，酵母，ウイルスなどの侵入と発育を阻止するために，洗浄・殺菌，加熱殺菌，包装や冷蔵などの安全対策がとられている．また，カビ毒や化学物質による危害については，くん蒸殺菌を行ったり，化学分析・毒性試験などにより選別を行うことで安全を図っている．ガラス，金属，毛髪などの異物は洗浄や金属検知機により除去されている．

食品衛生の定義について，世界保健機関（WHO）は，食品の生育，生産，製造から最終的に人々に摂取されるまでのあらゆる段階において，食品の安全性，健全性および悪化防止を確保するためのあらゆる手段をいうと定めている[1)]．食品衛生を，WHO では food hygiene，アメリカでは food sanitation といっている．

世界各国では，食品衛生管理の手法として，HACCP 方式を採用している．この HACCP は，アメリカの NASA の宇宙食開発の手法として，世界で初めて使われ，FAO/WHO の CAC（コーデックス委員会）から，1993 年 7 月に「HACCP 方式の適用に関するガイドライン」[4)] が出された．HACCP とは，Hazard Analysis Critical Control Point System の略称で，「危害分析・重要管理点（監視）方式」と訳されている．わが国では，1996 年 5 月に，食品衛生法の一部を改正し，HACCP 手法を取り入れた「総合衛生管理製造過程の承認制度」が発足した．現在，乳・乳製品，食肉・食肉製品，容器包装詰加圧加熱殺菌食品（レトルト食品），魚肉ねり製品と清涼飲料水の 5 種類の食品について，この制度が導入されている[3)]．1998 年 7 月，厚生労働省と農林水産省による「食品の製造過程の高度化に関する臨時措置法」（略称：HACCP 手法支援法）が公布された．この法律により，HACCP 手法に対応した施設，設備が整った食品工場で，安全性，品質に優れた食品を消費者に提供できるようになった．

2.　食品微生物事故と包装との係わり合い

食品は，生鮮食品，加工食品にかかわらず，包装されている．最近では，食品の安全性の点から，真空包装の他に，ガス置換包装や無菌包装などの新しい包装技法が取り入れられ，加熱，非加熱や化学薬剤添加などの微生物制御技術が使われている．

ここ1，2年，消費者は，包装食品の安全と衛生に，異常なほど関心を持ってきている．特に2000年は，黄色ブドウ球菌，O 157病原性大腸菌などによる食中毒事件が多く発生した．最近の食中毒では，1995年までは腸炎ビブリオ，サルモネラ，ブドウ球菌がトップ3を示していたが，1996年以降は腸炎ビブリオ，サルモネラ，カンピロバクターを中心に食中毒件数の急増が認められた．1996年には，腸管出血性大腸菌O 157が増えた[5]．

1999年の原因食品別食中毒については，魚介類が187件(19.5%)，複合調理食品が103件（10.7%）と多く，患者数では，魚介類が4 556人，次いで複合調理食品が3 914人であった．また，同年の食中毒菌では，腸炎ビブリオ478件(39.6%)，サルモネラ329件(27.3%)，小型球形ウイルス115件(9.5%)，カンピロバクター77件（6.4%）の順であった．また，2000年には，加工乳において，黄色ブドウ球菌の毒素「エンテロトキシンA型」による食中毒が発生した．食中毒菌には，感染型のものと毒素型の2種類がある．毒素型には，黄色ブドウ球菌，ボツリヌス菌，セレウス菌がある．

黄色ブドウ球菌は，熱に弱く60℃・30分の加熱で死滅するが，毒素は100℃・30分の加熱でも分解しない．また，ボツリヌス菌は120℃・4分以上で死滅し，毒素は80℃・20分または100℃・数分の加熱で分解する．

包装食品の微生物の発育を防ぐために，各種の包装技法が使われている．真空包装は，容器中の空気を脱気し，密封する方式であり，真空包装後に再加熱するものが多い．ロースハムなどの食肉加工食品，カニ足風かまぼこなどの水産加工品，乳製品，惣菜，漬物などが真空包装されている．

ガス置換包装は，ヨーロッパで盛んに行われており，日本でも多くの食品で取り入れられている．この包装技法は容器中の空気を脱気してから，窒素(N_2)，炭酸ガス（CO_2）などのガスと置換して密封包装する方式である．削り節，スライスハム，生鮮肉や生鮮魚がガス置換包装されている．

レトルト殺菌包装は，バリヤー性容器に食品を入れ，脱気，密封後120℃・4分以上の殺菌を行う方式であり，カレー，米飯，魚肉ねり製品の包装に使われている．

菓子，餅などの包装に使われている脱酸素剤封入包装は，バリヤー性容器に食品とともに脱酸素剤を入れ，完全密封する方式である．

世界各国で，食品の安全性を追求した無菌包装食品が伸びてきている．無菌包装には，ロングライフミルク，茶飲料などの無菌充填包装と米飯，スライスハムなどの無菌化包装とがある．無菌充填包装は，食品を高温短時間殺菌し，冷却後，殺菌済み容器に無菌的に充填包装する方式である．無菌化包装[6]は，食品を無菌化し，バイオクリーンルーム内で無菌的に包装する方式である．

食中毒菌や食品腐敗菌は，酸素のある状態で発育するものが多い．包装材料には，酸素の透過しにくい透明蒸着フィルムなどのハイバリヤー包材，包材が酸素を吸収する酸素吸収性包材が開発され，使われている．また，水分を吸収する吸湿性包材や，抗菌性包装材料，鮮度保持包装材料が用途に合わせて使われだしてきた．

3.　食品への昆虫・異物混入事故と包装との係わり合い

食品中に混入した異物は，保健所・消費者センター・国民生活センターなどの公的機関に持ち込まれ公表されている．東京都の6年間（平成3～8年）の食品苦情では[7]，異物混入は22.0％と第2位を占めている．2000年は，食品への異物混入による事故が多発し，なかでも虫混入のクレームが多く，製品回収という事例がみられた．

最近の報道に見る食品への虫入り事情について，林[8]は次のように報告している．2000年8月3日～9月14日の短い日数の間に食品へ混入したハエ，虫，ゴキブリなどの生物は33件あり，その内の18件（54％）の食品が回収された．食品別では，缶詰，飲料，調味料，冷凍食品，食肉製品，漬物，菓子，パン，氷菓と食品全般に虫入りクレームが発生した．食品害虫の専門家は，食品工場で問題となる害虫の防除，食品害虫の侵入しにくい包装，食品への異物混入防止対策が重要であり，害虫の種類や性質を克明に調べ，食品工場や包材内部へ害虫を侵入させないような対策をとるべきであると指摘している．また，食品原材料，製造工程，包装工程についても，害虫対策をたてるべきあると言っている．

チョコレートを始めとした菓子類に，外部より包装材料を噛み切って入った害虫によるクレームがあった．ノシメマダラメイガの幼虫は，セロハン，クラフト紙，ポリエチレン，アルミ箔を穿孔(せんこう)し，包装内部で成虫になり，クレームになっている．においなどの香り成分の透過しにくいポリエステル，ポリカーボネートは穿孔されないと報告されている[9]．

4.　食品の安全・衛生包装のための検査と品質管理

食品および包装材料の製造工程[10]では，異物混入に際しては次のような対策が立てられている．

(1)　従業員が異物を持ち込まないようにする．

(2)　入っているものを徹底的に取り除く—輸入食品原料などについては，髪の毛，小石，金属片などを取り除く．また，流動性食品に混入している金属片や骨などは，金属検知機とX線装置などで検出するか肉眼で取り出す．

(3)　異物や昆虫などが入らないような環境にすること—食品や包装材料製造工場に昆虫が入らない通路や暗所を設け，製造機械などは金属片が飛び散らない材質と構造にすること．

(4)　検査の徹底化—コンベア幅を広げ，照明を1 500～2 000ルックスにして，女子2名による目視選別検査を行う．検査員のローテーション（1時間）の厳守．

異物の目視検知の自動化は，非破壊測定法や画像処理法を用いて研究されてきている．異物の除去については，風力や磁気を使った装置が開発され実用化されているが，粘性食品に混入している金属や小骨，木片を取り出す装置が開発されていない．異物の自動除去装置の開発が課題として残されている．

包装材料の製造工程，ラミネート工程の衛生管理が行われており，防虫，異物混入と防塵（ぼうじん），落下・付着微生物などの対策がなされている．特に，医薬用包装材料，食品用無菌化包装材料は，バイオクリーンルーム内で製造されている．

レトルト食品を始めとした各種食品では，パウチのシール強度やピンホールの有無が問題になっている．そのため，シール面の検査やピンホールテストが重視されてきている．

なお，一般の包装食品では，いたずら防止包装や，高年者にも開封しやすいイージーオープン性についても配慮しなければならない．食品用包装材料の衛生では，わが国の食品衛生法や，FDAを始めとした海外の包装材料の衛生基準を取り入れなければならない．また，包装材料の環境ホルモンについては，実験データの結果を入手してから慎重に包装容器の改良・改善をする必要がある．

5. これからの食品の安全・衛生包装はどう動いていくか

2000年の食中毒事件以来，厚生労働省では「総合衛生管理製造過程承認制度」の見直しを行い，学識経験者を評価委員に加え，厳しく申請書類をチェックしだした．レトルト食品を例にすれば，原材料の微生物と異物混入の有無，調理加熱工程での温度管理，包材の微生物付着，充填工程での落下菌対策，包装材料のシール強度とピンホール発生，レトルト殺菌温度と時間，冷却工程での温度と残留塩素濃度，製品仕上がり後の金属検知と異物検知が重視されている．行政側も，食品の安全・衛生包装を厳しく求めてきている．

ホテル，レストラン，学校給食の食中毒が増えてきている．それらの調理場に持ち込まれる生鮮食品や加工食品に対して，HACCP手法で作られた食品が求められている．特に加工食品では，適正な包装技法と微生物制御技術を使ったものが要求されている．

医療・介護食が伸びてきている．これら食品は，ハイリスクな人達を相手にするため，レトルト食品や真空調理食品が多く使われている．これら食品を調理製造する場合，製造施設，製造方式は，HACCP方式を採用するよう通達されている．

今後，これまで以上に，食品の安全・衛生包装が消費者から要求されるようになってくるだろう．

参 考 文 献

1) 河端俊治：加工食品と衛生管理，河端俊治編，pp. 7–11，新思潮社（1984）
2) 藤原真一郎：HACCP実務講座，p. 4，サイエンスフォーラム（1998）
3) 横山理雄：HACCP必須技術，横山，里見，矢野編，pp. 1–11，幸書房（1999）
4) 河端俊治：HACCPの基礎と特徴，河端，春田編，pp. 2–16，中央法規（1997）
5) 藤井建夫：最近の食中毒の原因，日本食品新聞，12月15日（2000）
6) 横山理雄：HACCP必須技術，横山，里見，矢野編，pp. 32–53，幸書房（1999）
7) 平尾素一：異物混入の防止とその対策講習会テキスト，pp. 1–17，テクニカルインフォメーションセンター（2000）
8) 林　晃史：食と健康「食品衛生」，528号（12月），34–37（2000）
9) 佐藤邦裕：包装食品の事故対策，横山，矢野編，pp. 91–103，日報（2001）
10) 横山理雄：同書，pp. 12–27.

（横山理雄）

第1章　害虫と食品包装

1.1　食品工場で問題となる害虫

1.1.1　食品への混入実態

2000年は，食品への異物混入の事件が多数報道され大きな社会問題となった．これらの異物混入の問題を踏まえ，食品会社では異物混入防止対策を積極的に再構築し始めた．また，昨今のISO 9000 s，総合衛生管理製造過程あるいは自主HACCPの導入は，異物混入防止対策の推進にも一役買っている．その一方で，潜在的な異物混入を正確に把握することは困難なことから，的確な再発防止対策を講じる上で障害にもなっているのが現状と思われる．

そこで本章では，食品関連施設で問題となる昆虫を中心に異物混入の実態と各種昆虫の特徴について述べ，次に食品包装と昆虫の関係，さらにそれらの管理方法について考えてみることにする．

なお，本章では，特に断らない限り，食品を包装する軟包装フィルムのことを「包装資材」，食品を包装したあとの包装資材を「包装袋」と呼ぶことにする．

(1)　異物混入の傾向と相談内容

異物混入に関する相談内容の大半は昆虫由来のものであり，問い合わせは混入異物の特定とともに，「食べても問題はないか」，「混入時期はいつか」などが大部分である．また，相談の中には，異物が混入していない，いわゆる「異物のない異物相談」も見られる．

(a)　異物混入の傾向

2000年は，国際衛生(株)に寄せられた異物混入の相談件数が，例年に比べて著しい増加傾向を示した．過去10年間に国際衛生(株)技術研究所に持ち込まれた相談件数は，1991年54件，1994年79件，1996年126件，1998

年172件と年々増加傾向を示している（図1.1）．増加の兆しは1996年頃より見られ，2000年には前年までの平均件数と比較して約3倍の相談が寄せられている．増加の要因としては，1995年に施行されたPL法（製造物責任法）あるいは，翌1996年に発生したO 157集団食中毒が考えられる．これらのことは，製造における衛生管理のあり方について，社会の目が正確な情報開示を求め，厳しくその実施を促しているものとも考えられる．

相談件数の季節変動は，1年を前半と後半で分けてみると後半の6～12月に多く（約85%），特に8～11月は全体の65%を占めている（図1.2）．これは，昆虫類が相談内容の60～80%を占めているが，その活動期と密接な関係があるといえる．また，年間を通じて相談が持ち込まれていることも特徴である．これは長期保存食品では，製造時期および消費時期に差が見られることや，昆虫以外の異物相談が増えたためと考えられる．

(b)　食品の種類別による相談傾向

食品の種類別に相談傾向を見ると，精米，製粉，乾めん，製パン，製菓などの穀物あるいは穀粉を原料とする業種では，貯穀害虫の相談が多い傾向を

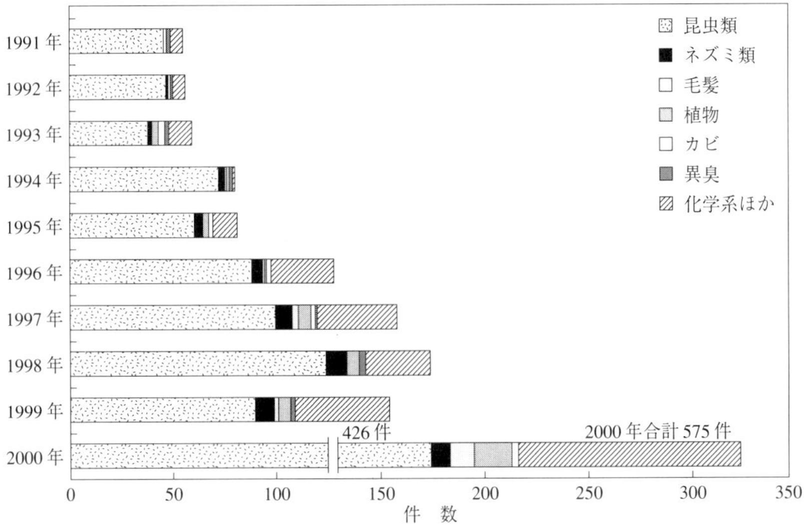

図1.1　異物相談件数の推移（1991～2000年）

国際衛生(株)技術研究所に寄せられた相談件数の集計．

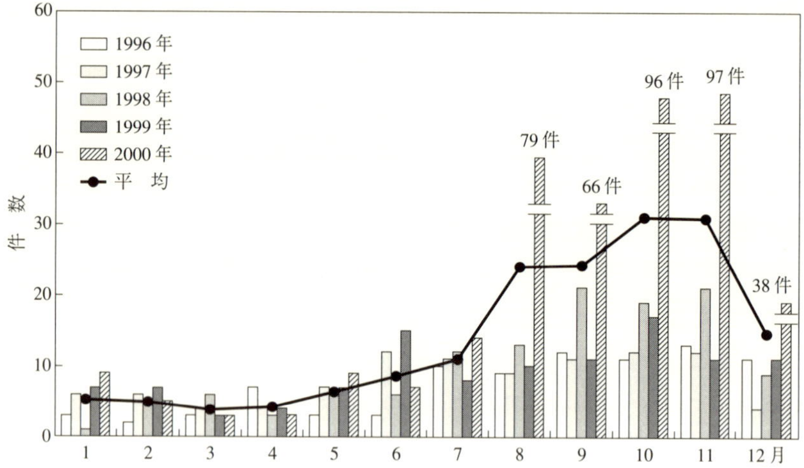

図1.2　異物相談の月別件数（1996～2000年）

示している．この中で，乾めん，製パン，製菓のように製造工程において水が使われる業種では，ハエの相談も多く含まれている．その他，ハエの相談に関しては，調味料・調理食品に多い傾向が見られた．また，全般的に屋外性昆虫の相談が多く寄せられた．

（c）　昆虫の種類別による相談傾向

2000年8月から10月に寄せられた昆虫の種類別による相談傾向を見ると，乾燥食品に由来する貯穀害虫の相談が最も多く399件（41.6%）であった．次に多かったのは，飛翔性・歩行性の昆虫を含む屋外性害虫であり，259件（27.0%）の相談が寄せられた．ゴキブリとハエを含む衛生害虫は148件（15.4%）であり，その他153件（16.0%）の相談があった．

相談件数上位5種の昆虫をみると，メイガ類138件(14.4%)，シバンムシ類78件（8.1%），ゴミムシダマシ類77件（8.0%），コバエ類59件（6.2%）ゴキブリ類52件（5.4%）であり，いずれも工場内部で発生することが多い種類である．これら貯穀害虫（メイガ類，シバンムシ類，ゴミムシダマシ科など）やコバエ類，ゴキブリ類は，工場内部，流通，一般家庭およびそれらの周辺環境にまで広く生息分布しており，異物混入の機会が多いことで知られている．

屋外性昆虫では，鱗翅目（りんしもく），鞘翅目（しょうしもく），アリ，半翅目（はんしもく），コオロギ，ムカデなどが目立ったが，これらの中には食品を加害しない迷入昆虫や，野菜・果実などの農作物由来の農業害虫も含まれていた．

相談内容の内訳は，いずれの年度においても同等の傾向を示しているが，ここ数年の傾向で注視すべき点は，持ち込まれた検体が微小化していることが挙げられる．それは，すなわち小型昆虫もさることながら，昆虫のパーツ（頭部，胸部，脚部，腹部などの一部分）のみが持ち込まれるケースが増えてきている．

1.1.2　食品工場で問題となる昆虫

食品工場で問題となる昆虫類は，表 1.1 のように分類することができる．表 1.1 では，屋内発生昆虫と屋外発生昆虫に大別したが，昆虫類の中には屋外で発生したのち，工場内部で定着する種類がいるので対策を講じる際に注意を要する．

食品工場で問題となる昆虫の特徴は，繁殖能力や穿孔（せんこう）能力が優れている点と食性が広いことが挙げられる．

潜在的能力として繁殖能力の一例を図 1.3 に示す．主要貯穀害虫を最適条

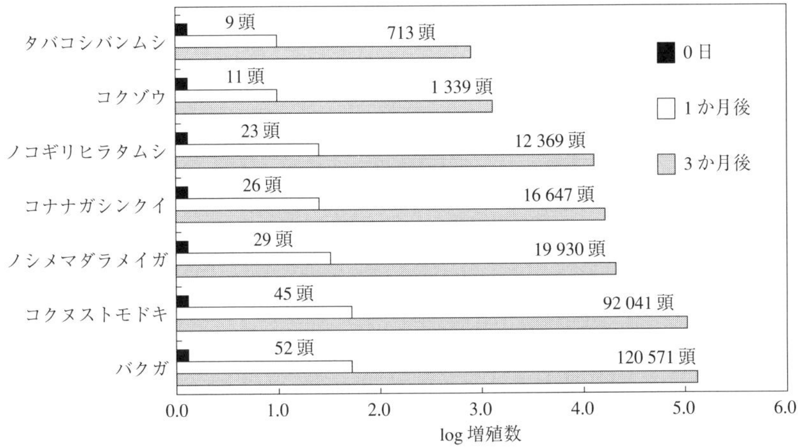

図 1.3　主な貯穀害虫の繁殖能力

表1.1 食品工場で問題となる昆虫類の分類

分類			主な種類	特徴
屋内発生昆虫	乾燥食品害虫	鱗翅目（チョウ目）	ノシメマダラメイガ バクガ	小麦，米およびそれらの加工品などから発生．原料由来で持ち込まれ，工場内に定着する種が多く含まれるが，屋外から侵入するケースもある．流通過程を含め，一般家庭においても発見されることがある．
		鞘翅目（甲虫目）	タバコシバンムシ コクヌストモドキ カツオブシムシ	
		噛虫目（チャタテムシ目）	ヒラタチャタテ カツブシチャタテ	食菌性の昆虫で，食品の他に包装資材由来で持ち込まれ，工場内で定着することが多い．家庭での発生も見られる．
		ダニ目	ケナガコナダニ サトウダニ	原料由来で持ち込まれるケースあり．比較的高湿好み．
	温暖・湿潤	双翅目（ハエ目）	チョウバエ ノミバエ ニセケバエ	いわゆるコバエと呼ばれている昆虫で，排水溝など食品残査・汚泥が堆積した箇所で発生する．
		網翅目（ゴキブリ目）	チャバネゴキブリ	水場付近の温暖な機器類周辺で発生することが多い．屋外での生息不可．
屋外発生昆虫	飛翔性昆虫	双翅目（ハエ目）	イエバエ・ニクバエ ショウジョウバエ・カ カガンボ・ユスリカ	臭気・光源に誘引され工場内に侵入する昆虫が多く含まれている．
		半翅目（カメムシ目）	ウンカ・ヨコバイ アブラムシ	田畑で発生する農業害虫が多く含まれる．風の流れで工場内に偶発的に侵入することがある．
		膜翅目（ハチ目）	ハチ・アリガタバチ アリ（有翅）	シバンムシに寄生するハチも含まれる．
		鱗翅目（チョウ目）	ガ	果樹の害虫など多くの種類が含まれる．光源に誘引され侵入するケースが多い．
		噛虫目（チャタテムシ目）	チャタテムシ（有翅）	食菌性の昆虫で工場内定着の例もある．
		総翅目（アザミウマ目）	アザミウマ	田畑で発生する農業害虫であり，微小なことから風の流れに乗って工場内へ侵入することがある．
	歩行性昆虫	網翅目（ゴキブリ目）	クロゴキブリ ワモンゴキブリ	排水を通じて侵入するケースがある．
		鞘翅目（甲虫目）	ゴミムシ テントウムシ	食肉性の天敵を含む．工場内へは偶発的に侵入することが多い．
		膜翅目（ハチ目）	アリ	迷入昆虫として取り扱われるケースが多い．
		直翅目（バッタ目）	コオロギ カマドウマ	工場周囲の草地・緑地・陰湿な場所で発生することがある．
		クモ目	クモ	昆虫類の捕食者として工場内に定着するケースが見られる．
		その他	ゲジ・ヤスデ ダンゴムシ・ワラジムシ	工場周辺の腐植物質などを好んで食する．

件下で繁殖させた場合，雌雄1対の成虫が3か月後には10^2から10^5頭まで増殖可能なことが報告されている[1)]．また，ゴキブリ類の仲間も同様に，1頭の雌から年間に発生する個体数は10^2から10^4頭ともいわれている．これを一般的な昆虫と比較してみると，例えばカブトムシの成虫が雌雄1対いた場合，3か月後に数百頭にも繁殖することはありえない．このように問題となる害虫は，その他多くの昆虫と比較して，繁殖能力が極めて高いことが分かる．一般的な昆虫と比較した場合，異物混入として問題となる昆虫は，ライフサイクルや産卵数などの生態が大きく異なる．したがって，適切な害虫管理計画を施さない場合，複数の害虫が潜伏・定着している場所では，短期間のうちにこれら害虫が蔓延する可能性を秘めている．表1.2および表1.3には，主要害虫のライフサイクルを示した．主要害虫は，最適温度が30℃前後にあり，その環境下において貯穀害虫は，30～40日程度で卵から成虫に生育する．ゴキブリ類の場合は，種によってライフサイクルの差が大きいが，一般的に建物内部で問題となるチャバネゴキブリでは，1～2か月程度で卵から成虫に生育する．これら害虫に最適な環境が，食品工場の中の環境

表1.2 主な貯穀害虫の生育と繁殖[1)]

	発育期間(日)(卵～成虫)	成虫寿命(日)	生涯産卵数 1♀	増殖数*	
				1か月後	3か月後
コクゾウムシ	30.8	126.9	208	11	1 339
ココクゾウムシ	28.0	119.4	344	—	—
コナナガシンクイムシ	24.5	120	415	26	16 647
オオコナナガシンクイムシ	24	100	430	23	11 614
コクヌストモドキ	32.9	134	1 459	45	92 041
ヒラタコクヌストモドキ	28.1	250	742	13	2 298
カシミールコクヌストモドキ	25.8	303.3	1 009	8	694
ノコギリヒラタムシ	19.4	133	375	23	12 369
トルコカクムネヒラタムシ	29	73	102<	6	202
タバコシバンムシ	20	20	110	9	713
アズキゾウムシ	22	6	83.2	—	—
バクガ	30.0	7.5	145.8	52	120 571
ノシメマダラメイガ	37.1	11.7	305	29	19 930
スジマダラメイガ	48.8	8.3	170	21	8 103
スジコナマダラメイガ	35.1	6.3	461.5	48	110 194

* ♀1頭からの増殖．

表 **1.3** ゴキブリ類5種の生活史[5]

	1卵鞘中の卵数	卵 期 間	幼 虫 期 間	幼虫の脱皮回数
ヤマトゴキブリ	14～19	27～42	98～140	9
クロゴキブリ	22～28	31～47	84～112	8
ワモンゴキブリ	13～18	32～41	90～200	11
トビイロゴキブリ	24～27	31～53	106～101	—
チャバネゴキブリ	18～50	20	33～70	6

飼育条件：温度28℃，湿度70～80％ RH.

と合致していることがある．そして餌や水などの諸条件が備わった時に昆虫が定着・繁殖することが可能になり，害虫化する．

一方，食性に関して見てみると，貯穀害虫は食性の広い種が多い．シバンムシ類は，植物質，動物質，薬味，薬品，タバコなどを食害し，貯穀害虫の中で最も食性が広いとされている．また，ノシメマダラメイガ，ノコギリヒラタムシはシバンムシ類に次ぐ食性の広い種である．ゴキブリ類は，雑食者として知られており，人の生活に関わる食物は全て餌としてしまう．害虫は，食品工場の中で普段は目につかない箇所に堆積した食品残渣を餌として生息していることが多い．

なお，大害虫の特徴である穿孔能力の詳細については，次節で述べることにするが，大害虫の中には穿孔能力の弱いものも含まれる．例えば，ノコギリヒラタムシは，穿孔能力をほとんどもたないが，その形態的特徴として扁平な体であることから，包装にピンホールあるいはわずかな間隙がある場合，製品へ容易に侵入することができる．

以下，食品工場および関連施設で問題となる害虫の特徴について述べる．

1.1.3 貯 穀 害 虫

貯穀害虫は，主に穀類，豆類，乾めん，菓子類などの比較的含水量の低い食品を餌とする害虫であり，乾燥食品害虫とも呼ばれている．わが国で問題となる貯穀害虫は約100種であるが，その中で主要な種類の害虫について述べる．

(1) コクゾウムシ（学名：*Sitophilus zeamais*，英名：maize weevil，写真1.1）

コクゾウムシ類は，硬質の食物へ産卵する習性を持ち，米，麦などの穀物のほかに乾めんやビスケットなどの固形食品の害虫として問題となる．固形食品に産みつけられた卵から孵化（ふか）した幼虫は，蛹（さなぎ）になるまでの期間を食物内部で過ごすため，成虫以外のステージでは発見されにくい．コクゾウムシ類で問題となるのは，主に本種と後述するココクゾウムシである．両者の生態的特徴として，コクゾウムシは飛翔能力を有するが，ココクゾウムシのわが国における系統は飛翔能力を持たないことが挙げられる．

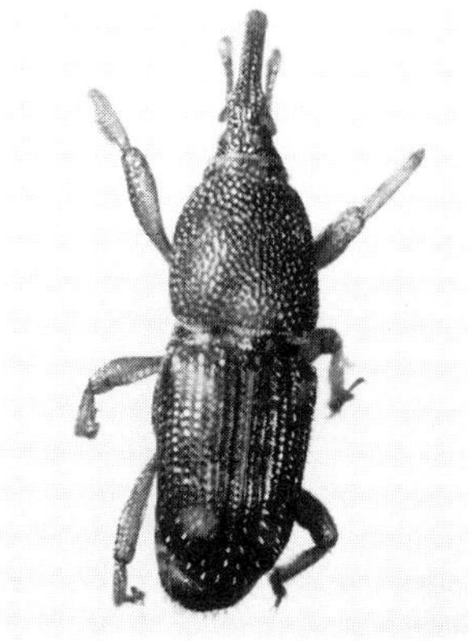

写真 1.1　コクゾウムシ成虫

(a)　形　　態

〔 卵 〕

1）0.6～0.66×0.23～0.29 mm[2)]

2）0.76±0.07×0.27±0.02 mm[3)]

〔幼虫〕

1）1 齢：頭幅 0.20～0.22 mm　体長 0.51～0.76 mm[12)]
　2 齢：　0.28～0.31 mm　0.75～1.10 mm
　3 齢：　0.46～0.48 mm　1.00～1.43 mm
　4 齢：　0.60～0.64 mm　1.77～2.80 mm

2）1 齢：頭幅 0.21～0.26 mm[4)]
　2 齢：　0.33～0.38 mm
　3 齢：　0.45～0.55 mm
　4 齢：　0.65～0.75 mm

〔 蛹 〕

1）頭幅 1.36 mm　胸部幅 1.08 mm　体長 3.06～3.23 mm[2)]

〔成虫〕

1）体長 2.3～3.5 mm[5)]

2）普通型[2)]
　♀体長 4.016 mm（3.933～4.166 mm）　体幅 1.083 mm（1.033～1.666 mm）
　♂体長 3.930 mm（3.733～4.100 mm）　体幅 1.086 mm（1.066～1.133 mm）

3）夏生型[2)]

♀体長3.829 mm（3.600～4.066 mm） 体幅1.059 mm（1.000～1.133 mm）

♂体長3.886 mm（3.600～4.133 mm） 体幅1.059 mm（0.966～1.133 mm）

(b) ライフサイクル

〔ライフサイクル〕

卵 期 間：1）4～5日（7月）[2)]

2）5日（25℃）[5)]

幼虫期間：1）1齢4日 2齢3～4日 3齢2～3日 4齢3～4日（7月）[2)]

2）20日（25℃）[5)]

蛹 期 間：1）前蛹1～2日 蛹期5～6日（7月）[2)]

2）5日内外（25℃）[5)]

成虫寿命：1）約4か月（25℃）[5)]

2）約100日（4月羽化個体） 200～300日（越冬個体）[2)]

3）♀126.9±50.6日 ♂137.4±54.1日

（小麦29.1℃，70% RH）[6)]

4）♀128.3±58.6日 ♂176.5±75.8日

（トウモロコシ29.1℃，70% RH）[6)]

5）♀64.3±38.6日 ♂100.9±46.4日

（玄米30℃，50～60% RH）[7)]

〔産卵数〕

1）約100卵[2)]

2）217±19.7卵（小麦25℃，70% RH）・37±4.7卵（小麦25℃，50% RH）[8)]

〔発育零点〕

1）約11℃（含水量14.5% 玄米，70% RH）[10)]

2）14.4℃[11)]

(2) ココクゾウムシ（学名：*Sitophilus oryzae*，英名：rice weevil，写真1.2）

コクゾウムシ同様に固形食品に被害が多く，近年，輸入パスタなどで問題を引き起こしている．コクゾウムシは低温耐性が強いため主に成虫態で越冬するが，本種は主として非休眠の幼虫態で越冬を行う．コクゾウムシ類の加害を受けた穀類は，繁殖によって生じる熱により穀温が上昇するため，コクゾウムシ類は冬季でも生育を続けることがある．

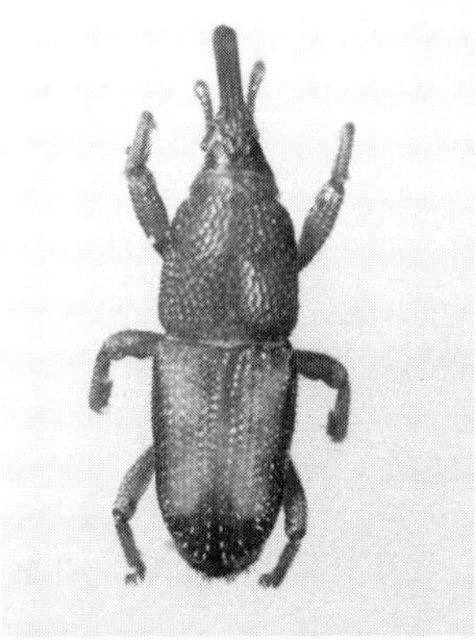

写真 1.2　ココクゾウムシ成虫

(a)　形　　態

〔 卵 〕

1）長さ 0.5 mm 内外[2)]

2）0.65±0.04×0.27±0.02 mm[3)]

〔幼虫〕

1）体長 2 mm 前後（4 齢）[2)]

〔 蛹 〕

1）体長 2 mm 程度[2)]

〔成虫〕

1）体長 2 mm 内外[2)]

2）体長 2.1～2.9 mm[5)]

(b)　ライフサイクル

〔ライフサイクル〕

卵 期 間：1）約 6 日（25℃）[12)]

幼虫期間：1）1 齢 5～13 日　2 齢 9～15 日　3 齢 11～19 日　4 齢 15～23 日（小麦 30℃）[9)]

蛹 期 間：1）前蛹 19～24 日　蛹期 20～28 日（小麦 30℃）[9)]

成虫寿命：1）80～90 日[2)]

2）約 4 か月（25℃）[5)]

3）♀119.4±48.0 日　♂116.1±50.9 日（小麦 29.1℃，70% RH）[6)]

4）♀162.3±55.0 日　♂202.7±78.0 日（トウモロコシ 29.1℃，70% RH）[6)]

5）♀ 91.9±28.6 日　♂129.0±55.8 日（玄米 30℃，50～60% RH）[7)]

〔産卵数〕

1）384 卵（含水量 14% 小麦，29.1℃）[6)]

2）72 卵（含水量 11% 小麦，29.1℃）[6)]

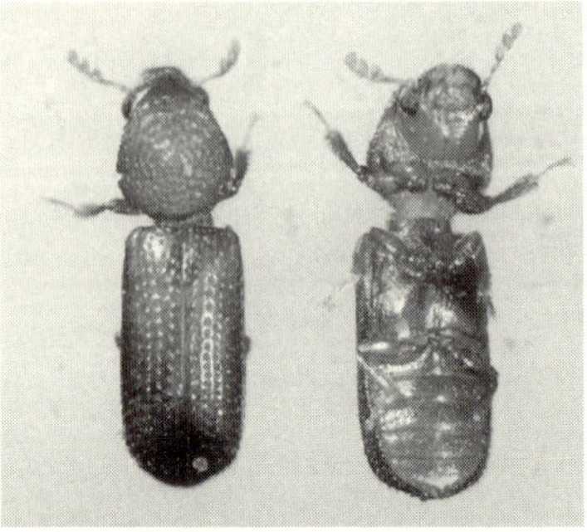

写真 1.3 コナナガシンクイ成虫

〔発育零点〕

1）約13℃（含水量14%小麦，70% RH）[10]

2）13.6℃[11]

(3) コナナガシンクイ（学名：*Rhizopertha dominica*，英名：lesser grain borer，写真1.3）

本種は，よく発達した大顎（おおあご）を持ち，米，麦を破壊的に加害するが，加工食品での被害は少ない．穀粒間に産卵された卵から孵化した幼虫は，成長に伴い穀粒の内部に潜入する．越冬は，成虫，幼虫の両ステージで行われるが，木材中に穿孔して越冬する習性のある成虫では越冬効率が幼虫よりも良い場合がある．また，本種の増殖による発熱で穀温が上昇した場合は，冬期においても繁殖を継続することがある．

(a) 形　　態

〔卵〕

1）0.52±0.05×0.20±0.01 mm[3]

〔幼虫〕

1）体長3～4 mm内外（終齢）[2]

〔蛹〕

1）体長3 mm前後[2]

〔成虫〕

1）体長3 mm前後[2]

2）体長2～3 mm[12]

(b) ライフサイクル

〔ライフサイクル〕

卵期間：1）4～10日[13]

幼虫期間：1）約17日（小麦34℃，70% RH）[12]

蛹期間：1）約13日（小麦34℃，70% RH）[12]

〔産卵数〕

1）平均 244 卵（25℃）　平均 418 卵（34℃）[12]

〔発育零点〕

1）約 16.5℃（含水量 14% 小麦，70% RH）[10]

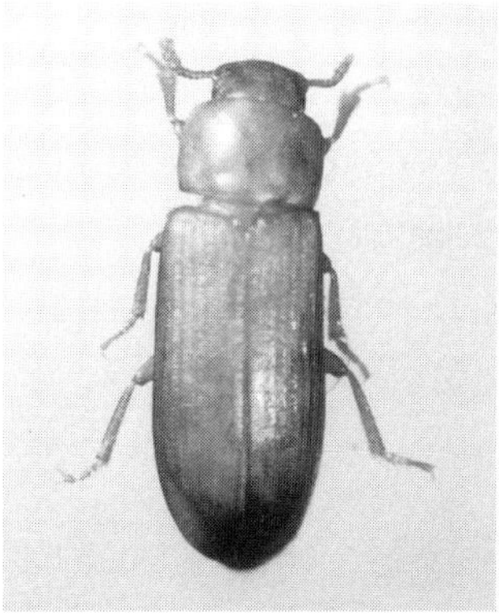

写真 1.4　コクヌストモドキ成虫

(4)　コクヌストモドキ（学名：*Tribolium castaneum*，英名：red flour beetle，写真 1.4）

本種は，穀粉害虫として広く見出され，小麦粉などの穀粉をはじめ，菓子・パンなどその二次加工品の害虫として世界的に知られている．一般家庭では，ビスケット・チョコレートなどの菓子類やインスタントラーメンから発見されることがある．

本種は，後述するヒラタコクヌストモドキと外部形態が類似している．両種の分類は，触角と複眼で行われる．すなわち，本種の触角先端 3 節が球状で太いのに対して，ヒラタコクヌストモドキは触角が先端に向かって徐々に太くなっている．また，本種の複眼間の距離は，ヒラタコクヌストモドキと比較して狭い．複眼を背面から見た場合，本種は複眼の縁にひさし状隆起がないのに対して，ヒラタコクヌストモドキはひさし状隆起を備える（図 1.4）．

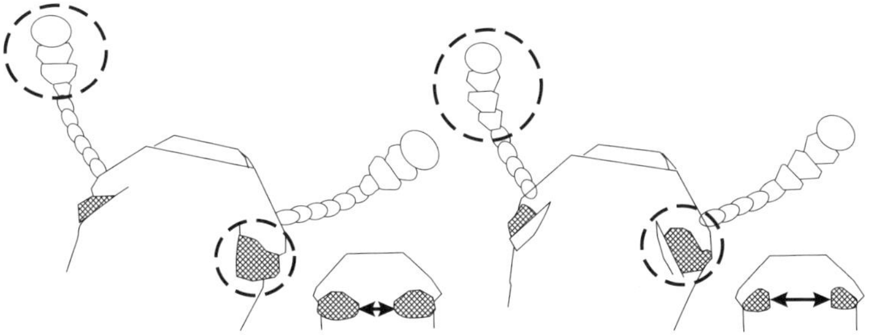

図 1.4　コクヌストモドキとヒラタコクヌストモドキの形態的特徴

(a)　形　　態

〔卵〕

1）0.60±0.03×0.31±0.02 mm[3)]

〔幼虫〕

1）体長6 mm内外（終齢）[2)]

2）頭幅[14)]：1齢0.150～0.162 mm　5齢0.350～0.488 mm
2齢0.175～0.225 mm　6齢0.475～0.638 mm
3齢0.200～0.262 mm　7齢0.575～0.712 mm
4齢0.275～0.350 mm
（小麦全粒粉＋イースト29℃，70% RH）

〔蛹〕

1）体長3～4 mm前後[2)]

〔成虫〕

1）体長3～4 mm前後[2),12)]

(b)　ライフサイクル

〔ライフサイクル〕

卵期間：1）3.6日（小麦ふすま30℃，70% RH）[15),16)]

幼虫期間：1）17.2日（小麦ふすま30℃，70% RH）[15),16)]

蛹期間：1）5.5日（小麦ふすま30℃，70% RH）[15),16)]

成虫寿命：1）平均226日（室温）[5)]

〔産卵数〕

産卵数/生涯：1）500～1 000卵[5)]

産卵数/1日：1）6.4±0.12卵(24℃)　16.8±0.23卵(29℃)　19.1±0.23卵（34℃）[17)]

〔発育零点〕

1）約18℃（含水量14%小麦，70% RH）[10)]

2）17.8℃（小麦ふすま，70% RH）[11)]

(5)　ヒラタコクヌストモドキ（学名：*Tribolium confusum*，英名：confused flour beetle，写真1.5）

本種の生態は，前述のコクヌストモドキに類似する．わが国では本種が主に製粉工場，コクヌストモドキが精米工場に分布しているといわれているが，両種ともに小麦粉を好み，その加工品で問題となることが多い．生態的差異として，本種は飛翔能力を持たないが，コクヌストモドキは飛翔が可能である．

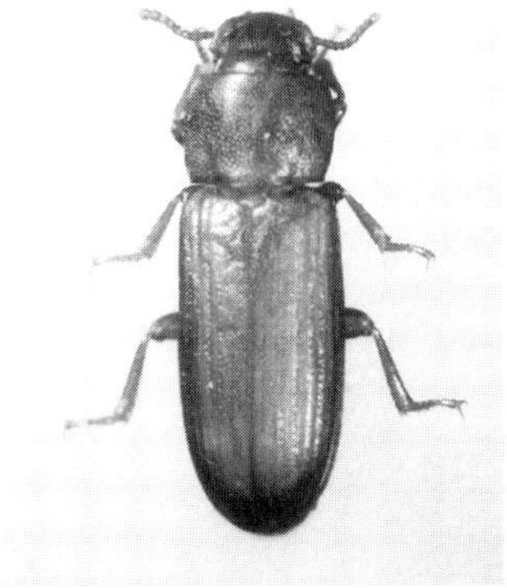

写真 1.5　ヒラタコクヌストモドキ成虫

(a)　形　　態

〔卵〕

1）0.57±0.05×0.32±0.02 mm[3]

〔幼虫〕

1）頭幅[14]：1齢 0.150～0.175 mm
2齢 0.175～0.225 mm
3齢 0.225～0.300 mm　4齢 0.300～0.375 mm
5齢 0.375～0.525 mm　6齢 0.500～0.650 mm
7齢 0.612～0.688 mm
（小麦全粒粉＋イースト 29℃，70% RH）

〔成虫〕

1）体長 3～4 mm 前後[2]

(b)　ライフサイクル

〔ライフサイクル〕

卵 期 間：1）4.9 日（小麦ふすま 30℃，70% RH）[15,16]

幼虫期間：1）18.0 日（小麦ふすま 30℃，70% RH）[15,16]

蛹 期 間：1）6.1 日（小麦ふすま 30℃，70% RH）[15,16]

成虫寿命：1）＞300 日[5]

〔産卵数〕

1）産卵数/1 日：4.9±0.09 卵（24℃）　12.7±0.15 卵（29℃）　14.2±0.19 卵（34℃）[17]

〔発育零点〕

1）16.7℃（小麦ふすま，70% RH）[10]

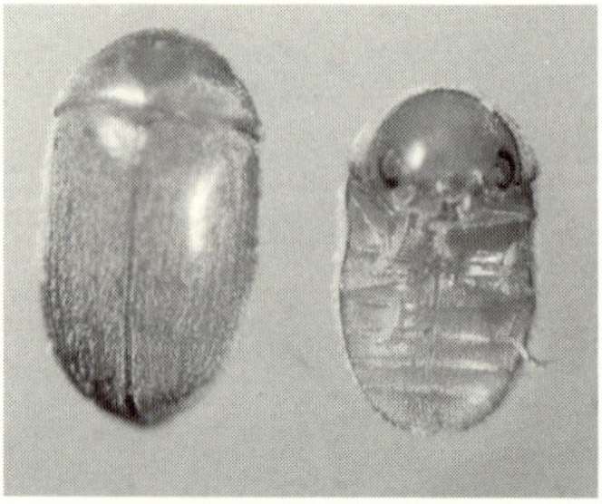

写真 1.6　タバコシバンムシ成虫

(6)　タバコシバンムシ（学名：*Lasioderma serricorne*，英名：cigarette beetle，写真1.6）

わが国では，乾燥食品の害虫として本種とジンサンシバンムシ（*Stegobium paniceum*）が著名である．両者は外観が類似するが，成虫の見分け方としては，本種の触角はノコギリ歯状で各節の大きさが同等であるのに対して，ジンサンシバンムシは鞭（むち）状の触角を呈し，先端3節が長く大きいのが特徴である．また，ジンサンシバンムシは，翅鞘（ししょう）上には細かい点刻（点状のくぼみ）を備えた条溝があるのに対して，本種には条溝が見られない．両種は，植物質および動物質の食品に加えて，漢方薬やタバコを食する広い食性を持ち，活発な飛翔性とあわせて，加工食品で問題となる害虫である．また，両種は一般家庭内にも生息し，幼虫はアリガタバチ類の寄主となっている．

(a)　形　　態

〔 卵 〕

1）0.41±0.02×0.21±0.01 mm[3)]

〔幼虫〕

1）体長3.7 mm前後[2)]

〔 蛹 〕

1）体長3 mm前後[2)]

〔成虫〕

1）体長3 mm前後[2)]

各ステージの頭幅に関するデータは，表1.4および表1.5に示した．

(b)　ライフサイクル

〔ライフサイクル〕

卵 期 間：1）10～12日（春秋）　6～8日（夏）[2)]

幼虫期間：1）40～50日（非越冬個体）　180～220日（越冬個体）[2)]

蛹 期 間：1）5～7日[18)]

表 **1.4** タバコシバンムシの各発育段階における頭幅と温度の関係[19]

	幼虫期					蛹期	成虫
	1齢	2齢	3齢	4齢	5齢		
20.0℃（5齢）	147±0	202±18	337±18	527±37	655±46	998±70	1 004
20.0℃（4齢）	144±9	219±12	353±13	582±16	—	980±41	973±62
22.5℃	148±4	234±10	368±5	599±16	—	984±20	979±20
25.0℃	147±6	234±9	378±10	601±17	—	981±27	988±28
27.5℃	145±7	233±7	371±8.9	593±14	—	1 016±25	997±27
30.0℃	146±2	216±7	350±11	558±14	—	958±25	968±18

単位：μm.

表 **1.5** タバコシバンムシの各発育段階における頭幅と餌の関係[20]

昆虫飼料	幼虫期							成虫
	1齢	2齢	3齢	4齢	5齢	6齢	7齢	
	147±6	234±9	378±10	601±17				988±28
イースト	147±2	215±5	342±7	560±25				942±12
	147±7	205±12	290±32	437±65	617±32			—
魚粉	150±0	217±20	342±20	532±30				—
	150±0	205±10	300±15	425±22	605±22			964±34
小麦粉	147±7	215±17	335±30	510±17				—
	147±2	205±12	290±17	402±22	577±27			880±36
パン粉	147±0	202±18	343±42	508±35				—
	146±3	198±4	297±8	438±14	635±15			1 014±27
	147±0	193±15	294±39	414±47	607±73	694±60		—
タバコ	150±0	200±72	275±72	387±37	550±72			—
	150±0	175±7	230±20	315±47	445±32	602±25		904±72
	150±0	160±17	205±15	265±50	365±70	510±102	610±55	—

単位：μm.
25℃，70% RH 条件.

成虫寿命：1）♀10～45日　♂10～25日[2]

ライフサイクルに関する詳細データは，表1.6および表1.7に示した．また，本種は，27.5℃において最も発育期間が短く，生存率も高いことが報告されている（表1.8）．

〔産卵数〕

1）産卵数/生涯：約50卵[2]

〔発育零点〕

表 1.6　タバコシバンムシの発育日数と温度の関係[19]

	卵　期	幼　虫　期					蛹　期	成　虫
		1齢	2齢	3齢	4齢	5齢		
20.0℃（5齢）	17.3±0.8	19.5±1.5	11.3±0.8	14.3±1.4	17.3±1.0	43.0±11.8	15.0±3.0	—
20.0℃（4齢）	17.4±0.4	19.4±0.7	11.4±0.8	14.4±0.9	43.6±5.1	—	15.3±3.0	—
22.5℃	11.0±0.5	9.5±0.8	8.9±0.6	8.2±0.4	17.2±2.0	—	7.6±0.5	19～66
25.0℃	9.9±0.3	7.0±0.4	6.7±0.5	7.5±0.5	14.0±1.1	—	6.5±0.3	17～54
27.5℃	6.7±0.3	5.1±0.3	3.8±0.4	4.8±0.3	10.2±0.9	—	4.4±0.3	16～44
30.0℃	6.9±0.1	4.6±0.3	4.5±0.3	4.6±0.3	11.6±1.0	—	4.3±0.3	14～40

単位：日.

表 1.7　タバコシバンムシの発育日数と餌の関係[20]

	卵　期	幼　虫　期							蛹　期	成　虫
		1齢	2齢	3齢	4齢	5齢	6齢	7齢		
昆虫飼料	9.9±0.3	7.0±0.4	6.7±0.5	7.5±0.5	14.0±1.1				6.5±0.3	17～54
イースト	9.5±0.4	7.9±0.4	7.7±0.5	7.7±0.6	13.0±0.6				5.8±0.2	19～58
	9.1±0.5	8.2±0.9	9.9±2.9	9.5±2.1	9.4±2.9	16.9±3.9			6.9±0.5	—
魚　粉	8.0±0.9	10.4±1.0	8.9±0.6	10.6±2.1	17.6±2.0				6.0	—
	8.2±0.5	10.2±2.2	10.5±7.4	9.4±0.9	9.8±0.7	18.2±3.1			5.9±0.7	26～59
小麦粉	8.4±07	8.8±1.1	8.0±1.6	9.8±1.1	16.6±2.6				6.2±1.7	—
	8.3±0.3	9.4±1.6	8.7±0.9	9.5±0.5	10.4±0.6	15.8±1.4			5.8±0.5	26～46
パン粉	10.0	12.5±1.9	10.5±1.5	11.8±2.6	18.0±4.1				5.5±0.9	—
	9.8±0.3	13.1±0.7	11.1±0.5	11.3±0.9	12.1±1.1	17.6±2.8			6.4±0.3	34～88
	9.1±0.8	14.1±2.5	12.2±1.0	12.1±1.6	15.7±1.6	21.2±11.9	26.0±19.6		6.5±1.0	—
タバコ	10.0±0.9	16.9±1.6	13.4±2.1	13.8±0.9	13.1±1.0	13.9±1.3	20.0±1.4		6.0±0.6	20～81
	10.5±2.1	19.5±2.6	16.1±2.3	14.0±2.0	13.1±1.8	12.7±2.8	14.7±2.0	19.7±1.8	6.1±0.9	—

単位：日.
25℃，70％ RH 条件.

表 1.8　タバコシバンムシの生存率と温度の関係[19]

温　度（℃）	生存率（％）
20.0	23.8
22.5	65.7
25.0	75.8
27.5	94.7
30.0	67.2

表 1.9　タバコシバンムシの各発育段階における発育零点[19]

発育段階		発育零点（℃）
卵　期		13.25
幼虫期	1齢	16.61
	2齢	15.02
	3齢	15.08
	4齢	14.88
	幼虫全期	15.18
蛹　期		15.50
全発育期		14.90

1）14.9℃（表1.9）[19]

(7)　ノコギリヒラタムシ（学名：*Oryzaephilus surinamensis*, 英名：saw-toothed grain beetle, 写真1.7）

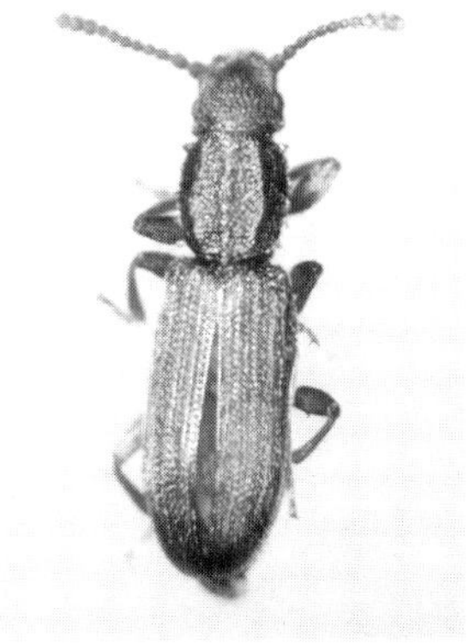

写真1.7　ノコギリヒラタムシ成虫

本種の成虫は，前胸背板の両側縁にノコギリのような歯状突起を持つのが特徴であり，これが名前の由来となっている．食性が広く，貯蔵穀物，穀粉の他に菓子，乾燥果実などの加工食品などを加害する．本種は，齧（かじ）る力が弱いことから健全な穀粒を加害することができず，メイガ類などの他の害虫に加害された後に生じる穀粉を食餌とする．また，カツオブシムシ類が穿孔した穴から製品内へ侵入することがある．成虫の寿命が長いため，年間を通して各ステージを見ることができる．飛翔能力を有するが，めったに飛ぶことはない[12]．

わが国では，1967～1969年に食品の貯蔵や流通過程に生息する食品害虫の調査研究が行われ，その中で久留米市内の問屋・小売店では，ノコギリヒラタムシを最多として，ノシメマダラメイガ，カドコブホソヒラタムシほか複数種の貯穀害虫の生息が確認されている．さらに，秦野市内の菓子工場および菓子問屋（チョコレートのみ保管）からは，カクムネヒラタムシ，ヒラタコクヌストモドキ，そしてノコギリヒラタムシなどの貯穀害虫の生息が確認されている．

(a)　形　　態

〔卵〕

1）0.77±0.04×0.24±0.01 mm[3]

〔幼虫〕

1）体長4～5 mm（4齢）[5]

〔蛹〕

1）体長2 mm前後[2]

〔成虫〕

1）体長2.5～3.5 mm[2]

(b)　ライフサイクル

〔ライフサイクル〕

1）卵～成虫：20～80日（18～37℃）[12]

2）成虫寿命：6か月以上[21]

〔産卵数〕

1）産卵数/生涯：＜370卵　産卵数/1日：6～10卵[12]

〔温湿度特性〕

1）最適条件：30～35℃，70～90% RH[12]

(8)　カクムネヒラタムシ（学名：*Cryptolestes pusillus*，英名：flat grain beetle）

成虫，幼虫ともに穀粉，砕米およびその加工品などに発生する．穿孔能力は劣るが，扁平な体のため包装資材の縫い目，ピンホール，シール不良部分から製品へ侵入することがある．

わが国からは，穀類を加害するヒラタムシ科として，本種の他にサビカクムネヒラタムシ（*Cryptolestes ferrugineus*），トルコカクムネヒラタムシ（*Cryptolestes turcicus*，写真1.8）およびハウカクムネヒラタムシ（*Cryptolestes pusilloides*）が報告されている．これら4種は，形態が極めて類似しているため，同定は困難である．

(a)　形　　態

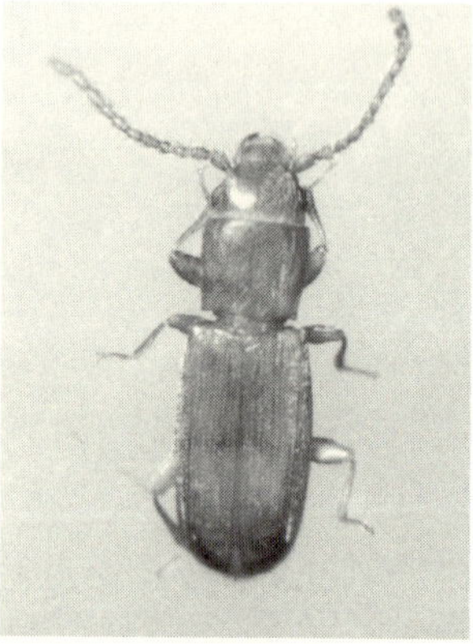

写真1.8　トルコカクムネヒラタムシ成虫

〔卵〕

1）0.58±0.02×0.15±0.01 mm（*C. pusillus*）[3]

2）0.61±0.02×0.20±0.01（*C.turcicus*）[3]

〔幼虫〕

1）体長3 mm前後（*C.pusillus*）[2]

〔蛹〕

1）体長1.8 mm前後（*C.pusillus*）[2]

〔成虫〕

1）体長♀2 mm内外　♂2.3 mm内外[2]

雌と比較して雄の触角は長い．

(b)　ライフサイクル[12]

〔ライフサイクル〕

卵から成虫までの日数

1）27～30日：33℃，80% RH（*C.pusillus*）

2）69～103日：21℃，75% RH　約23日：33℃，70% RH　17～26日：38℃，75% RH（*C. ferrugineus*）

3）約27日：30℃，90% RH（*C.pusilloides*）

4）約29日（*C.turcicus*）

〔産卵数〕

1）約200卵（*Cryptolestes* spp.）

〔温湿度特性〕

最適条件：1）33℃，80% RH（*C.pusillus*）

2）33℃，70% RH（*C. ferrugineus*）

3）30℃，90% RH（*C.pusilloides*）

発育範囲：1）17～37℃，50% RH以上（*C.pusillus*）

2）15～35℃，50% RH以上（*C.pusilloides*）

(9)　カツオブシムシ類（dermestid beetles）

カツオブシムシ類の仲間で主に問題となるものとして，ハラジロカツオブシムシ（*Dermestes maculatus*），トビカツオブシムシ（*Dermestes ater*）およびヒメカツオブシムシ（*Attagenus unicolor*），ヒメマルカツオブシムシ（*Anthrenus verbasci*）の4種が知られている．カツオブシムシ類は，乾魚，薫製品（くんせいひん），ドックフードなどの動物質食品を加害し，フカヒレが標的とされる場合がある．後者2種は，衣類害虫としても著名である．

ハラジロカツオブシムシは，成虫，幼虫，蛹とも越冬が可能で，越冬した成虫は，4～5月頃暗所で産卵する．幼虫は暗い所に生息し，動物性の乾燥食品，煮干し，かつお節，乾魚などを食べて成長する．成熟した幼虫は，板の割れ目や壁板などの固いものを穿孔し，その中に蛹室（ようしつ）を作って蛹化（ようか）する．

ヒメマルカツオブシムシは，羽化後10～20日経過すると産卵の有無に関係なく走光性を負から正に転換し，今まで生息していた暗所から明所へ飛び出し，屋外の花（白・淡黄・淡青系統のチューリップ，マーガレット，シャスターデージー，コデマリ，ヒメジオン，ハルジオンなど）に集来する習性を持っている．

(a)　形　　態

〔卵〕

1) 1.56±0.03×0.52±0.01 mm (*D. maculatus*)[3]

2) 0.7 mm 楕円形 (*A. unicolor*)[22]

3) 0.6 mm 楕円形 (*A. verbasci*)[22]

〔幼虫〕

体長[22]：1) 10～15 mm (*D. maculatus*)

2) 15 mm (*D. ater*)

3) 7～10 mm (*A. unicolor*)

4) 4～5 mm (*A. verbasci*)

〔蛹〕

体長[22]：1) 5～6 mm (*A. unicolor*)

2) 3～4 mm (*A. verbasci*)

〔成虫〕

体長[22]：1) 10 mm 内外 (*D. maculatus*)

2) 9 mm 内外 (*D. ater*)

3) 4～5 mm (*A. unicolor*)

4) 2～3 mm (*A. verbasci*)

(b)　ライフサイクル

〔ライフサイクル〕

卵期間：1) 10～18日 (*A. unicolor*)　2) 25日 (*A. verbasci*)[22]

幼虫期間：1) 10か月　2) 10か月[22]

蛹期間：1) 10～20日　2) 20～30日[22]

成虫寿命：1) 20～40日　2) 20～40日[22]

〔産卵数〕

産卵数/生涯：1) 40～80卵 (*A. unicolor*)　2) 30～60卵 (*A. verbasci*)[22]

(10)　ノシメマダラメイガ (学名：*Plodia interpunctella*，英名：Indian meal moth，写真1.9)

本種は食性が広く，穀粉，豆類(大豆)，ナッツ類などの原料から，動物質

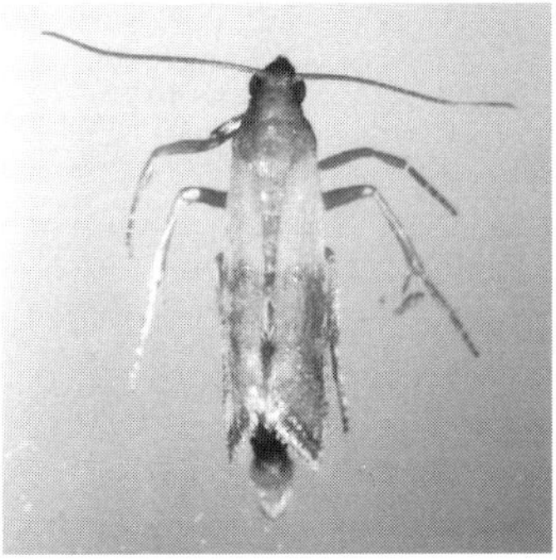

写真 1.9　ノシメマダラメイガ成虫

を含めたほとんどの加工食品を加害する問題種であり，異物混入のトラブルも多い．孵化(ふか)後の幼虫は，餌の探索を活発に行い，包装材料のピンホールや隙間から製品中へ侵入することがある．また，穿孔能力が優れており，包装資材に穴を開けて製品内へ侵入することもある．本種が発生している箇所には，幼虫による吐糸が見られる．吐糸で綴られた食品残渣が見られる場合には，本種あるいはその他のメイガ類が生息している可能性が高い．

なお，本種を含むメイガ類の中で代表的な害虫として，スジコナマダラメイガ(*Ephestia kuehniella*)，スジマダラメイガ(*Ephestia cautella*)，イッテンコクガ（*Paralipsa gularis*）などが挙げられる．

(a)　形　　態

〔卵〕

1）0.49±0.02×0.29±0.01 mm（*P. interpunctella*）[3)]

2）0.52±0.02×0.30±0.01 mm（*E. kuehniella*）[3)]

3）0.46±0.02×0.31±0.02 mm（*E. cautella*）[3)]

〔幼虫〕

体長[2)]：1）8～10 mm（*P. interpunctella*）
2）18 mm 内外（*E. kuehniella*）
3）15 mm 内外（*E. cautella*）
4）24 mm 内外（*P. gularis*）

頭幅[11)]：1）1 齢 0.134～0.171 mm（*P. interpunctella*）
2 齢 0.183～0.281 mm
3 齢 0.343～0.416 mm
4 齢 0.502～0.649 mm
5 齢 0.845～0.955 mm
2）1 齢 0.200～0.225 mm（*E. kuehniella*）

2齢 0.318～0.350 mm

3齢 0.450～0.550 mm

4齢 0.775～0.900 mm

5齢 1.125～1.300 mm

（*P. interpunctella*：トウモロコシ 28℃，70% RH）

（*E. kuehniella*：小麦ふすま 25℃，68% RH）

〔 蛹 〕

体長[2)]：1）7 mm 内外（*P. interpunctella*）

2）6 mm 内外（*E. cautella*）

3）10 mm 内外（*P. gularis*）

〔成虫〕

体長[2)]：1）10 mm 内外（*P. interpunctella*）

2）10 mm 内外（*E. kuehniella*）

3）7.5 mm 内外（*E. cautella*）

4）10 mm 内外（*P. gularis*）

開張[2)]：1）18 mm 内外（*P. interpunctella*）

2）24 mm 内外（*E. kuehniella*）

3）16 mm 内外（*E. cautella*）

4）23 mm 内外（*P. gularis*）

(b) ライフサイクル

〔ライフサイクル〕

卵 期 間[2)]

1）数日：夏期　10日前後：5～6月（*P. interpunctella*）

2）10日前後（*P. gularis*）

幼虫期間[2)]

1）22～45日：夏期　34～45日：5～6月（*P. interpunctella*）

2）60日前後（*P. gularis*）

蛹 期 間[2)]

1）7日前後：夏期　10数日：5～6月（*P. interpunctella*）

2）28日前後（*P. gularis*）

表 1.10 異温度条件下におけるノシメマダラメイガのライフサイクル[24)]

温度（℃）	発育期間（日）			全発育期間（日）	産卵数（卵）
	卵期間(孵化率%)	幼虫期間(蛹化率%)	蛹期間(羽化率%)		
10	—（0.0）	—（0）	—（0）	—	0.0
15	14.8（31.0）	100.6（53）	♂26.1±4.1（44） ♀32.7±2.6（48）	144.7	6.6
20	8.5（84.2）	47.7（74）	♂11.6±1.2（80） ♀13.1±1.8（95）	68.4	—
25	5.1（86.7）	26.0（93）	♂ 8.4±0.51(70) ♀ 9.5±0.89(84)	40.0	96.1
30	4.0（95.7）	20.9（90）	♂ 7.1±0.39(63) ♀ 7.2±0.43(77)	32.0	87.3
35	—（0.0）	—（0）	♂ 7.5±0.52(62) ♀ 7.4±0.49(58)	—	12.4

成虫寿命[23)]

1）11.7 日（*P. interpunctella*）

2）6.8 日（*E. kuehniella*）

3）8.3 日（*E. cautella*）

4）1～2 週間（*P. gularis*）

異なる温度条件下におけるノシメマダラメイガのライフサイクルに関するデータは，表 1.10 に示した．

〔産卵数〕

1）305.3±27.9 卵（*P. interpunctella*）[23)]

2）461.5±32.0 卵（*E. kuehniella*）[23)]

3）191.8±13.2 卵（*E. cautella*）[23)]

4）150 卵内外（*P. gularis*）[2)]

〔発育零点〕

1）10.8℃（*P. interpunctella*）[24)]

2）8.2℃（*E. kuehniella*）[25)]　7.5℃（*E. kuehniella*）[26)]

3）12.6℃（*E. cautella*）[27)]

（11） チャタテムシ類（booklice）

チャタテムシ類は，分類学上チャタテムシ目(Psocoptera)に属し，一般に

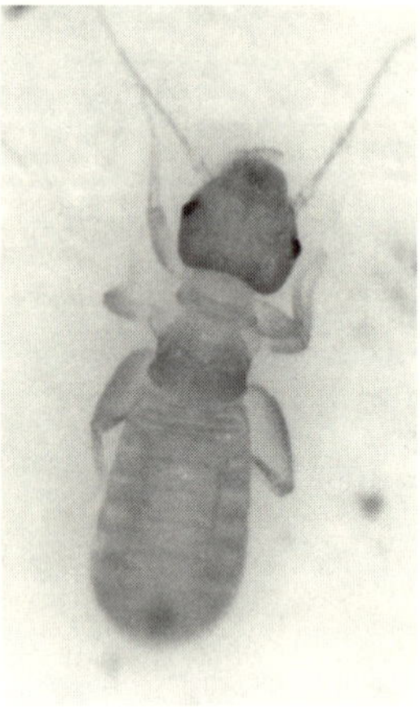

写真 1.10 ヒラタチャタテ

微小で帯黄色～帯灰褐色の軟らかい体であり，有翅と無翅のものがいる．屋内種は，乾燥状態に強く，単為(たんい)生殖を行うものがいる．チャタテムシ類は，包装資材や食品に発生してダニ類と間違われることがある．

全世界で約800～900種が報告されているが，大多数が屋外の樹幹上，樹皮下，風雨に侵食された柵や堀，あるいは鳥の巣などに生息している．屋内種は，壁，家具，書籍，貯蔵食品などに生息し，約50種が確認されている．屋外，屋内種いずれも雑食性で動植物の断片，特に菌類や地衣類を食べるようである．工場内では，結露より生じたカビが発生源となることがある．

以下にヒラタチャタテ（*Liposcelis bostrychophilus*，写真1.10），コチャタテ（*Trogium pulsatorium*），ツヤコチャタテ（*Lepinotus reticulatus*），トガリチャタテ（*Tapinella africana*）の形態およびライフサイクルを示す．

(a) 形　態

〔卵〕

1）成虫の体長の1/3（*L. bostrychophilus*：エビオス粉末27℃，70～90% RH）[28]

2）0.65 mm（*T. pulsatorium*）[18]

〔成虫〕

体長：1）1 mm内外（*L. bostrychophilus*：エビオス粉末27℃，70～90% RH）[28]

2）1.5～2.0 mm（*T. pulsatorium*）[18]

3）1.1～1.4 mm（*L. reticulatus*）[30]

(b) ライフサイクル

〔ライフサイクル〕

卵期間

1）9～13日（*L. bostrychophilus*：エビオス粉末27℃，70～90% RH）[28]

2）7～8日（28℃：*L. bostrychophilus*）[29]

3）33～35日（18℃：*L. bostrychophilus*）[29]

4）8.8±0.7 日（*T. pulsatorium*：エビオス粉末 25.0±0.5℃，76% RH）[30]

5）7.9±0.5 日（*L. reticulatus*）[30]

6）♀7.0±0.2 日　♂7.1±0.4 日（*T. africana*）[30]

幼虫期間（若虫期間）

1）9～13 日（*L. bostrychophilus*：エビオス粉末 27℃，70～90% RH）[28]

2）12～13 日（28℃：*L. bostrychophilus*）[29]

3）50～60 日（18℃：*L. bostrychophilus*）[29]

4）21.7±2.7 日（*T. pulsatorium*：エビオス粉末 25.0±0.5℃，76% RH）[30]

5）25.7±1.4 日（*L. reticulatus*）[21]

6）♀17.5±0.9 日　♂12.6±0.1 日（*T. africana*）[30]

成虫寿命

1）161 日以上（*L. bostrychophilus*）[28]

〔産卵数〕

産卵数/生涯

1）最高 147 卵（*L. bostrychophilus*）[28]

2）約 30 卵（*T.pulsatorium*：エビオス粉末 25.0±0.5℃，76% RH）[30]

3）約 30 卵（*L. reticulatus*）[30]

4）約 100 卵（*T. africana*）[30]

産卵数/1 日

1）0.5 卵（18℃）　2 卵（28℃）　10℃ 以下では産卵しない（*L. bostrychophilus*）[29]

〔温湿度特性〕

L. bostrychophilus は，温度 18℃ あるいは餌のない状態では，発育が停止し，産卵も行わない．しかし，生存力は非常に強く，長時間このような状態に放置しても生命を維持することができる．温湿度および餌の状態が良好であれば，年中活動して産卵繁殖する[28]．

また，*L. bostrychophilus* は，高温（60±2℃）では 10 分以内で虫体，卵の全てが死滅し，低温（−18℃）では 3 時間で致死する．10℃ では，成虫の動きは停止し，熱伝導の小さい材質に寄り集まる．卵は 10℃ の環境に 8 週間以上置かれると孵化しない[29]．

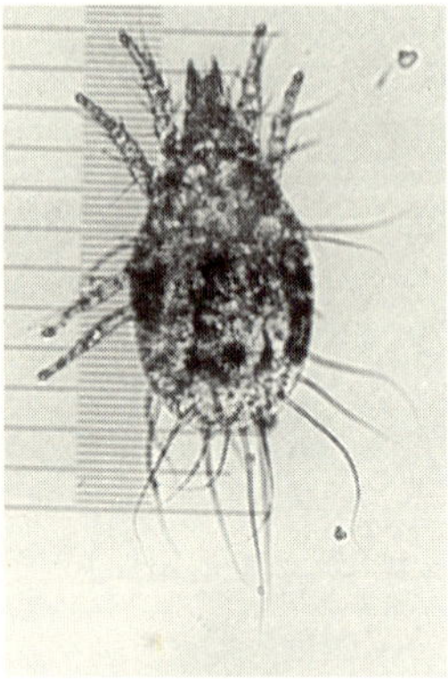
写真 1.11 ケナガコナダニ

L. reticulatus は乾燥に対する耐性が強く，67%RH では 29 日間生存した例があり，逆に *T. africana* は低湿に弱く，67% RH，25℃ 条件下では 11 日で死亡した記録がある[30]．

（12） コナダニ類 (acarid mites)[2]

コナダニ類は，好適な条件では多くの種類が 2～3 週間で 1 世代を繰り返し，1 か月に少なくとも数百倍の繁殖率を示す．ケナガコナダニ（*Tyrophagus putrescentiae*，写真 1.11）の 1 か月間の繁殖率は，25℃ 条件下で 243 倍，30℃ では 190 倍である．本種の発育日数は，湿度 90%RH 条件下において温度 30℃ では 5～8 日，24℃ では 5～11 日，20℃ では 8～17 日，13～15℃ では 18～26 日を要する．産卵数は，28℃ で 8～10 卵/日（食餌：チョコレート）との報告がある．

1.1.4 ゴキブリ類

温暖で湿潤な環境を好む害虫として，ゴキブリがよく知られている．ゴキブリ類は夜間活動性であり，昼間は壁の割れ目や設備機器の間隙に集合して潜んでいることが多い．室内発生する種類としては，小型のチャバネゴキブリが知られているが，排水系を通じてクロゴキブリ，ワモンゴキブリなどの大型種が問題となることもある．ゴキブリ類は狭い隙間などの暗がりに密集して生息しているケースが多く，チャバネゴキブリの初齢幼虫は 0.5 mm の隙間に潜伏することが可能である．製造室内の床に段ボール箱を敷いているのをよく見かけるが，このような場所はゴキブリの格好のすみかとなる．また，異物混入としては，ゴキブリ自体が混入する場合と，それらの糞が異物となることがある．

（1） チャバネゴキブリ（学名：*Blattella germanica*，英名：German cockroach，写真 1.12）

本種は，クロゴキブリ，ワモンゴキブリなどに比べ小型であり，成虫の体長は，普通♂約 12 mm，♀11 mm である．体色は黄褐色から褐色で，前胸背板に明瞭な2本の黒い縦縞がある．幼虫では，縦縞の幅が広く，中胸・後胸背板まで続き，腹部が黒色で，体前半部の正中線部分のみが黄色である．卵鞘(らんしょう)のサイズは，平均8 mm×3 mmである．

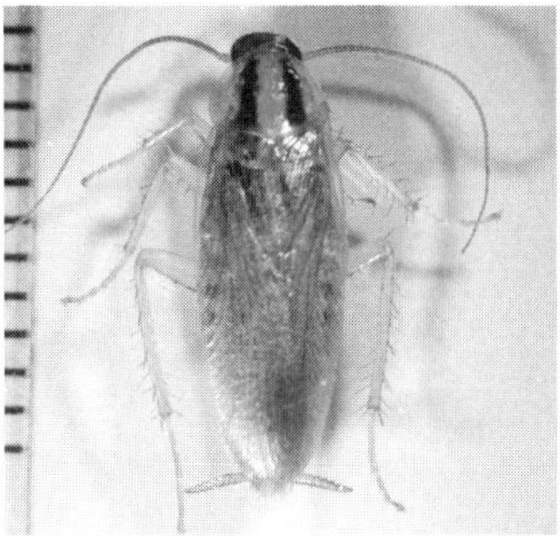

写真 1.12 チャバネゴキブリ成虫

日本には，都市を中心に全国的に分布し，世界的にも最も広く普遍的に分布する．本種は，低温に弱く，日本では無加温の場所では越冬できないため，暖房あるいは熱源のある場所で越冬する．そのため，オフィス・ビル，ホテル，飲食店，病院，新幹線，または，コンクリート構造，断熱構造の建物に生息し，都市地域・市街地域で多く見られる．

〔ライフサイクル〕

卵 期 間：1）20日（28℃，70～80% RH）[5)]　2）21～28日[31)]

幼虫期間：1）33～70日（28℃，70～80% RH）[5)]　2）♂52.0～71.0日　♀51.6～72.1（25℃）[31)]

成虫寿命：1）♂4か月程度　♀10か月程度[5)]

卵数/1卵鞘：1）18～50卵（28℃，70～80% RH）[5)]

産卵鞘数/1♀：1）3～4回[5)]

(2) クロゴキブリ（学名：*Periplaneta fuliginosa*，英名：smoky-brown cockroach，写真1.13）

成虫の体長は，♂25 mm内外，♀25～30 mmであり，体は光沢のある黒色で斑紋がない．1齢幼虫は，黒色の体に2本の白い横線が見られることから容易に区別することができる．中齢以降は，この白色線は消えて黒褐色となる．卵鞘は，平均して12.2 mmの大きさであり，龍骨部の下に12～13個の突起部がある．

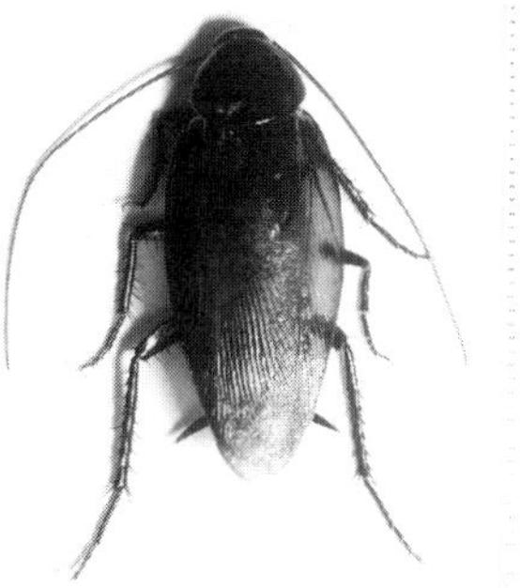

写真 1.13 クロゴキブリ成虫

本種は，卵から成虫になるまで足かけ2

年を必要とする．5月に産みつけられた卵は7月頃孵化し，発育した幼虫は越冬して翌年7月頃に成虫となる．羽化後，平均約17日目で産卵を始める．孵化直前まで卵鞘を尾端に付けているチャバネゴキブリとは異なり，卵鞘で卵を産み，すぐに唾液で人目につかない物陰の木材の窪みなどに張り付ける．日本では，九州から北海道まで広く分布しており，木造の日本家屋，コンクリート造りのアパートなどに多く分布している．本種は水分要求性が強く，水なしでは生存ができず，小麦粉，パン粉などの乾燥食品中では水分を補えないため，長期間の生存は不可能である．

〔ライフサイクル〕

卵期間：1）31～47日（28℃，70～80% RH）[5]　2）40～43日（25℃）[31]
　3）32～36日（30～32℃）[31]

幼虫期間：1）84～112日（28℃，70～80% RH）[5]　2）約240日（25℃）[31]
　3）約110日（27℃）[31]

成虫寿命：1）♂約207日　♀約197日[31]

卵数/1卵鞘：1）22～28卵（28℃，70～80% RH）[5]

産卵鞘数/1♀：1）約20回（25℃）[31]

（3） ワモンゴキブリ（学名：*Periplaneta americana*，英名：American cockroach，写真1.14）

大型のゴキブリで成虫の体長は28～44 mmであり，前胸背板に淡黄色の輪がある．体全体はやや赤味がかった褐色である．わが国では南方に分布していたが，暖房設備の普及に伴い，地下街，集合住宅などにも広がっている．また，船舶内や排水溝内に群れをなしていることがある．

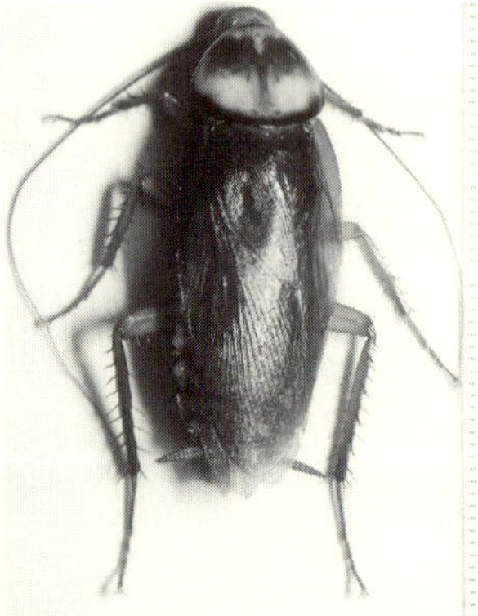

写真1.14 ワモンゴキブリ成虫

〔ライフサイクル〕

卵期間：1）32～41日（28℃，70～80% RH）[5]　2）35～38日（30℃）[31]
　3）40～45日（29℃）[31]

幼虫期間：1）90～200日（28℃，70～80% RH）[5]　2）♂8.5か月　♀9

か月（25℃）[31]　3）7か月（30℃）[31]

成虫寿命：1）200～700日[31]

卵数/1卵鞘：1）13～18卵（28℃，70～80% RH）[5]

産卵鞘数/1♀：1）10～84回[31]

(4)　ヤマトゴキブリ（学名：*Periplaneta japonica*，英名：Japanese cockroach）

成虫の体長は25～35 mmであり，体は光沢の少ない黒色を呈する．雌の翅は短く，腹部中央までしかない．家住性，屋外性であるが，どちらかといえば屋外性が強い．農家や木造の日本家屋で見られることがあるが，コンクリート造りの住居やビルでの発生は少ない．

〔ライフサイクル〕

卵 期 間：1）27～42日（28℃，70～80% RH）[5]　2）約34.1日（25℃）[31]

3）30.8日（夏期）[31]

幼虫期間：1）98～140日（28℃，70～80% RH）[5]　2）約234.7日（25℃）[31]

3）約196日（夏期）[31]

成虫寿命：1）♂約124.0日　♀178.7日（25℃）[31]

卵数/1卵鞘：1）14～19卵（28℃，70～80% RH）[5]

産卵鞘数/1♀：1）7～41回[31]

1.1.5　コ　バ　エ　類

工場内の排水溝，流し台付近，湿気のある床の割れ目などに堆積した食品残渣，汚泥から，ノミバエ類，チョウバエ類，ショウジョウバエ類などのコバエ類が発生することがある．これらコバエ類のライフサイクルは短く，夏期には10日前後で成虫まで成育する．したがって，頻繁に発生源となる箇所の洗浄を行わないと，コバエ類が大発生することがある．体長は3 mm前後と小型であり，異物となることが多い．また，チョウバエ類やノミバエ類は，浄化槽で発生していることが多く，屋外から侵入して工場内で定着することがある．

(1)　ショウジョウバエ類（wine flies）

ショウジョウバエは体長2～3.5 mmの小型のハエで，キイロショウジョウバエ（*Drosophila melanogaster*），オナジショウジョウバエ（*D. simulans*）およびクロショウジョウバエ（*D. virilis*）が著名である．ショウジョウバエは，樹液，腐果実，キノコ，ごみ置場などの発酵した腐植物質に集まり，また，これらが発生源となる．成虫は走光性をもち，室内の灯火に誘引される．キイロショウジョウバエは，半月から1か月の生存期間中に500個以上の卵を産む．25℃条件下では，卵から成虫までの発育日数が約10日間である．

幼虫期間：1）1齢1日　2齢1日　3齢48時間[18]

蛹 期 間：1）100時間[18]

（2）　ノミバエ類（phorid flies，humpbacked flies，写真1.15）[32,33]

体長1～3 mmの小型のハエで，胸部がまるく隆起している．脚はよく発達しており，歩行に適している．幼虫は，腐敗した植物質，漬物，堆肥などから発生する．昆虫，シロアリの巣，カタツムリなどに寄生するものも知られている．以下，代表種としてオオキモンノミバエ（*Megaselia spiracularis*）およびコシアキノミバエ（*Dorniphora cornuta*）のライフサイクルを示す．

〔ライフサイクル〕

卵期間

1）約15時間（25℃：*M. spiracularis*）[33]

2）12～24時間（27±1℃：*D. cornuta*）[34]

幼虫期間

1）1齢14時間　2齢15時間　3齢50時間（25℃：*M. spiracularis*）[33]

2）1齢12～14時間　2齢24時間　3齢24時間（27±1℃：*D. cornuta*）[34]

蛹期間

1）約222時間（25℃：*M.spiracularis*）[33]

2）10日間（27±1℃：*D.cornuta*）[34]

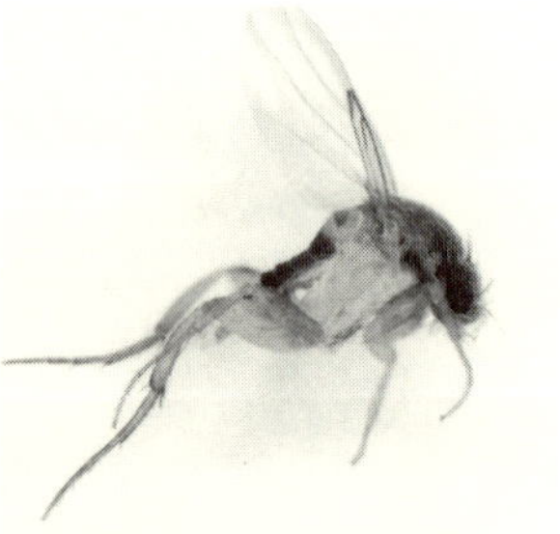

写真1.15　ノミバエ類成虫

（3）　チョウバエ類（moth flies，写真1.16）[35,36]

チョウバエ類は，腐敗有機物の多い汚れた場所に発生し，特にし尿浄化施設から大発生することがある．幼虫は，水際の腐敗有機物の付着堆積物中に生息が多く見られる．また，常時，水に濡れて有機物が堆積している場所や，水分の補給が常時される有機物の堆積のある場所も幼虫の生息には好都合な場所である．チョウバエ類は，体が小さいため，わずかな有機物の堆積であっても十分に生息が可能であり，各種機器の排水パイプや有機物が入り込んだ床の亀裂部分など思わぬ場所が発生場所となる．

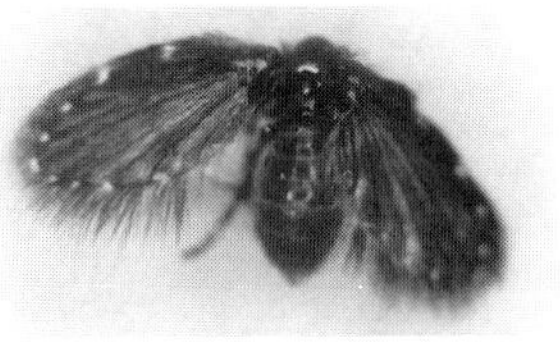

写真 1.16　チョウバエ類成虫

わが国で不快害虫の対象となるのは，チョウバエ亜科のホシチョウバエ（*Psychoda alternata*）およびオオチョウバエ（*Telmatoscopus albipunctatus*）の2種で，北半球に広く分布している．成虫の発生時期は4月頃から11月までが普通で，5月から梅雨頃までと9月から10月頃が多発時期である．梅雨頃は，ホシチョウバエが多く，秋にはオオチョウバエが多い傾向がある．しかし，浄化槽などで大発生するのは，浄化槽の処理能力以上に汚物が入った場合に生じるので，真冬を除いていつでも発生する可能性がある．以下に，オオチョウバエのライフサイクルを示す．

〔ライフサイクル〕

卵 期 間：約2日（26℃，70% RH）

幼虫期間：10～14日（26℃，70% RH）

蛹 期 間：3日（26℃，70% RH）

成虫寿命：約10日（26℃，70% RH）

産 卵 数：約100卵

(4)　クロバネキノコバエ類（dark winged fungus gnats，写真 1.17）[37]

クロバネキノコバエは，土中の腐植物やキノコ，あるいは観賞植物の鉢植えなどから発生して問題を引き起こすことがある．

クロバネキノコバエの一種であるチビクロバネキノコバエ（*Bradisi agrestis*）の成虫は，体色が黒色であり，体長約1.8 mm，翅長約1.6 mmである．本種の卵は淡黄色楕円形で，0.23×

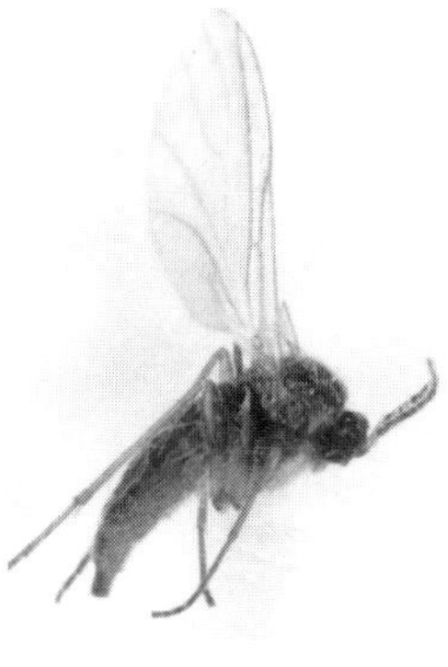

写真 1.17　クロバネキノコバエ類成虫

0.14 mm である．幼虫は体長約 4 mm，頭部は黒色のキチン質からなりやや硬いが体は軟らかい．体幅は頭部に比べてやや広く約 0.24 mm，無脚であり，体環は 12～13 節からなる．愛知県のビニールハウス内における発生消長は，4 月中旬より増加し，5 月中～下旬には年間最大のピークに達し，夏期には減少した．秋季は 9～10 月に再び発生ピークが見られ，10 月下旬～11 月下旬までは発生数が減少するが，12 月に再び増加の傾向が見られる．このことから，低温に比較的強いものと考えられている．1 日のうち成虫が最も活動するのは，午後（12～17 時）で，夜間（17～翌朝 9 時）がこれに次ぎ，午前（9～11 時）では少ない．

(5) タマバエ類（gall midges，gall gnats）

本類は体長約 1.5～3.5 mm と小型であり，頭部は小さく触角は細長い数珠状である．翅は幅広く翅脈が少ない．タマバエという名前は，虫こぶ(gall)をつくる虫という意味で，植物の葉，茎，花，実などに虫こぶをつくる種が多く知られている．このほかにも食腐性，食菌性，捕食性などの様々な生活様式を持つ種類がいる．

1.1.6 屋外から侵入する害虫

屋外で発生し建物内部に侵入する昆虫は，飛来侵入（飛翔性昆虫）と歩行侵入（歩行性昆虫）に大別することができる．

飛翔性昆虫は，実地調査の結果を見ると，双翅目，膜翅目，半翅目，鱗翅目，チャタテムシ目などが多く捕獲される．飛翔性昆虫の種類は，工場の立地条件や時期によって大きく変わる．また，チョウバエなどの工場内で発生していると思われるものが屋外から侵入することもある．飛翔性昆虫が工場へ近づいてくる要因としては，光，熱，臭気などが挙げられる．さらに工場内が陰圧となっている場合には，偶発的に飛翔していた害虫が工場内へ吸い込まれることもある．

一方，歩行性昆虫は，食品工場の害虫管理を考えた場合には，一概に翅の有無によって歩行性昆虫に分類しているわけではなく，一般的には，アリ，ハサミムシ，ゴミムシ，コオロギ，カマドウマなどの昆虫のほかにダンゴムシ，ゲジ，ヤスデなどの節足動物が歩行性昆虫として扱われる．歩行侵入する害虫は，工場周辺の緑地帯で発生し，偶発的に侵入する種類が多い．なお，工場内の昆虫生息密度が高い場合は，侵入したクモが捕食活動のために定着することがあるので注意を要する．

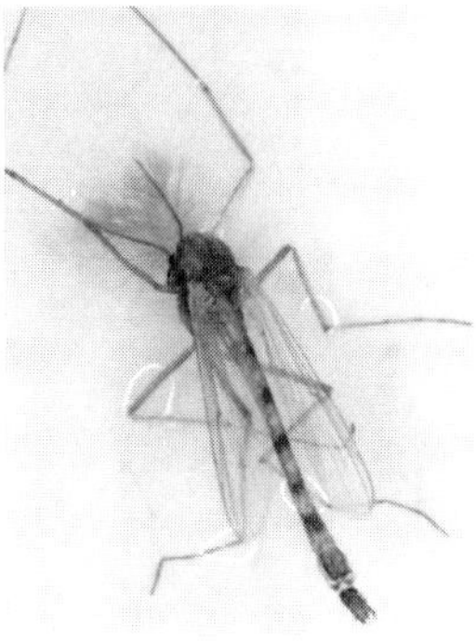

写真 1.18　ユスリカ類成虫

(1)　飛翔性昆虫

(a)　アザミウマ類（thrips）

体長 0.5～10 mm の微小で細長く扁平な昆虫である．多くのものは体長 2 mm 程度であり，色は黄色から黄褐色または黒色である．膜質の翅を有し，その周縁に総状(ふさ状)の長毛を持つので，容易に他の昆虫と区別することができる．

大部分が食植性で植物を加害するが，食菌性のものや捕食性のものがあり，天敵として有名な種が含まれている．変態は卵，幼虫（2 齢），前蛹，蛹，成虫の順に行われ，前蛹および蛹はゆっくりと歩行することができる．蛹化は土中で行われることが多い．越冬は成虫か幼虫で行われる．

(b)　ユスリカ類（non-biting midges，写真 1.18）

成虫は，カ類成虫の形態と似ているが，口器を比較するとユスリカ類の場合は退化していて短く，形も異なる．また，翅は翅脈が少なく単純で，カ類の翅に見られるような鱗片状の毛はない．完全変態の昆虫で，幼虫は普通 4 齢を経て蛹になる．幼虫は水域底質の表面に棲管（せいかん）を作り，その中で生活して有機泥を食し，水中から酸素を得て成長する．棲管中で成長した蛹は，数日後に水面から成虫になって飛び立つ．

成虫は昼間，水際周辺の植物で休息しているが，夕方になると灯りのある方向に向かって多数群飛する．成虫は，口器が退化しているため食物を摂取することがなく，寿命は 1 週間程度である．

(c)　イエバエ（学名：*Musca domestica*，英名：house fly，写真 1.19）

成虫の体長は 4.0～8.0 mm と幅があるが，通常 6～7 mm である．色彩は全体的に暗褐色であり，胸背（楯板（じゅんばん））は暗褐色で 4 本の黒色縦線がある．幼虫は乳白色で体は紡錘形（ぼうすいけい）であり，成長すると体長 10 mm 前後に達する．本種は，衛生害虫として世界で最も普遍的なハエである．世界中，人の住んで

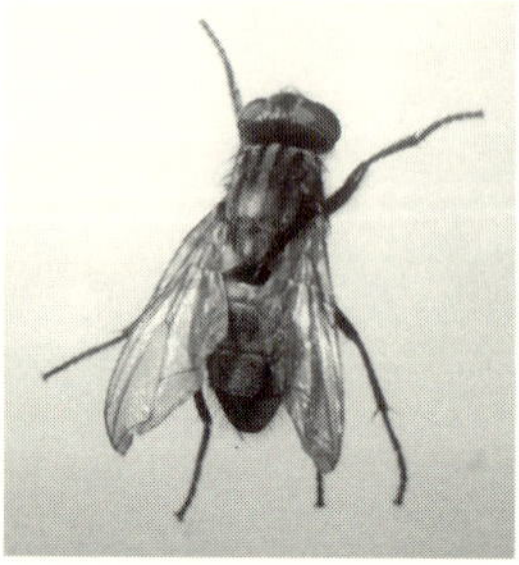

写真 1.19　イエバエ成虫

いるところならば，どのような場所でも生息しているといわれているが，自然環境よりも，人の密集している都市型の環境の方が生息密度も高い．ミルクや果汁のような糖分を含む食品に集まる習性がある．

産卵は交尾後 4～8 日くらいから開始する．雌は幼虫の食物となる動物糞やごみの中の食物残渣に産卵をする．産卵場所として割れ目などを選び，産卵管を挿入してときには全卵を，また一般には歩きながら場所を変えて数個から 10 数個を分散して産卵する．

〔ライフサイクル〕

卵 期 間：1）0.5～1 日[5)]　2）8～12 時間（30℃）[31)]　3）24 時間（25℃）[31)]
　　　　　4）72～96 時間（10℃）[31)]

幼虫期間：1）約 7 日[5)]

蛹 期 間：1）4～5 日[5)]

成虫寿命：1）約 1 か月[5)]

産 卵 数：1）200～750 卵/♀生涯[5)]

(d)　センチニクバエ（学名：*Boettcherisca peregrina*，英名：latrine flesh fly）

成虫の体長は 8～14 mm であり，体は灰色で胸部背面に 3 本の黒縦線があり，腹部は市松模様を呈する．本種は卵胎生であり，初齢幼虫を産みつける．ライフサイクルが短いため，食品の保管が悪い場合には蛆虫(うじむし)が湧いたかのように感じられ，消費者の購入後トラブルとして問題となることがある．

〔ライフサイクル〕

幼虫期間：1）1 齢 2 日（15℃）・0.5 日（30℃）　2 齢 1～2 日　3 齢 3～6 日[31)]
　　　　　2）1 齢 1 日（25℃）　2 齢 1 日（25℃）　3 齢 3～4 日（25℃）[18)]

蛹 期 間：1）約 10 日（25℃）[18)]

産 仔 数：1）約 50 個体[31)]

(2)　歩行性昆虫

(a)　ムカデ類（centipedes）

オオムカデ目の仲間は切り株や朽木に多く生息しており，床下や家屋内にも侵入する．イシムカデ目は土壌の表面近くに多く，ジムカデ目は比較的土中の深い所にいる．一般に水分の多い所を好み，行動は夜行性で昼間は石の下など湿った比較的冷たい場所にいる．食物は，クモ，ダニ，ワラジムシ，ムカデ，ミミズなど微小動物やその幼虫，小昆虫である．春から秋にかけて産卵する[38]．

(b)　ゲジ類（centipedes，house centipedes）

体長は 19〜28 mm であり，体は灰黄色で背面に淡緑色の 3 本の縦線がある．触角は体長より長くて鞭(むち)状であり，脚は細長く緑色の帯を呈する．初齢幼虫の脚は 4 対であり，その後脱皮ごとに胴節と脚が増えていき，6 回目の脱皮で成虫と同数の 15 対の脚を持つようになる．

雌は 5 月下旬から 9 月下旬にかけて 130〜290 個の卵を毎日 1 個ずつ土中へ挿入産下する．卵期間は，14〜16 日（8 月），20 日前後（6 月，9 月）であり，8 月までに孵化した個体は 37〜90 日の幼虫期間を経て成虫になる．成虫になってからも脱皮を繰り返して約 2 年で性的成熟期に達し，越冬前に交尾を行う．ゲジ類の寿命は 3〜4 年である．

ゲジ類は夜行性であり，日中は草むらや床下など暗い物陰に潜んでいる．屋内にもよく侵入して小さな虫やクモなどを捕食する．ゲジ類は生きている昆虫だけを餌とする習性がある．

(c)　ヤスデ類（millipedes）

体長 18〜20 mm であり，体は黒色に近いものから明るいものまである．背板のそれぞれ中央部に横溝線が 1 本ずつある．体は 20 節からなり，第 2〜4 節には各 1 対，第 5〜18 節には 2 対の脚を有する．畑や空き地などに堆積した枯葉や落葉が半腐熟し，湿っているところに群がり，これらの腐植質や菌類を食物とする．

5 月と 9 月を中心として年 2 回の繁殖期を持つ．雌は地表下 10〜30 mm の腔所(こうしょ)に 150〜350 個の卵を産下する．卵は約 1〜2 週間で孵化して 7 回の脱皮を経て成虫になる．交尾産卵を終えて約 2 週間で死ぬ．1 世代の期間は満 1 年である．

(d)　ダンゴムシ（pillbug）

体長 18 mm 内外であり，体は全体がまるみを帯びており，刺激を受けると体を折り曲げて球状になる特異な性質を持つ．体は，複眼と2対の触角を備えた頭部，各節に脚を1対備えた7節の胸部，6節の腹部からなり，青灰色で光沢がある．メスの腹部には，繁殖期に育房ができ，その中に産卵する．産卵期は，5月上旬から9月下旬で，メスの育房に産卵された卵は，春は1か月，夏は20日間抱卵され孵化する．春に孵化した幼虫が成虫になるには，約13か月を要する．成虫の寿命は，越冬個体は5～6か月，夏では2～3か月である．

ダンゴムシの食性は，食植物性，腐植物食性または，屍植物食性で，幼虫は植物の新芽などの柔らかい部分を食べ，成虫は，キャベツ，キュウリ，トマト，ミミズ，昆虫の死骸などを食べる．

なお，ダンゴムシ類の中で庭や公園などで見られる種の多くは，オカダンゴムシである．

1.1.7　その他の害虫

(1)　シミ類（bristletails，写真1.20）

シミ類は，本来翅を欠く昆虫のグループである無翅昆虫類の一員で，一生にわたってほとんど形態の変化を行わない原始的な昆虫群である．体長8～10 mm前後，体はスリッパ形で，狭い空間に潜り込むのに適した扁平体である．複眼は小さく頭部後側面にあり，触角は長く，尾端に長い3本の尾がある．

暖期には，活発に活動してこの間に何回か産卵を行う．1回の産卵数は10卵前後である．卵は比較的大きく1 mm程度で，10日から2か月で孵化する．活動期には，一生にわたって月に1度程度の割合で脱皮を行う．寿命は7～8年と長いため，年間を通じていろいろなステージ・大きさの個体が存在する．動きは敏速で，その動き回る姿は銀鱗をきらめかせてすばやく泳ぎ回る魚をほうふつさせる．暖期以外では活動が鈍り，家屋のいろいろな隙間に

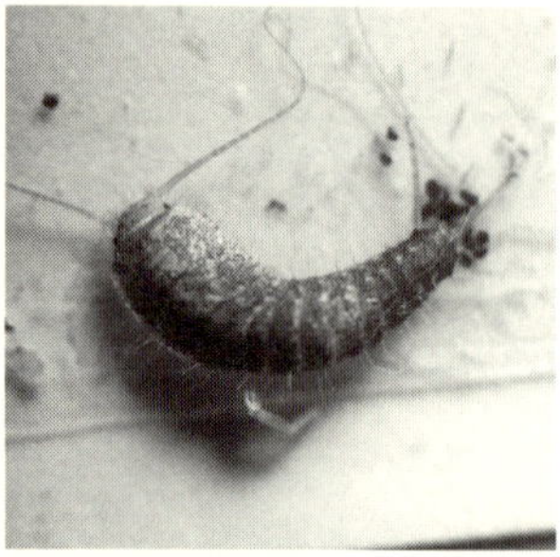

写真1.20　シミ類

潜んでいる．食性は，紙や衣類などの繊維質，小麦粉などの乾物，まれにかつお節などの動物質を食べる．特に和紙を好み，紙そのもの，糊付けした本の表紙，掛軸などの表面を不規則にかじり取る．製紙工場で見られることがある．

1.2　食品害虫と包装

1.2.1　包装資材と害虫

食品害虫に由来する包装資材の問題は，次の3点にまとめられる．

(1)　屋外発生昆虫が建物内へ侵入して包装資材・包装袋に付着する．

(2)　穿孔能力の高い害虫によって包装袋が穿孔・侵入の被害を受ける．

(3)　包装袋のピンホールや間隙から扁平・微小な昆虫が侵入する．

包装資材は，その製造工場から流通を経て食品工場へ運び込まれ，食品包材として加工されたのち，再び流通を経て小売店そして消費者へ届けられる．このような流れの中で屋外発生昆虫の付着問題は，包装資材の製造工場から消費者へ届けられる全ての段階，また穿孔や侵入の問題は，包装資材の製造工場を除いた全ての段階で発生することが多い．以下，これらの問題についてその概略を述べる．

(1)　屋外発生昆虫の付着問題

包装資材は，それ自体は昆虫の栄養源となるものが少ないことから，包装資材特有の害虫は限定される．包装資材特有の害虫としては，特に紙製品で問題が見られ，製紙工場では書籍の害虫として著名なシミ類が生息していることがある．シミ類は，紙を食餌とするほかに衣類などの繊維質，小麦粉などの乾物やまれにかつお節などの動物質を食餌とすることがある．また，食菌性の害虫として知られているチャタテムシ類は，カビを食餌とするので湿気を帯びやすい紙製品や，工場内にカビが生じている場合に発生して問題を引き起こすことがある．なお，シミ類やチャタテムシ類は，工場内部に定着が可能な種類なので注意を要する．

一方，包装資材の製造工場で大きな問題となるのは，前述の包装資材特有の害虫よりもむしろ屋外から侵入してくる昆虫（屋外発生昆虫）であり，近年それら侵入昆虫が，包装資材に付着して食品工場へ運び込まれることが問題視されている．製造工場の中に侵入する昆虫の種類は，工場の周辺環境によって大きく異なる．例えば，工業団地では，隣接する工場で生産される製品の違い，また，海辺，山林および田園地帯など立地条件の違いによって，発生する昆虫の種類は多種多様である．侵入する昆虫の数は，立地条件および建物の築年数や構造（主に屋外との接点：密閉度合い），そして建物の使用目的によって大きく異なる．

建物に昆虫が侵入する要因は，いくつか挙げられる．工場内の光源が屋外に漏れている場合には，光に向かって集まる習性（走光性）を持つ双翅目（そうしもく），膜翅目（まくしもく），半翅目（はんしもく），鱗翅目（りんしもく），チャタテムシ類などの昆虫が工場周辺まで誘引され，工場内への侵入をうかがっている．また，包装資材の製造工場では，印刷や接着に使用される溶剤のにおいに誘引される種類の昆虫もいる．工場内が陰圧条件にある場合は，アザミウマ類，チャタテムシ類など微小昆虫が強制的に工場内に吸い込まれ，そして屋外と屋内の接点が多く密閉性の低い工場では，アリ類，ワラジムシ類，ダンゴムシ類などの歩行性の昆虫が偶発的に侵入して問題を引き起こす可能性が高い．晩秋頃には，カメムシ類が越冬場所を求めて，温暖な工場内へ侵入することがある．なお，屋外発生昆虫の中には，工場内へ侵入したのち工場内で定着して繁殖を繰り返し，屋内発生昆虫と化すものもいる．

なお，このような屋外発生昆虫による問題は，なにも包装資材の製造工場に限って発生するのではない．すなわち，包装資材が出荷された後の流通段階における営業倉庫や納品後の食品工場においても同様の問題を抱えており，出荷後の包装資材が保管される場所の衛生状態が良好でない場合，その製品が二次汚染されるケースがある．

(2) 穿孔・侵入の問題

昆虫の口器は，摂食習性に応じて多くの形に進化しており，咀嚼性（そしゃくせい）と吸収性に大別することができ，前者は食餌を切ったり，噛み砕く役目を持ち，後者は口吻（こうふん）を植物や動物に突き刺して液状の食餌を摂取するのに適している．包装資材に穴を開ける（穿孔する）害虫は，前者の咀嚼性口器を有している．口器は，上唇，大顎（おおあご），舌，小顎そして下唇から成り立っており，左右に動く硬化した大顎が穿孔を引き起こす役割を果たしている．穿孔被害を伴って異物混入を引き起こす害虫は，主に貯穀害虫やゴキブリ類などである．これら害虫が包装袋に穴を開けて製品内へ侵入する要因は，食餌の獲得や産卵場所の探索などが挙げられている．

昆虫の食物選択行動は，食物に含まれる各種成分の刺激に対する反応として起こる[38]．すなわち，食品の臭気が包装袋を通過して昆虫に達した場合，昆虫は臭気の源（誘引因子）に向かって定位運動を起こす．そして，包装資材の外側まで移動してきた昆虫は，包装袋に穴を開けて臭気の源（製品内）へ侵入し，摂食行動を起こすものと考えられる．

仮にこのようにして包装袋の外側まで昆虫が移動してきたとしても，その昆虫に穿孔能力が備わっていなければ，完全密閉された製品内部に昆虫が侵入することは困難である．また，穿孔能力が優れているだけでは，侵入が困難な場合がある．それは，昆虫が包装袋を穿孔する場合，自らの体を包装資材に固定する能力（しがみつき能力）が高くなければ容易に穿孔は行われないことが多いからである．つまり，昆虫が包装袋の表面に穿孔しようとした場合，しがみつき能力が劣っていると穿孔中に自らの体が滑り，包装袋から落下してしまい，穿孔に成功しないからである．詳細なデータは後述するが，穿孔能力としがみつき能力に優れているノシメマダラメイガは，包装袋への穿孔率が高く，実際の異物混入の相談も多く寄せられている．

なお，包装袋は，包装手法やその仕上がり状況によって齧（かじ）りやすさが異なり，穿孔の被害を受ける割合が変わるようである．包装資材の平滑面は，穿孔の被害を受けにくいが，製品の四隅あるいはシール部分は，凹凸やしわが生じているため穿孔の被害を受けやすい．また，製品の底部は，しがみつき能力の影響が少ないことから穿孔の被害を受けやすい傾向がある．

(3) ピンホール・間隙からの侵入問題

製品への昆虫の侵入は，穿孔だけによって生じているわけではなく，空気抜きや印字ミスによるピンホールあるいはシール不良部からも行われる．そのため，穿孔能力の低いノコギリヒラタムシ，カクムネヒラタムシ，あるいはその他昆虫の若齢幼虫でさえも製品内への侵入が可能である．また，これら穿孔能力の低い害虫は，他の害虫によって生じた穿孔穴を利用して製品内へ侵入することがある．種類の異なる複数の害虫が生息している場面では，このようなケースが度々見られる．

一方，害虫の中には狭い隙間を好む種類のものがおり，包装袋のシール部に見られる折り目などは格好の隠れ家や蛹化場所となることがある．このような場所に害虫が潜伏していた場合，製品の開封時に製品内へ侵入することがある．

なお，ピンホールや間隙からの侵入問題とは直接関係はないが，通い（かよ）袋を使用する場面では，潜伏した害虫が袋の流通に乗って被害を拡大していくことがあるので注意が必要である．

以上のように包装資材は，昆虫類の持つ特殊な習性（光や臭気への走性）や機能（穿孔・侵入能力やしがみつき能力）によって，本来の目的である製品の品質保持を達成できないことがある．次項では，食品で使用される包装資材が，昆虫の持つ特殊機能によって受ける影響について詳細を述べる．

1.2.2 害虫の食品包装への穿孔と侵入

(1) 穿孔能力

包装フィルムや包装紙に対する各種害虫の穿孔と侵入に関する試験は，これまでいくつかの報告がある．各報告によって試験方法が一定でないことから，一概に包装資材の防虫性について述べることはできないが，参考としていくつかのデータを紹介する．

コクヌストモドキ，コナナガシンクイ，ココクゾウムシの各成虫に対して行われた試験では，ポリエステル，塩化ビニリデンおよびポリエチレンクラフト紙が比較的穿孔されにくく，包装資材の厚みが増すことにより防虫性が向上する（表1.11）[39]．

セロハン，ポリエチレン，クラフト紙，塩化ビニル，アルミ箔，ポリエチレンおよびポリプロピレンで作製した包装袋に対する試験結果を表1.12に示した．穿孔能力が劣るのは，カクムネヒラタムシ，オオメノコギリヒラタムシ，タバコヒラタムシの各幼虫であり，穿孔能力が強いものとしてコクヌスト，*Trogoderma variabile*（マダラカツオブシムシ類の一種）の幼虫が報告さ

表 1.11　食餌を入れた包装袋に対する穿孔性の比較試験[39]

包装フィルム	厚　さ	供 試 虫（成虫）		
		コクヌストモドキ	コナナガシンクイ	ココクゾウムシ
合成樹脂フィルム				
ポリエチレン	40 µm	10	10	4
	50 µm	8	10	1
	75 µm	10	8	0
ポリエステル	2.5 µm*1	0	3	0
塩化ビニリデン	2.5 µm*1	0	9	0
	3.8 µm*2	0	1	0
	5.1 µm*3	0	1	0
塩化ビニル	30 µm	7	10	3
	50 µm	5	10	4
ポリエチレンクラフト紙	—	1	10	0
セルロース派生物				
セルロース	—	0	5	1
防湿セロハン	—	6	10	4
セロハン	—	10	10	10
紙				
クラフト紙	—	8	10	3
パーチメント紙	30*4	10	10	8
	35*4	8	10	10
	50*4	1	10	7
グラシン紙	22*4	9	10	6
	26*4	8	10	9
	30*4	2	10	10

表中の数値は，試験期間中に見られた穿孔の合計数（10 反復）
＊1：1/1 000 インチ，＊2：1.5/1 000 インチ，＊3：2/1 000 インチ，＊4：1 れんのポンド数.

れている．包装袋に対する大部分の穿孔は 1 週間以内に見られ，早いものでは 24 時間以内に穿孔を受けてしまう．また，実験で用いた包装袋の穿孔箇所は，袋の折り目とその周辺や袋の底部に多く見られている（表 1.13）[40]．

ノシメマダラメイガ幼虫に対して行った類似の試験では，低密度ポリエチレン，二軸延伸ポリプロピレンおよびアクリロニトリル系の防虫性が高く（表 1.14）[41]，ポリエステル，ポリプロピレン，ポリカーボネートなどの多層フィルムの防虫性も優れている[42]．なお食品害虫の穿孔能力は，おおむね表 1.15 のようにまとめられる．

以上のことから，昆虫の異物混入を考慮した場合，内容物の臭気が漏洩し

表 1.12 包装袋に対する数種貯穀害虫の穿孔率%[40)]

包装 (厚さ μm)	セロハン (25.4)		ポリエチレン (25.4)		天然クラフト紙 (114)		塩化ビニル (25.4)		アルミ箔 (16.5)		ポリエステル (25.4)		ポリプロピレン (25.4)	
食餌の有無	有	無	有	無	有	無	有	無	有	無	有	無	有	無
コクヌスト														
2齢幼虫	67	100	100	100	100	67	33	100	100	100	33	100	0	100
終齢幼虫	33	100	0	100	100	100	33	100	100	33	0	100	0	67
warehouse beetle														
2齢幼虫	88	100	25	25	88	100	75	100	88	75	88	57	25	0
終齢幼虫	100	100	0	0	40	60	80	0	40	0	60	0	0	0
ハラジロカツオブシムシ														
2齢幼虫	100	33(33)	67	33(33)	100	67	0	100	67	33	0	0	0	0
終齢幼虫	0	33	33	100	67	33	0	33	33	0	0	0	0	0
タバコシバンムシ														
2齢幼虫	0(50)	62(38)	0(25)	12(38)	0(38)	75	0	12(12)	0	0(12)	0	0	0	12
終齢幼虫	0(50)	88	0(38)	25	12(38)	0	0	38	0	0	0	0	0(12)	0
スジマダラメイガ														
2齢幼虫	33	33	100	100	67	100	0	100	0	0	33	0	0	0
終齢幼虫	33	0	33	67	100	33	0	33	0	0	0	0	0	0
ガイマイツヅリガ														
2齢幼虫	33	100	67	100	33	67	0	33	0	0	0	0	0	0
終齢幼虫	100	100	100	100	100	0	100	33	100	0	0	0	0	0
ノシメマダラメイガ														
2齢幼虫	0	33	60	50	33	33	0	33	17	0	0	0	0	0
終齢幼虫	67	33	33	0	100	0	0	0	0	0	0	0	0	0
コクヌストモドキ														
2齢幼虫	0(60)	20	0(100)	20(20)	0	0	0(40)	0(20)	0	0	0	0	0	0
終齢幼虫	0	0	0(80)	0	0(40)	0	0(20)	0	0	0	0	0	0	0
オオメノコギリヒラタムシ														
2齢幼虫	0(20)	—	0	—	0	—	0	—	0	—	0	—	0	—
終齢幼虫	0(20)	—	0(80)	—	0	—	0	—	0	—	0	—	0	—
タバコヒラタムシ														
2齢幼虫	0	0	0(40)	0(40)	0	0	0	0	0	0	0	0	0	0
終齢幼虫	0	0	0	0	0(20)	0	0	0	0	0	0	0	0	0
カクムネヒラタムシ														
2齢幼虫	0	—	0	—	0(20)	—	0(20)	—	0	—	0	—	0	—
終齢幼虫	0	—	0	—	0	—	0	—	0	—	0	—	0	—

( ) 内の数値は成虫による穿孔率.

表 1.13 数種貯穀害虫による包装袋の穿孔箇所(%)[40]

	食餌入り軟包装袋				空の軟包装袋			
	下 部	上 部	中 央	折り目	下 部	上 部	中 央	折り目
コクヌスト								
2齢幼虫	63	37	26	74	83	17	0	100
終齢幼虫	60	40	0	100	60	40	0	100
warehouse beetle								
2齢幼虫	85	15	8	92	79	21	5	95
終齢幼虫	75	25	6	94	75	25	0	100
ハラジロカツオブシムシ								
2齢幼虫	85	15	15	85	73	27	27	73
終齢幼虫	100	0	0	100	100	0	0	100
タバコシバンムシ								
2齢幼虫	0	0	0	0	80	20	7	93
終齢幼虫	100	0	0	100	83	17	0	100
スジマダラメイガ								
2齢幼虫	56	44	11	89	18	82	36	64
終齢幼虫	83	17	17	83	50	50	0	100
ガイマイツヅリガ								
2齢幼虫	17	83	0	100	30	70	20	80
終齢幼虫	58	42	16	84	38	62	0	100
ノシメマダラメイガ								
2齢幼虫	67	33	33	67	50	50	42	58
終齢幼虫	75	25	50	50	80	20	0	100
コクヌストモドキ								
2齢幼虫	0	0	0	0	50	50	0	100
終齢幼虫	0	0	0	0	0	0	0	0

軟包装袋のサイズは 6×9 cm.
下部：下半分，上部：上半分の範囲.

ないガスバリヤー性に優れた包装資材や多層フィルムの組合せを考慮し，ピンホールや凹凸のない包装形態などを選択することによって防虫性は高まるものと考えられる．また，昆虫による穿孔が，大顎の働きによって行われていることから，包装資材の硬度の影響も大きく関与しているものと考える．

(2) しがみつき能力

しがみつき能力は，ノコギリヒラタムシ，オオメノコギリヒラタムシ，タバコヒラタムシ，タバコシバンムシ，ココクゾウムシが優れており，コナナガシンクイなどは劣る．しがみつくことが困難な包装資材を見分けることは難しいが，いずれの種類の害虫においてもクラフト紙は容易にしがみつくこ

表 1.14　ノシメマダラメイガ幼虫の軟包装フィルムに対する穿孔能力[1)]

軟包装フィルム	厚さ (μm)	穿孔可否*1	
		任意接触法*2	強制接触法*3
ポリエチレン			
超低密度ポリエチレン	80	×	—
低密度ポリエチレン	50	×	—
〃	90	○	○
線状ポリエチレン	40	○	—
線状低密度ポリエチレン	80	○	×
一軸延伸ポリエチレン	20	×	—
線状低密度ポリエチレン	70	○	×
線状低密度ポリエチレン樹脂製インフレーション	60	○	×
高密度ポリエチレン	20	×	—
高密度ポリエチレンのカーボン練込形成	50	○	—
ポリプロピレン			
ポリプロピレン	40	○	○
無延伸ポリプロピレン	80	○	×
〃	100	○	×
一軸延伸発泡ポリプロピレン	100	×	—
二軸延伸ポリプロピレン	50	×	—
〃	80	○	○
〃	100	×	×
〃	140	○	—
アルミ蒸着	25	×	×
ポリエステル			
ポリエステル	20	×	—
〃	30	○	×
ポリスチレン			
二軸延伸ポリスチレン	30	×	—
ポリビニルアルコール			
ポリビニルアルコール（PVA）	65	○	—
水溶性 PVA	40	○	×
水溶性 PVA 40 メッシュ絹目エンボス加工	100	×	—
エチレン・ビニルアルコール共重合体			
エチレン・ビニルアルコール共重合体	15	×	—
ナイロン			
ナイロン-6	15	×	—
二軸延伸ナイロン	20	×	×
アクリロニトリル系			
アクリロニトリル系熱可塑性樹脂	30	○	○
ポリアクリロニトリル系インフレーション	30	○	○
不織布			
オレフィン系スパンボンド不織布 PET/PE	230	○	—
収縮フィルム			
架橋照射ポリオレフィン系多層熱収縮フィルム	20	○	×

*1　○：穿孔なし，×：穿孔あり．
*2　任意接触法：試験容器内に複数のサンプルを設置して実施．サンプルの選択は供試虫の任意による．
*3　強制接触法：サンプルごとに供試虫を放飼してサンプルに強制接触させて実施．

表 1.15　食品害虫の穿孔能力[42]

穿孔力		食品害虫
非常に強い害虫	木材に穿孔可能	ジンサンシバンムシ成虫・幼虫，コナナガシンクイ成虫・幼虫，コクヌスト成虫・幼虫，ハラジロカツオブシムシ幼虫など
強い害虫	厚さ 40 μm の PVDC 穿孔可能	ノシメマダラメイガ幼虫，スジマダラメイガ幼虫，コクゾウムシ成虫，クロゴキブリ成虫・幼虫など
やや強い害虫	厚さ 25 μm の PVDC 穿孔可能	コクヌストモドキ成虫など
弱い害虫	厚さ 25 μm の LDPE 穿孔可能	コクヌストモドキ幼虫，ノコギリヒラタムシ成虫など
非常に弱い害虫	厚さ 25 μm の LDPE 穿孔不可能	ノコギリヒラタムシ幼虫，コナダニ類など

PVDC：ポリ塩化ビニリデン，LDPE：低密度ポリエチレン．

表 1.16　包装資材に対する数種貯穀害虫の登攀能力[44]

	角度																				
	30°			50°			60°			70°			80°			90°			120°		
	P	S	R	P	S	R	P	S	R	P	S	R	P	S	R	P	S	R	P	S	R
ポリエチレン																					
低密度ポリエチレン	◎	◎	△	○	–	×	–	–	–	–	–	–	–	–	–	○	–	–	△	◎	–
ポリプロピレン																					
ポリプロピレン	○	◎	×	○	–	–	○	–	–	△	–	–	–	–	–	–	–	–	△	◎	–
二軸延伸ポリプロピレン	○	◎	×	○	–	–	△	–	–	–	◎	–	–	○	–	–	–	–	△	–	–
ポリエステル																					
ポリエステル	○	◎	△	△	–	×	–	–	–	–	–	–	–	◎	–	–	○	–	△	○	–
二軸延伸ポリエステル	○	◎	×	○	–	–	△	–	–	–	–	–	–	–	–	–	–	–	△	◎	–
ポリスチレン																					
熱収縮性	△	◎	×	–	–	–	–	–	–	–	–	–	–	–	–	–	–	–	△	◎	–
ポリビニルアルコール																					
二軸延伸ポリビニルアルコール	○	◎	×	–	–	–	–	–	–	△	–	–	–	–	–	–	–	–	△	◎	–
水溶性ポリビニルアルコール	○	◎	×	–	–	–	–	–	–	–	–	–	–	–	–	–	–	–	△	◎	–
アクリロニトリル系																					
アクリロニトリル系熱可塑性	○	◎	×	–	–	–	–	–	–	△	–	–	–	–	–	–	–	–	△	◎	–

◎：容易に登る，○：登る，△：しがみつく程度，×：登れない．
P：ノシメマダラメイガ幼虫，S：コクゾウムシ成虫，R：コナナガシンクイ成虫．

とが可能であり登攀（とうはん）される[43]．

また，ノシメマダラメイガもしがみつき能力および登攀能力が優れている．試験の結果から，ノシメマダラメイガは，包装資材の設置角度が急になるに従って「登る」から「しがみつく」となった（表1.16）が[44]，国際衛生(株)において累代飼育をしているノシメマダラメイガを観察すると，プラスチック製の飼育容器の垂直な壁面を容易に登る姿が見られることから，実際の包装袋への穿孔には支障がないものと考えられる．

(3)　間隙からの侵入能力

穿孔以外で包装袋に害虫が侵入する要因には，充填や梱包の際に空気を抜くために設けられたピンホールやシール不良などで生じた間隙が挙げられる．穿孔能力が低くても体が扁平な種類の害虫は，それらの穴から製品内への侵入が懸念される．ノシメマダラメイガ初齢幼虫は，38 cm 離れた距離に置かれた 0.495 mm のピンホールの開いた容器内に侵入が可能である[45]．一

表 1.17　アルミ箔包装内へのコナダニ侵入数[46]

アルミ箔	経過日数		
	2週間	4週間	6週間
厚さ 7 μm	＋＋	＋＋＋	＋＋＋＋
9 μm	－	＋＋	＋＋＋
12 μm	－	＋	＋＋
15 μm	－	－	＋
18 μm	－	－	－
20 μm	－	－	－

侵入数は，－（0頭），＋（1～10頭），＋＋（11～100），＋＋＋（101～1 000頭），＋＋＋＋（1 001頭以上）の5段階評価で表示．

表 1.18　貼り合せアルミ箔包装袋内へのコナダニ侵入数[46]

フィルム構成		反復数					
厚さ	貼り合せ材	1	2	3	4	5	6
7 μm	20 g 薄葉紙	＋＋	＋＋	＋＋＋	＋	＋＋	＋＋＋
	40 g 純白ロール紙	＋	＋＋＋	＋＋	＋＋＋	＋＋＋	＋＋
	グラシン紙	＋	＋＋＋	＋	＋	＋＋＋	＋
	20 g 薄葉紙（ワックス貼り）	＋＋＋	＋＋＋	＋＋＋	＋＋＋	＋＋＋	＋＋＋
9 μm	36 g 模造紙	＋＋＋	＋＋＋	＋＋	＋	＋	＋＋
	塩化ビニリデンフィルム	－	－	＋	－	＋	＋
	20 μm ポリエチレンフィルム	＋	－	－	－	－	－

侵入数は，－(0頭)，＋(1～10頭)，＋＋(11～100)，＋＋＋(101～1 000頭)，＋＋＋＋（1 001頭以上）の5段階評価で表示．

方，アルミ箔のコナダニに対する防虫性は，厚さ 18 μm 以上のアルミ箔であれば包装形態さえ完全ならば有効であり，18 μm 以下ではピンホールの発生率が高まり，コナダニの侵入が増す．また，アルミ箔に塩化ビニリデン，あるいはポリエチレンを貼り合わせた場合は防虫性が向上する（表 1.17，表 1.18）[46]．

このように昆虫は，包装袋に生じたわずかなピンホールや間隙を巧みに探し出し，製品内へ侵入して問題を引き起こしている．

1.2.3　穿孔痕跡の鑑定

異物混入の再発防止対策を的確に立案し，総合的に害虫の管理を実践するためには，混入経路の究明を欠かすことができない．つまり，異物が，原料および副資材，製造工程，流通過程，消費者のどの段階で混入したのかを特定することが重要である．

異物混入に関する相談では，その多くの場合，混入した虫体のみが送られてくる．しかし，混入経路の究明を行う際には，虫体だけでは極めて困難を強いられる．国際衛生(株)に寄せられた相談のうち，4 割程度が穿孔能力を有する貯穀害虫であった．包装袋に生じた穿孔跡を調査することによって，製品の内側あるいは外側のどちらから食い破ったのかを判定することができる．

また，虫体が混入した製品に残る痕跡や異物発見時の状況を頼りに混入経路を推定することがある．そのため，虫体が発見された製品とともにその包装袋も入手できれば，さらに突き進んだ混入経路の究明を行うことが可能で，再発防止を目的として的確な害虫管理設計に役立てることができる．したがって，異物の苦情を受けた際，異物と共に包装袋を含めた製品自体を回収するシステムを構築しておくと良い．

穿孔跡から情報を得るためには，まず対象昆虫が穿孔能力を有するのかを調べる必要がある．次に昆虫あるいは他の生物による穿孔跡およびその他の原因で生じた物理的・化学的な穴なのかを見分けなければならない．昆虫や他の生物（特にネズミ類）によって生じた穿孔跡の特徴の 1 つは，穴の中心部が空洞化して消失していることにある(写真 1.21)．また，ネズミ類によっ

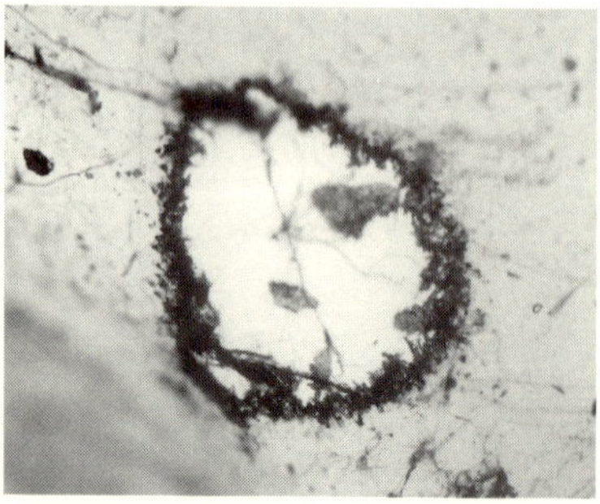

写真 1.21　ノシメマダラメイガ幼虫による穿孔（直径 1～1.5 mm）
包装資材表面や穴の中に見られる糸状物質は，本種の吐糸．

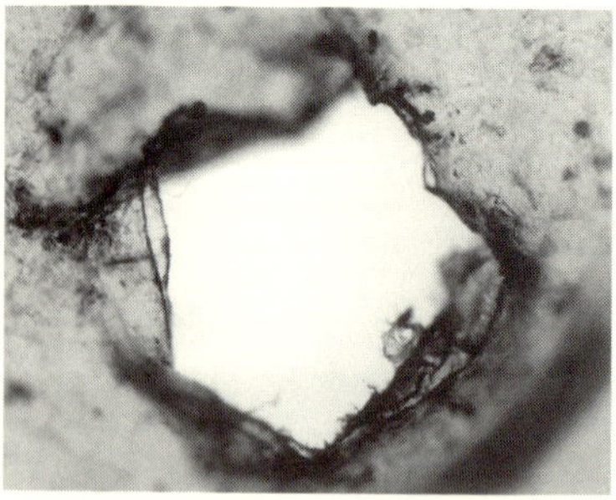

写真 1.22　針で刺した穴（穴の中心部がめくれている）

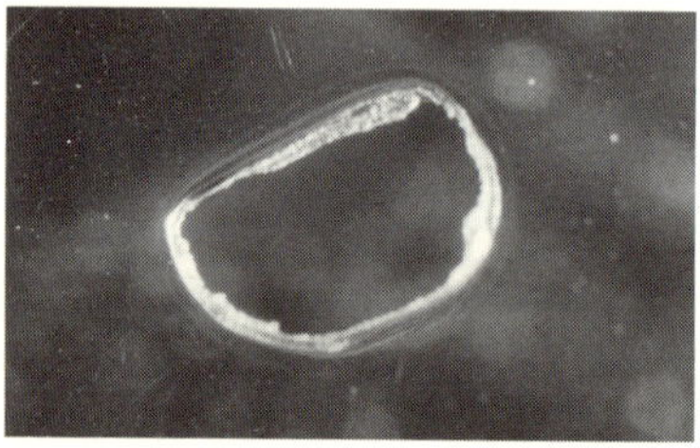

写真 1.23　熱により生じた穴（穴の縁が滑らか）

て生じた穿孔跡は，穴の周囲に門歯の跡が残され，そして引きちぎられた跡が残ることが多い．他方，鋭利な針などで生じた物理的な原因による穴では，穴の中心部が消失していないことが大半である（写真 1.22）．化学的な原因によって生じた穴では，穴の縁辺が昆虫類やげっ歯類によって生じた穴と比較して，明らかに滑らかな場合が多い（写真 1.23）．

ここで昆虫類によって生じた穿孔跡の特徴をさらに詳しく述べておく．昆虫によって引き起こされた包装袋の穿孔（穴）を写真 1.24 に拡大した．穴の縁辺を観察すると包装袋が，その内側あるいは外側のどちらかに隆起していることが分かる．これは，左右に動く昆虫の口器（大顎）によって包装袋が加害種の方向，すなわち昆虫の体がある方へ食いちぎられるからと考えられる．したがって，昆虫は，穿孔（穴）の縁辺に生じた隆起がある方向から侵入したものと推察される．なお，穿孔（穴）縁辺の隆起だけでは観察が困

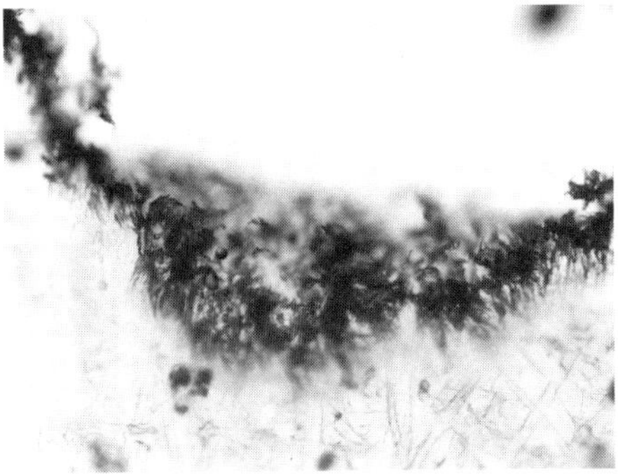

写真 1.24　ノシメマダラメイガ幼虫による穿孔（穴の縁が隆起している）

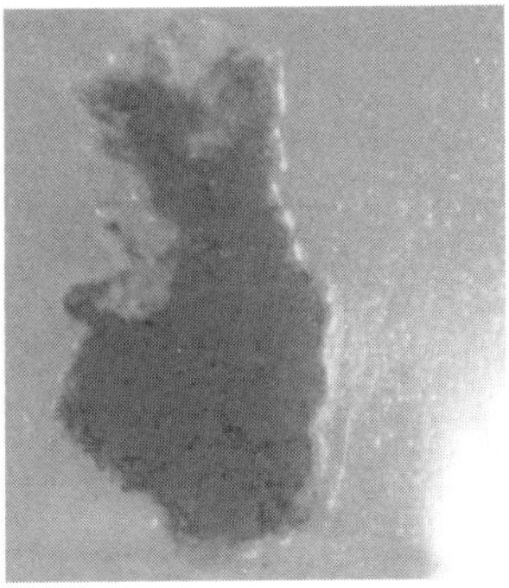

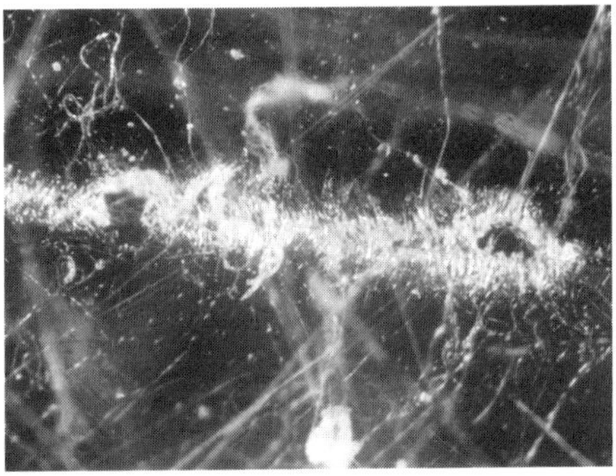

写真 1.25　未貫通の穿孔跡（ためらい傷）

難な場合があり，そのような場合には，穴の周囲を注意深く観察すると包装袋表面に未貫通の穴（傷）が見られることがある（写真 1.25）．筆者らは，このような傷を「ためらい傷」と呼んでいる．おそらく，昆虫は，完全な穴を開ける過程において，包装袋の複数箇所で穿孔侵入を試みて，最も穿孔しやすい箇所を探し出して穿孔を行うものと考えられる．したがって，穿孔（穴）の周辺には，ためらい傷があり，その傷が見られる側から侵入したものと推察している．

このような痕跡から穴の種類を推測し，さらに情報を引き出すためには経験が必要とされる．そのため，穴からの推測に関しては専門家のアドバイスを必要とすることが多い．

以上のように包装袋に生じた穿孔跡から得られる知見から，異物混入の再発防止に有用な情報が得られる．すなわち，食物の探索などにより製品内部へ穿孔した穴なのか，あるいは蛹化（ようか）場所や幼虫の高密度化などにより，食餌場所から脱出するために開けた穴なのかを判定することができる．それは，仮に包装袋に内側から開けられた穿孔（穴）があった場合，包装工程より前の工程で昆虫が混入して製品と共に包装された可能性を示唆する．逆に包装袋の外側から開けられた場合は，包装工程以降の保管，流通，小売り，一般家庭などで混入した可能性が高くなる．このようにして，対策場所をある程度まで絞り込むことは，的確な対策を講じる上でも大変に意義がある．

1.3 食品への異物混入防止対策

前節では，包装袋と害虫に関するいくつかの実験データを紹介したが，実際の混入トラブルと実験の結果を考え合わせたとしても，防虫性の高い包装袋を見定めることは容易でない．それは，実際の異物混入の相談において，穿孔・侵入の多くが包装袋のシール部に見られるためである．したがって，食品の包装工程以降で昆虫の混入を防ぐためには，包装袋の防虫性を高めるだけでは困難と考えられる．また，包装資材や包装袋に付着して問題を引き起こす屋外発生昆虫の防除には，包装資材の製造工場から食品の販売段階まで全てにおいて管理されなければならない．そのため，食品への異物混入防止対策は，製品の運搬や保管環境を通じての調査主体型の総合管理が必要となる．

1.3.1 食品への混入経路

食品工場で問題となる昆虫を屋内発生昆虫および屋外発生昆虫と大別したが（表1.1），実際の防除では対象とする昆虫の生態・習性を熟知し，建物内への侵入および定着の要因を考慮しなければならない（図1.5）．例えば，工場内部で発生しているチョウバエ類は，屋外より工場内へ侵入し，工場内部に餌となる水場・汚泥などがあることによって，工場内に定着するグループである．したがって，チョウバエ類の対策は単に屋内の発生源処理に止まらず，屋外からの侵入について対策が必要となる．

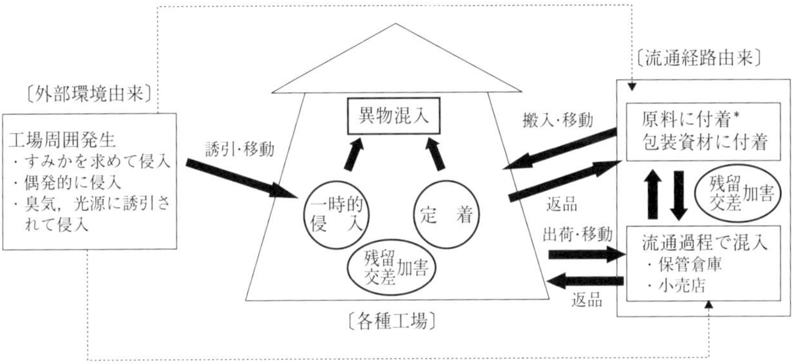

図 1.5　昆虫の建物内への進入要因

＊当然，原料・副資材はその関わりをもつ製造工場などでも外部環境由来およびそこに搬入される物の経路を由来とする昆虫の加害が加わる可能性がある．

その他にも，一般的に貯穀害虫は，建物内部に定着している屋内発生昆虫としてとらえられているケースが多いが，自然環境下における生息も報告されている．スズメの巣には，コクヌストモドキ，ジンサンシバンムシ，カツオブシムシ類，セマルヒョウホンムシ，ノシメマダラメイガ，マダラシミ，チャタテムシ(無翅・有翅)，ダニ類，ノミ類などの生息が確認されている[47]．このような害虫が生息している鳥の巣が流通保管倉庫や食品工場で見られる場合，害虫が巣と建物内を容易に行き来している可能性が考えられる．

流通過程においては，保管倉庫へ昆虫が生息・付着した製品（包装資材や食品）が運び込まれた場合，昆虫が移動・分散して元々保管されていた製品に被害を加えるケースがある（交差加害）．また，頻繁に製品が出し入れされて，食品の屑が堆積したような保管倉庫では，継続的に害虫の生息が見られるようになる．その場合，害虫の加害を受けていない製品が運び込まれると，発生源から移動した害虫によってその新しい製品が被害を受けるケースがある(残留加害)．さらに，昆虫の混入が発生した返却品を製品保管倉庫に放置することによって，他の製品に害虫が移動して，被害が増幅されながら循環していくことがある（循環加害）[48]．

このように実際の管理では，昆虫の習性，侵入ルートおよび定着要因などの複数の項目を総合的に考えていかなければならない．

表1.19　昆虫の製品への混入要因

	混入要因
外部環境由来	1.　灯火への誘引飛来による混入 2.　においへの誘引飛来による混入 3.　工場敷地内で発生している昆虫の混入
流通経路由来	4.　原材料に含まれての混入 5.　包装資材に付着しての混入 6.　流通過程での混入
工場内部定着	7.　作業場内で発生している昆虫の混入

なお，昆虫による食品への異物混入の要因については，表1.19にまとめた．以下，異物混入の各要因とそれらの対策について解説する．

(1)　臭気および光源などへの誘引

昆虫は，自らの栄養源となる食物や産卵に適した環境を見つけるために，摂食や産卵を誘発させる物質をとらえ，その物質に向かって定位行動を起こす．例えば，ショウジョウバエが，食餌あるいは産卵場所とするアルコールや腐敗果実の臭気に誘引されることは有名である．

また，昆虫の中には，光に集まる習性を示すものがあり，この習性を正の走光性という．

(2)　工場周囲で発生する昆虫

工場周囲の自然環境下において発生し，生息場所を求めて工場内へ侵入してくるケースや工場内へ偶発的に侵入してくるケースなどが本要因には当てはまる．昆虫の発生を予防することに関しては，緑地帯の手入れ（除草，剪定）および薬剤散布などがあるが，薬剤の使用は環境負荷を考慮した場合，実施に制限がある．そこで近年は，誘引源を除去することと，侵入防止対策として工場の密閉性を高めることが主流となっている．

しかし，ハード面（高密閉性）を備えれば，昆虫類が全く工場内へ侵入しないということではない．ハード面の対策とともに，ソフト面の充実を図る必要が加わってくる．例えば，ハード面は優れた設備が整っていても，数年で従業員の数が4倍になるという過程で異物混入の件数も増加したケースがある．これは，ハード面の改良だけでは，異物混入は防げないことを示唆している．

(3)　原料および副資材に含まれての侵入

小麦，米などの穀類や豆類などの食品原料には，それらを生活の場とするダニあるいは貯穀害虫が含まれていることがある．また，それら食品原料は，流通過程や原料保管時に残留加害を受ける可能性が高い．害虫管理に際しては，原料の受入体制が重要になる．包装資材などの副資材についても同様であり，チャタテムシ，シミなどの昆虫が混入している場合がある．これらの保管管理が悪い場合は，運ばれてきた昆虫が工場内へ移動・分散して定着することにつながる．また，昆虫の分散を手助けするような行為，例えば流通用のパレットを工場内に持ち込まないことや，必要以上の包装資材を直接製造室に入れないような配慮も必要となる．

(4)　工場内部で発生する昆虫

工場内では，衛生害虫のゴキブリや排水系由来のチョウバエ，ノミバエ，そして乾燥食品を加害，生息場所とする貯穀害虫の発生が見られることがある．工場内部に定着している昆虫は，異物混入となる可能性が高い．元来，これら屋内発生昆虫は，原料あるいは工場外周で発生し，工場内へ侵入してきたものである．したがって，工場内における発生源対策とともに，元来の発生源あるいは，侵入要因を管理することも重要である．

複数の自社工場と倉庫が近隣の別敷地にあるような場合は，頻繁に各建物間で製品，原料，人などの行き来が見られ，昆虫の移動を容易にするケースがある．

(5)　流通段階での侵入

工場から出荷された製品は，消費者にたどり着くまでに長い流通ルートを経過する．ルート上の保管倉庫や小売店などにも昆虫は存在する．たとえ包装されている製品であっても，貯穀害虫の中には，穿孔能力の優れている種類が多く含まれ，包装資材が貯穀害虫に穿孔され，製品を食害されるケースやピンホールからの残留加害を受けることがある．

1.3.2　調　査　方　法

調査の目的としては，おおむね「生息場所や発生源の探索」，「屋外発生昆

表 1.20　調査方法概要

<table>
<tr><th colspan="3">対象害虫</th><th>使用トラップ</th></tr>
<tr><td rowspan="5">定着昆虫</td><td rowspan="3">貯穀害虫</td><td>タバコシバンムシ</td><td>フェロモントラップ
(セリコ)</td></tr>
<tr><td>ノシメマダラメイガ</td><td>フェロモントラップ
(ストアガード)</td></tr>
<tr><td>コクヌストモドキ，ノコギリヒラタムシなど</td><td rowspan="2">粘着式トラップ
(パナルアー)</td></tr>
<tr><td>ゴキブリ類</td><td>チャバネゴキブリ，クロゴキブリなど</td></tr>
<tr><td>コバエ類</td><td>チョウバエ，ノミバエなど</td><td rowspan="2">ライトトラップ
(パナルアーライト)</td></tr>
<tr><td rowspan="2">侵入昆虫</td><td>飛翔性害虫</td><td>ハエ，カ，ユスリカ，ガ，アブラムシなど</td></tr>
<tr><td>歩行性害虫</td><td>アリ，コオロギ，ダンゴムシ，ゲジなど</td><td>粘着式トラップ
(パナルアー)</td></tr>
</table>

虫の侵入ルート特定」および「早期発見・早期対策の実施」が挙げられ，対象とする昆虫の習性に合わせたトラップが用いられることが多い（表 1.20）．

調査では，各種トラップ（写真 1.26～1.29）を用いると共に目視調査が重要である．なぜならば，コバエ類などの場合，トラップで捕獲されるのは主に成虫であり，根本的対策として幼虫駆除を行うためには，目視調査による発生源の探索は欠かせない．また，トラップで捕獲された昆虫は，トラップを設置したエリアを通り道としているだけの可能性があり，侵入口対策を行う場所を特定するには，目視調査の必要がある．すなわち，調査は，単にトラップに捕獲された昆虫の記録だけに止まるのではなく，その結果を反映させた害虫管理を実行するために行うべきである．

調査主体型の害虫管理を推進するためには，これまで用いられてきたライトトラップにはいくつかの問題点があった．これまでのライトトラップでは調査を主体とした害虫管理を実践する場合,「コスト高で導入しにくい」,「捕獲紙が取り扱いにくい」,「大型で設置場所がない」,「捕獲された昆虫の観察が容易でない」などの問題点を抱えていた．これらの問題をクリアーした調査用ライトトラップが上市されている（写真 1.26）．

(1)　生息場所や発生源探索への活用

害虫管理において，洗浄・清掃や殺虫剤施用を適切に実施するためには，

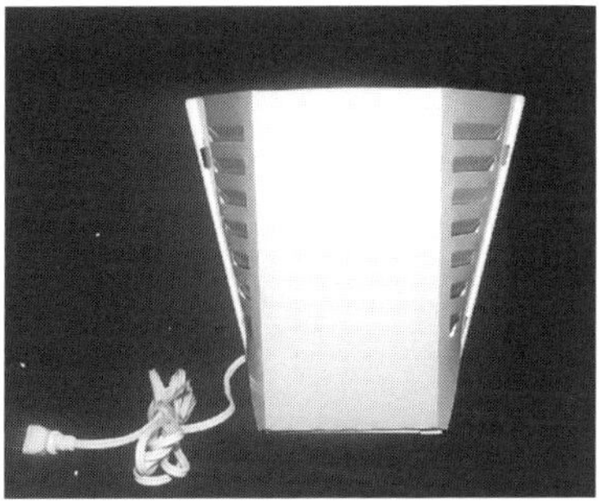

写真 **1.26**　ライトトラップ

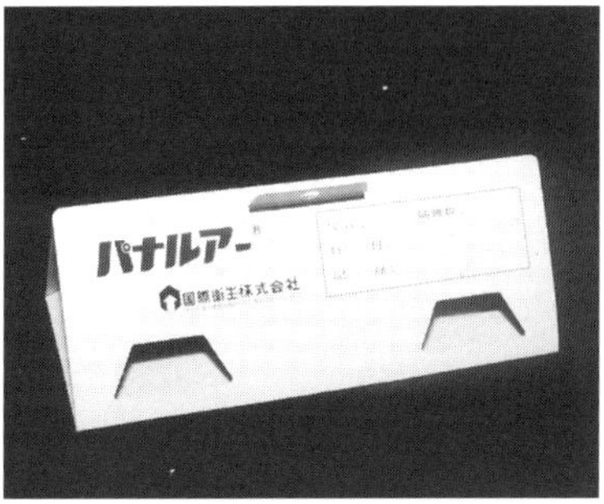

写真 **1.27**　粘着式トラップ

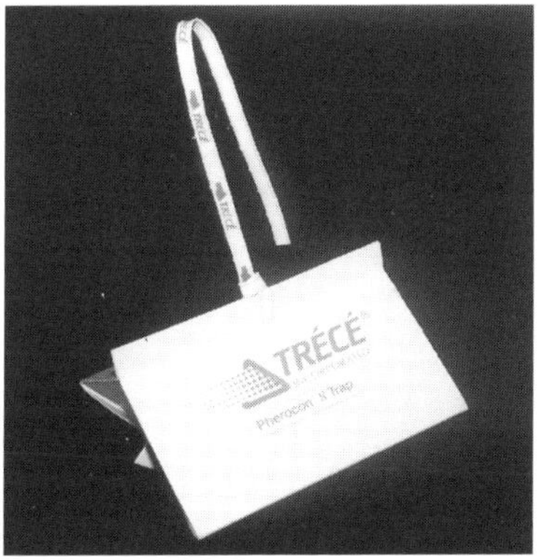

写真 **1.28**　メイガ類用フェロモントラップ

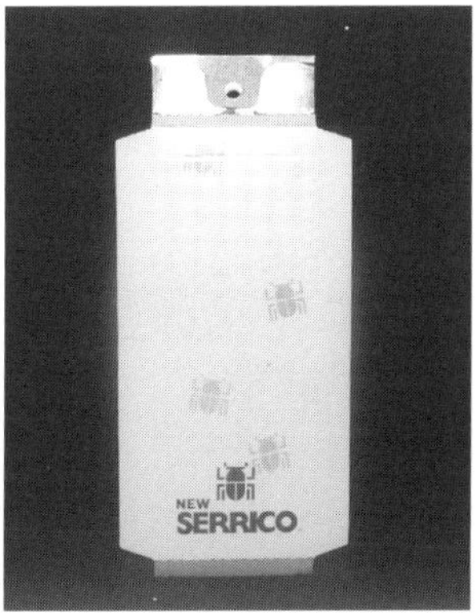

写真 **1.29**　タバコシバンムシ用フェロモントラップ

昆虫の生息場所や発生源を知る必要があり，それが分からなければ，その作業から満足する結果を得ることは難しい．そのため，各種トラップを活用して入念な目視調査を行うことで生息場所や発生源を探索する必要がある．

(2)　屋外発生昆虫の侵入ルートの特定

屋外から工場内へ侵入してくる昆虫を対象に調査をする場合は，工場の人や物の出入口となる場所にトラップを設置し，侵入数や侵入頻度，設置場所ごとの比較などを調査するのが一般的である．

調査の結果を検討し，捕獲された昆虫の生態から生息場所や発生源を特定して，害虫管理を立案する時の重要なデータとすべきである．しかし，先にも述べたように屋外発生昆虫の場合は，その生息エリアが広範囲にわたるため，すべての生息エリアを特定し，管理することは困難を極める．したがって，侵入経路を把握してハード面の改善を行う上での適切な助言と改善による効果を評価するために調査データを利用するべきである．そして，ソフト面の対策としては，調査データに基づき環境への負荷を考慮して，特定した発生源に対して必要最小限の対策を併用していけばよい．

(3) 早期発見・早期対策

昆虫が発生した場合，その初期段階で対策を講じることは，極めて重要である．被害が施設全域に蔓延する前に対策を講じるため，年間を通じて施設内をモニタリングするべきである．

1.3.3 搬入される害虫の対策

前項で述べたように食品工場においては，製品原料や包装資材などに害虫が付着・混入して工場内へ持ち込まれるケースがある．製品原料では，穀物由来の貯穀害虫が混入していることがある．製品原料の管理方法としては，低温条件下に保管することによって，付着している害虫の繁殖を抑制する方法がある．古くから行われ，今日に至るまで広く実施されている管理方法の主流は，くん蒸剤による処理である．くん蒸剤は，2005年に使用が全廃されるメチルブロマイド（臭化メチル）からリン化アルミニウム製剤が主流となりつつある．

一方，包装資材の中で特に段ボールは，多くの昆虫にとって格好のすみかになりやすい．貯穀害虫の中には，越冬場所あるいは蛹化場所として段ボールの隙間に侵入することがあるので注意を要する．国際衛生(株)では，累代飼育のゴキブリに対して段ボールを丸めたものをゴキブリのハウスとして使用しているが，そこに生じる適度な隙間がゴキブリには大変好まれるようである．そのため，包装資材の受入検査によって，破損，汚れ，濡れなど害虫の混入が懸念されるものについては，入念なチェックが必要であり，汚染が見られる場合は，直ちに隔離しなければならない．

製品原料や包装資材の保管管理が悪い場合，それらに付着・侵入した昆虫が工場内に移動・分散することがある．したがって，搬入物の保管管理体制を監視する目的で継続的なトラップ調査の実施が必要である．なお，保管倉庫では，よくネズミ類の粘着トラップが設置されているのを見かけるが，このトラップをネズミの捕獲のみに使用するのではなく，昆虫の捕獲状況も同時に点検するようにしても良い．

アメリカでは，搬入物や製品の倉庫における保管方法として，18 インチルールを推奨している[49]．全ての製品は，壁から 18 インチ（45.72 cm）離して保管しなければならないというものである．この空間を確保するために，目印として壁から 18 インチ離れた床に白線を引いておく．そして，18 インチルールを守ることによって，昆虫あるいはネズミ類の調査と清掃が容易になる．

保管倉庫では，製品だけでなくパレットの検査も入念に行うべきである．特に長期間放置されたパレットは，昆虫の付着や内部穿孔が見られることがある．また，原料エリアで使用している機材器具を包装エリアでも重複して使用するようなことは避けるべきである．それは，原料に付着してきた昆虫を包装エリアまで人為的に運び込むことにつながるからである．物を運ぶ際に使われるコンテナや荷車についても同様で，用途ごとに使い分ける．また，コンテナなどのメンテナンスは，底部裏面などの見えない部位に対しても行うべきである．

1.3.4　屋内発生害虫の対策

(1)　発生源対策

施設内における発生源対策の基本は，日常あるいは定期的な清掃が中心となる．清掃の基本は，昆虫類の発生源となる食品残渣を除去することにあり，その方法としては，掃除機による吸引が望ましい．食品工場において，エアーガンによる清掃をよく見かけるが，エアーガンを使用した清掃では食品残渣を周囲に吹き飛ばすことになり，昆虫の生息場所を工場内へ拡散させていることになる．また，エアーガンによって吹き飛ばされた食品残渣は，製造ラインの脚部と床面に生じたわずかな隙間などに入り込み，清掃を困難にする結果となる．したがって，清掃は，エアーガンやホウキなどで行うのではなく，掃除機を使用して吸引することが望ましい．

根本的には，ごみが溜まりやすい隙間などが存在することに問題があるが，実際には広大な工場の全ての隙間を改善することは困難である．できる限り食品残渣やごみが溜まりにくい構造に改善することは，清掃を容易に行うことにつながり，その結果として昆虫の生息を抑えることになる．例えば，製造ラインの下に粉がこぼれ落ちる場合は，引出し式の受皿をあらかじめ設置しておくなどの配慮が必要である．食品残渣が溜まりやすい箇所は，これまでの経験で気づいてはいるが，清掃が困難なため手をつけずに放置されていることが多い．

防虫を目的とした清掃は，見た目の美観を高める清掃ではなく，日常的に目の行き届かない場所に生息している害虫の生息源を探索し，発生源を除去・改善することである．的確な発生源対策を行うためには，害虫駆除専門業者などより清掃箇所のアドバイスを受けるのが良い．

(2) 建物内の防虫対策

工場内に昆虫が侵入・定着した場合は，早急に殺虫措置を講ずる必要があるが，殺虫剤の使用が制限される場面を十分に考慮しなければならない．

また，どのように優れた殺虫剤を使用するにしても，使用する環境が悪いのでは，その効果は期待できない．当然のことながら，殺虫剤は昆虫に接触しない限り効果は期待できない．そのため，昆虫と殺虫剤が接触する機会を増やすようにすることが効果的な殺虫剤の使用方法であり，対象エリアの整理，整頓，清掃は欠かせない．

(3) ゾーニング

ゾーニングは，工場外部から搬入あるいは侵入した昆虫や屋内発生昆虫の工場内部における移動・分散を防ぐために有用である．また，ゾーニングを施すことによって，先に述べた調査結果から問題点を的確に知ることができる．

しかし，ゾーニングを工場全体に導入すると言っても，導入費用は莫大なものとなる．そのため，ゾーニングを必要とするエリアに危害度の優先順位をつけて，適宜導入していくのが現実的である．例えば，開放系の製造工程エリアに，他の製造エリアで発生した昆虫が移動・分散してきているような場合のゾーニングは優先されるべきである．そこで，ゾーニングを導入する優先順位をつけるために，どの製造エリアでどのような危害が発生するのかを見定める必要がある．それには，前述した昆虫の生息調査が不可欠となる．データが不十分では，危害防止上においで適切なゾーニングが導入されたのかが不明瞭になり，その評価が困難となる．

1.3.5 屋外発生害虫の対策

(1) 誘引源除去

屋外で発生する昆虫を工場周辺に近づけないために誘引源を除去することは，工場内侵入阻止の手法として有効である．誘引源の除去として，光源の管理方法があるが，建物から漏れる光源に対しては，その箇所の窓に防虫フィルムを貼る手段がある．また，屋外と直(じか)に接している出入口の光源および屋外に設置してある光源は，防虫ランプの使用あるいは，ランプに防虫シートを被せて対応するのが一般的である．

一方，臭気の管理は，既存の設備において，建物から排出される臭気を完全に取り除くことは，新たな設備投資を招き，実質上困難なケースが多い．新規工場を設計する際は，排気に伴う臭気対策（除臭処置）を加えて設計すべきであるが，ここでは既存工場の臭気対策として，ごみ置場の管理について述べてみることにする．多くの食品工場では，ごみ置場が建物からそう離れていないところに設置されているケースが目に付く．また，仮に建物から離れた場所にごみ置場を設置してあったとしても，ごみをそこまで運ぶための一時ごみ保管場（コンテナなどを利用しているケースが見られる）が建物の近くに配置されていることがある．ごみ置場が建物の近くにあるということは，建物のすぐ近くまで昆虫を誘引していることになる．したがって，できる限りごみ置場は，建物から離れた場所に設置し，臭気が漏れないような構造にすることが望ましい．

(2) 侵入口改善

これまで述べてきた発生源対策および誘引源対策を実施したとしても，完全に昆虫を建物まで近づけさせないということは極めて困難である．それは，偶発的に建物内へ侵入してくる微小な昆虫や越冬のために温暖な場所を求めて建物内へ侵入してくる昆虫も見られるからである．

当然のことながら，物の出し入れが頻繁であればあるほど，屋外と建物内の接する機会が増え，昆虫にとっても侵入のチャンスが多くなる．さらに，出入口の開口部が広いほど昆虫の侵入は容易となる．そのため，出入口は，必要最小限の開口面積とし，防虫カーテン，スピードシャッター，自動ドアなどを用いた前室構造により，開放時間に考慮するべきである．

1.3.6　害虫管理の要点

昆虫に対する防除の基本的な考え方は，発生源となる物あるいは場所の管理であり，最も重要なことは清掃作業である．発生源が100%管理されることによって，理論的には昆虫による危害は完全に抑えられる．しかし，実際には発生源を完全に管理することは極めて困難といえる．昆虫の管理方法は，複数の管理項目から成り立っており，各項目をバランス良く実施する必要があり，その中の1項目として防虫性の包装資材が位置付けられる．他方，全ての管理を完全に実施することは，経済的あるいは労力的にも困難をきたすケースが多い．そのため，対象とする施設においては，何が一番問題なのかを初期調査で明確にし，害虫管理の優先順位をつけて実施することが重要である．

害虫管理は，日常管理を行う各施設のスタッフが主役となって実施される．その上で，害虫駆除専門業者は，日常・定期清掃あるいは，補修・改善計画を作成する上で的確な助言をしなければならない．また，施設の管理者は，日常業務の中で発見された害虫の「目撃記録」を作成することにより，害虫駆除専門業者と連携を保つことが必要である．害虫管理は，どちらか一方の力量で達成されるものではなく，お互いの役割を明確にして，バランス良く取り組むことによって成功に導かれる．

参 考 文 献

1)　中北　宏他：家屋害虫，**17**(1)，79 (1995)
2)　原田豊秋：食糧害虫の生態と防除，p. 526，光琳 (1984)
3)　G. L. Lecato *et al*.：*J. Kansas. Entomol. Soc*.，**47**(3)，308 (1974)
4)　日本麦類研究会：放射線による貯穀害虫の防除1　コクゾウ類，p. 50 (1970)

5) 安富和男，梅谷献二：衛生害虫と衣食住の害虫，p.310，全国農村教育協会 (1983)
6) L.C.Birch : *Ecology*，**34**，698 (1953)
7) 里見綽生：防虫科学，**20**，55 (1955)
8) F.Segrov : *J.Exp.Biol.*，**28**，281 (1951)
9) N.B.Singh *et al.*：*Ann.Entomol.Soc.Amer.*，**69**，503 (1976)
10) 三井英三：農林水産技術会議，研究成果 126 (1982)
11) 井村　治：家屋害虫，**11**(2)，140 (1989)
12) C.P.Haines *et al.*：Insects and Arachnids of Tropical Stored Products Their Biology and Identification (A Training Manual)，p.273，Storage Department Tropical Development and Research Institute，UK.
13) 原田豊秋：食糧・食品害虫図説，p.45，食品資材研究会 (1979)
14) F.K.Ho : *Ann.Entomol.Soc.Amer.*，**54**，921 (1961)
15) R.W.Howe : *Ann.Appl.Biol.*，**44**，356 (1956)
16) R.W.Howe : *ibid.*，**48**，363 (1960)
17) T.Park *et al.*：*Ecology*，**29**，368 (1948)
18) 日本家屋害虫学会：家屋害虫辞典，p.468，井上書院 (1995)
19) 新穂千賀子：姫路短期大学研究報告，**27**，34 (1982)
20) 新穂千賀子：家屋害虫，**23-24**，29 (1985)
21) 松崎沙和子，武衛和雄：都市害虫百科，p.236，朝倉書店 (1993)
22) 中元直吉：家屋害虫，日本家屋害虫学会編，p.325，井上書院 (1984)
23) 井村　治：食糧，**25**，47 (1985)
24) 田村正人：ノシメマダラメイガ *Plodia interpunctella* HUBNER の生態に関する実験的研究，p.122，東京農業大学 (1978)
25) O.Imura : *Res.Popul.Ecol.*，**28**，281 (1986)
26) T.A.Jacob *et al.*：*J.Stored Prod.Res.*，**13**，107 (1977)
27) H.D.Burges *et al.*：*Bull.Ent.Res.*，**55**，775 (1965)
28) 多田茂子：衛生動物，**7**，195 (1956)
29) 野田和之：同誌，**35**，185 (1984)
30) 堤　千里：同誌，**13**，190 (1962)
31) 緒方一喜，田中生男，安富和男：ゴキブリと駆除，p.197，(財)日本環境衛生センター (1989)
32) 金子清俊他：衛生動物，**12**，238 (1961)
33) 金子清俊他：同誌，**29**，31 (1978)
34) 服部畦作，森谷清樹：不快害虫とその駆除，p.162，(財)日本環境衛生センター (1987)
35) 古作和正他：環境管理技術，**6**(3)，47 (1988)
36) 林　晃史：ペストコントロール，**19**，18 (1977)

37) 中込暉雄：植物防疫，**13**(4)，18（1980）
38) 平野千里：昆虫行動の化学，p.242，培風館（1978）
39) 渡辺至子他：栄養と食糧，**12**(6)，39（1960）
40) L. D. Cline : *J. Econ. Ent.*，**71**(5)，726（1978）
41) 茂木倫教：国際衛生試験報，**72**，5（2000）
42) 三井英三：包装技術便覧，p.1421，日本包装技術協会（1983）
43) L. D. Cline : *J. Econ. Ent*，**69**(6)，709（1976）
44) 茂木倫教：国際衛生試験報，**73**，4（2000）
45) H. Tsuji : *Med. Entomol. Zool.*，**51**(4)，283（2000）
46) 山田　始他：食品と科学，**5**，50（1965）
47) 桐谷圭治：新昆虫，**12**(2)，2（1959）
48) 吉田敏治：図説貯蔵食品の害虫—実用的識別法から防除法まで—，p.268，全国農村教育協会（1989）
49) The Annual NPCA Food Protection Symposium : Presented at Pest Management '99 Atlanta，Georgia 28（1999）
50) 石向　稔：国際衛生試験報，No.10，2（1996）

（石向　稔）

第2章　包装食品の異物混入防止対策

2.1　食品の安全性と異物混入

どうして包装食品に異物が混入するのか．包装食品の異物混入防止はできるのか．これがこの章の課題である．

筆者が卸売業で取り扱った商品で，2000年の年間の異物混入件数は全体の取扱い数量に対して0.0018%という比率であった．包装食品100 000パックで1～2件の比率で発生するということである．日々の生活の身の回りで見ると，家庭料理の中に髪の毛が入っていたとか，虫が入っていたとかと言う場合のように，そのままで終わってしまう異物混入もある．食生活では異物混入は決して0にならないという状況にある．しかし，消費者は安全な食品を求めている．安全な食品として100%の確率を要求しているのである．

メーカーは不良品を出さないように毎日努力しているつもりなのだがクレームが生じてしまう．クレームには異物混入，味，におい，食感などの品質，包材不良，印字ミス，人体被害など色々なクレームがある．メーカーが提供する商品の一品でも消費者からのクレーム，中でも異物混入クレームを発生させないためにはどうすればよいのか．結論から言えば，クレームは皆無にはならないが減少させることはできるということである．経営者が製造現場に立ち入り，食品の原料段階，製品・包装段階での検査選別を徹底化させることにより異物混入の発生件数を減少させることができる．消費者からのクレームの混入原因を調査すると，主として原因は作業者管理と作業手段にある．異物混入がどこで発生したのか，その由来を追求すると，原料由来か，製造工程由来か，作業者由来かのいずれかに起因していることがわかる．包装食品を生み出すのは作業者である．したがって，食品を取り扱う作業者の作業者管理，作業者教育を充実させ，食品の安全性に対する作業者の意識を高めることが大切である．そのためには，作業者の活性化を図ることが必要である．作業者に生きがいを発揮させるためにどうするのかと言うことである．経営者がクレームをなくす気になって行動すれば減少させることはできる．しかし，残念ながら現在の中小メーカーの製造環境条件下では，異物混入防止は容易なことではない．

クレームが発生した時は，直ちに消費者に謝ることである．クレームはメーカーにとって非常に重大なことであって全社挙げて対応すべきである．

クレームの原因を究明し，改善することは，メーカーにとってはステップアップできる前進への道しるべである．

2.2　食品異物混入の実状

2.2.1　包装食品の異物混入の状況

メーカーは食品の安全・衛生を考慮して，原料を製品化し，商品化したものを包装食品として消費者に提供する．しかし，そのうちの何品かがクレームの対象となって届けられる．せっかく楽しみに買った食品に異物が混入していたとなれば，消費者の怒りは当然である．

包装食品の異物については食品衛生法では定義されてはいないが，食品衛生法の第3条で「販売の用に供する食品，または添加物の採取，製造，加工，使用，調理，貯蔵，運搬，陳列および授受は，清潔で衛生的に行わなければならない」と規定し，また，第4条の第4項で「不潔，異物の混入または添加その他の事由により，人の健康を害(そこな)う虞(おそれ)があるものは，これを販売し，または販売の用に供するために，採取し，製造し，加工し，使用し，調理し，貯蔵し，陳列してはならない」と規定し，有害な異物の混入した食品を取り締まっている．したがって，この章では，異物とは人の健康を害う虞があるもの，人に不快を与えるものとし，正常な食品の構成成分とは考えられない物であると定義する．

通常，クレームとして報告される異物には，毛髪，虫，プラスチック片，紙片，糸屑，ネズミの糞，金属片（針金，金属たわし片，ホッチキスの針，歯の詰め物，カッターの刃，釘，ビス，ワッシャーなど），小石，ガラス片，木片，

表 **2.1**　食品に対する危害

危害の種類	危害原因物質
生物学的危害	食中毒・腐敗菌，カビ，酵母，ウイルス，寄生虫，原虫，昆虫，毛髪
化学的危害	カビ毒，キノコ毒，貝毒，抗生物質，ホルモン，食品添加物
物理的危害	金属，ガラス片，木片，石，プラスチック片

骨，貝殻片などがある．これら異物はクレーム全体の 40～50% を占め，その大半が毛髪であり，次いで虫の混入である．消費者から届けられるクレームは，食品に対する危害として HACCP で使われる用語で，生物学的危害，化学的危害，物理的危害の 3 種類に分けられる（表 2.1）．

(1)　人に危害を与える異物

人に危害を与える異物には，上記のクレームの中で物理的危害である金属片（針金，金属たわし，金網かご，おたま，ホッチキスの針，歯の詰め物，カッターの刃，釘，ビス，ワッシャーなど），小石，ガラス片，プラスチック片（プラスチック容器破片），木片，骨，貝殻片などがある．これら異物は，食品の内容物に混ざっている場合と，食品の表面に付着している場合とがあり，ほとんどが摂取される前に発見されることが多い．歯の詰め物，針金，小石，ガラス片，プラスチック片（プラスチック容器破片），木片，骨，貝殻片などは食べているときに口の中で発見されることが多い．これらの異物は，口の中を傷つける小さな事故から大きな事故になる異物である．この事故は，PL 法（製造物責任法）の対象になるものであり十分注意しなければならない．

(2)　人に不快感を与える異物

人に不快感を与える異物は，生物的危害（毛髪，虫，ネズミの糞など），物理的危害（プラスチック片(フィルム破片)，紙片，糸屑など）で形状のあるものである．これらのほとんどは食べる前に発見されることが多いが，中には食べていて発見されることもある．毛髪，虫，プラスチック片が多く，消費者に気持ちが悪いと不快感を与えてしまうものである．毛髪には人毛と獣毛があり，短いものから長いものまである．畜肉を使った食品では獣毛が人毛と間違えられることがある．虫では，①食品そのものを食べるために混入する昆虫と，②たまたま食品に紛れ込むに過ぎない一般の昆虫とがあり，ショウジョウバエ，イエバエなどのコバエ類，ゴキブリ類，アリ類などが多い．プラスチック破片は原料を包んでいるプラスチックフィルムの切れ端と見られるものである．

2.3 包装食品の異物混入原因

2.3.1 混入した異物の確認作業

消費者からは，せっかく楽しみにしていた食品に異物が入っていることに気が付いたとき，がっかりし，「この異物はなんなの？ どうして異物が入ったの？ 一体どういう管理をしているの？ すぐ原因を調べてください」と言うクレームとなって届けられる．メーカーでは安全な食品を提供しているはずなのに，どうして入ったのかと思う．しかし，クレームが発生したのである．

通常，消費者からクレームとなって届けられる異物は，まだ未開封の状態か，開封して食べている途中で発見された状態で届けられる．未開封のまま届けられた毛髪混入の食品を見ると，明らかに毛髪だと分かるものがあり，作業の検査段階でどうして発見されなかったのかという素朴な疑問が投げかけられるのである．このことは消費者が自分の目で商品を検査した上で使っているということである．その他毛髪以外の異物は，食べ残したままか，製品とは切り離されて異物そのものだけが届けられることが多い．

異物の混入クレームが発生したときは，消費者から届けられた異物について，消費者の申告内容・情報を踏まえて，直ちに異物が何であるか，異物がどういう状態で入っていたのか，異物と類似のものはないか，当該食品の製造日はいつのものか，どこの工程で入ったのか，製造記録など管理記録を調査し，確認することである．

異物の確認作業は，異物によって確認の仕方は異なるが，①外観による目視検査，②拡大鏡や顕微鏡による目視検査，③燃焼による可燃物か否かの検査，およびにおいの検査，④磁石による磁性・非磁性の検査，⑤専門図鑑による検査，⑥専門業者による検査などによって異物の同定を行う，⑦異物の写真をとるなどがあり，大概の異物はこの確認作業で同定することができる．

異物が捨てられて試料がないときは，消費者の申告内容に基づいて自社の異物混入防止対策を説明して対応する．

2.3.2 異物の同定・確認

代表的な異物について確認・同定の簡易判別法を表2.2に示す．

(1) 毛髪類には，人の体毛すべてと獣毛，羽毛などが含まれるが，大概の毛髪クレームは，作業者から落下した毛髪（主に頭髪）によるものである．毛髪には短いものから長いものまであり，頭髪は1日当たり平均60～70本抜けるという調査報告がある．獣毛は畜肉原料由来の毛，たれ塗り用刷毛(はけ)の抜け毛，洗浄用ブラシの抜け毛などである．混入状態は，毛髪が製品の上に付着した状態で包装されているものが多く，惣菜，調理食品など複合体製品の場合は，製品の中から髪の毛がはみ出している状態で発見される場合もある．毛髪類は単品の製品よりは複合製品に多く混入する傾向がある．また，製品を袋詰めした後，袋を閉じるとき（シールするとき），髪の毛がシールの間で挟まれたように混入している場合もある．包装食品に一番多いクレームで，異物の中で40～50%を占める．また，農産品，水産品，果実缶詰などの輸入原料にも毛髪の混入が多く見られる．パーナ貝の足糸が髪の毛と間違えられてクレームになる．

(2) ガラス片は，製品の中に混入していて食べているときに発見される異物で，クレーム発生数は少ないがPL法の対象になりやすい異物である．水産品では肉に刺さっている場合が見られる．米飯加工品，農産加工品などに混入している場合が多い．カニやサケの缶詰などで生じやすい白色無定形の

表2.2 異物の簡易判別法

異　物	簡易判別法	
人毛と獣毛	目視検査	人毛；先端部に従って細くなる 獣毛；中央部が最も太い
ガラスとプラスチック片	燃やす	プラスチック片；燃焼し，臭う ガラス片；燃えない
金　属　片	鉄　性 ステンレス性	磁性強し，耐食性なし，さびる 磁性弱し，耐食性あり
輪ゴムと畜肉の筋	燃やす	においで区別する

ストラバイト（$MgNH_4PO_4 \cdot 6H_2O$）は硬いガラス状物で，口の中を傷つけることがある．計器のカバー，照明装置，ガラスの温度計などの破片などが危害原因物である．

(3) プラスチック破片は，白色系の硬化プラスチック容器の破片，トレーの破片，白色の透明・半透明，および色つきのプラスチックフィルムの破片，ビニールテープ破片，釣り糸などが危害原因物である．原料を包装しているプラスチックフィルムの破片は製品の中に混入した状態で発見されるものが多く，冷凍食品ではトレーの破片が生じ，破片が製品に付着した状態で発見される．輸入水産原料には釣り糸，魚網の糸が多い．農産品は，精米，葉ものに混入していて発見される場合が多い．

(4) 金属片は，通常ナイフ，ワッシャー，ビスなど割合大きなものは食べる前に発見され，針金，ホッチキス針，金属たわしの破片など小さいものは食品を食べている時に発見され，異物のみが届けられる．農産加工品では針金，ホッチキスの針，金属たわしの破片，歯の詰め物など，水産品では釣り針，針金などが，畜産加工品では金属の破片(機械の切削屑など)，刃物などがある．輸入原料には釘，針金，ホッチキス針，ビスなどが多い．工場内の機器具類のさびなども危害原因物となる．

(5) 骨は，水産加工品を食べて喉（のど）に刺さったと言うことで異物の骨がない場合と，調理加工品で発見された小骨が異物として届けられる場合とがある．魚には骨があるので食べるときは注意しているが，調理加工品の場合は食べてからでないと分からないし，もし子供が食べたらどうなることかと思うと不安だと言い，骨は除去するようにというクレームとして届けられる．畜肉では軟骨片の混入が比較的多く，食べた際に堅いものとして発見され異物となる．

(6) 貝殻片は，水産加工品でアサリ，ハマグリ，ホタテガイ，パーナ貝など貝類を使った製品で貝殻の破片の一部が混入する．イカ加工品ではからす・とんび（顎片）の一部が混入する場合がある．エビでは殻の一部，触手の一部が混入する．

(7) 輪ゴムは，そのまま形状をとどめたものが製品の中に混入している場合と，製品と包材との間に混入している場合とがある．畜肉の筋が輪ゴムと間違えられることがある．バラ肉部位を成形加工した畜肉加工品で，筋が輪ゴムのようになった状態で発見される．

(8)　虫は，昆虫類が製品に付着していることが多く，形状をとどめて混入している場合が多い．クレームの中で多い虫はショウジョウバエなどハエ類，ゴキブリ，カ（セスジユスリカ）などが多い．キノコではキノコガが幼虫，成虫で発見される．

(9)　石は，小石が多く，調理冷凍食品，惣菜，米穀製品，農産加工品など製品の中に混ざっていて食べていて発見される．

(10)　木材片は，工場で使用する木材パレット，木材テーブルの破片が農産品素材の中に混入している場合が多い．

2.3.3　異物の混入原因の究明

クレームが発生した時には，直ちに異物が何であるか確認作業を行い，同定し，どこで，どうして混入したのか，その原因を調査する作業に入ることが先決である．混入異物の因果関係がはっきりしているものは，クレームの解決は容易であるが，その異物がどうして混入したのか不可解な場合は，異物の同定から解決までに時間がかかる場合もある．

クレームの内容によって原因は色々であるが，混入原因としては，①原料由来によるものか，②製造工程由来によるものか，③作業者由来によるものかであり，そのいずれかに起因している．

混入原因を調査する時は，食品の履歴（食品の原料産地から食卓に上るまでの食品の生産工程）を確実に把握しておくことである．それには一般的衛生管理プログラムを基礎として，HACCP システムに従って，食品の原料産地から食卓までの製造処理工程を調べるのが得策である．HACCP システムとは，食品に使用する原料から製品・商品になるまで，製造工程別に管理基準を定め，工程別に検査し，記録し，安全な食品を消費者に提供する危害分析・重要管理点方式（総合衛生管理製造過程）である．

(1)　工程別管理ポイントとフローチャート

メーカーでは原料産地から食卓までの工程別管理ポイントとして，工程別管理のフローチャートを作成し，管理基準を定めて管理する．食品の種類に

表 **2.3** 工程別管理のキーワード

(1)	(2)	(3)	(4)	(5)	(6)	(7)
原料工程→	加工工程→	包装工程→	製品→	配送→	食卓	作業者管理
産地	配合	シール	温度	温度	細菌	細菌
鮮度	加熱・冷却	日付	細菌		異物	異物
異物	温度・時間	重量			日付	5S
細菌	細菌	異物				
重量	重量	入り数				

よってフローチャートは異なるが，工程別管理のキーワードを挙げて大別すると表2.3のようになる．

フローチャートは商品の履歴を確認する上で判断しやすいものに作成すると大変便利である．これまでは製造工程として製品の大筋のフローチャートですんでいたが，安全性を確実にするためには製造処理条件，許容基準の設定，処理過程ごとで使用する手段（機械器具，かご，容器，攪拌道具，洗浄器具など）が分かるようにフローチャートに記載しておくと便利である．

(a) 原 料 工 程

原料工程では原料の産地から使用するまでの原料履歴がわかるように管理する．すなわち，原料は，いつ，どこで取れたものか，どこで加工したものか，加工までどれだけ時間が経っているか，鮮度はどうか，細菌数はどうか，異物はないかなどを確認し，原因となる点を調査する．

例えば，冷凍原料の処理工程のフローチャートは，表2.4に示すとおりである．

(b) 加 工 工 程

加工工程では作業工程中に混入したものと思われる毛髪，金属片，プラスチック片などの異物がある．加工工程のフローチャートは表2.5のとおりである．

(c) 包 装 工 程

包装工程では作業工程中に混入したものと思われる毛髪，プラスチック破片などの異物がある．検査員の見落としによるものである．包装工程のフローチャートは表2.6のとおりである．

表 2.4 冷凍原料の処理工程のフローチャート

クレーム内容	工　程	原因の究明
表　示	受入れ	産地，規格，ブランド，日付表示など仕入先のチェック．カートンの汚れチェック．
鮮度保持	保　管	収穫・漁獲時期チェック，品質チェック（K値・VBN値・POV値），官能検査(味，色，香り，食感)，ロット別細菌検査チェック，原料受入検査表チェック，パレットチェック．
汚　染	開　梱 解　凍 水　洗	細菌検査チェック，段ボールの汚れ，フォークリフトの運搬作業による汚れ，冷蔵庫内の5Sの確認不徹底． 解凍棚の汚れ． 洗浄不十分．
異　物 毛　髪	選別・検査	① 作業者由来によるもの； 作業者から落下したもの，粘着ローラー掛けの不徹底，作業者の毛髪防止管理・毛髪チェック． 管理表の確認の不徹底． ② 原料由来によるもの； 作業者の見落とし，洗浄方法・選別検査方法・手段の確認の不徹底，照度チェック，獣毛，エビの触手，パーナ貝の足糸など見間違い． ③ 検査員の見落としによる．
虫	選別・検査	① 作業者由来によるもの； 作業者の出入りに伴い侵入する． ② 原料由来によるもの； 作業者の見落とし，特に葉もの野菜類，キノコ，サクラの葉・花，カキの葉，魚の寄生虫などの洗浄方法・選別検査方法・手段の確認の不徹底，選別工程の照度チェック（800～1 000 ルックスより暗い）． ③ 作業工程で混入したもの； 虫の発生源の追求，防虫管理の確認，原料入口からの虫の混入，段ボール外箱に付着する虫，汚れ，冷蔵庫内の5Sの確認． ④ 虫のカタラーゼ反応； 陽性か陰性かによる虫の加熱有無の確認．
石	選別・検査	① 原料由来によるもの； 作業者の見落とし，特に野菜類，キノコなど，洗浄方法・選別検査方法・手段の確認の不徹底，照度チェック． ② 原料由来によるもの； 作業者の見落とし．
金属片	選別・検査	① 作業者由来によるもの； 工場内持込禁止品の持込み，カッターナイフ，ホッチキスなど． ② 原料由来によるもの； 作業者の見落とし，金属探知機操作管理（設定，除外品の取扱い）のミス，特に，食肉類，農水産品の加工品．

クレーム内容	工　　程	原因の究明
金属片	選別・検査	③　作業工程で混入したもの； 機械工具備品の取扱い・整理整頓，機械の保守管理の不徹底，特に使用金物の器具の破損，針金，切削屑，刃物，ホッチキス針，さびなど． ④　金属探知機の操作ミスで混入したもの．
木　片	選別・検査	①　原料由来によるもの； 作業者の見落とし，洗浄方法・選別検査方法・手段の確認の不徹底，照度チェック．特に野菜類，キノコなど． ②　作業工程で混入したもの； 木材のパレット，テーブルの使用による．
プラスチック片	選別・検査	①　原料由来によるもの； 原料を包装している包材片の混入，作業者の取扱いの不備，見落とし．洗浄方法・選別検査方法・手段の確認の不徹底，照度チェック． ②　作業工程で混入したもの； 作業中に使用していたフィルム，ビニールテープの破片，手袋の破片，バンドエイドなどが混入．
紙　片	選別・検査	①　原料由来によるもの； 原料に貼り付けてあるラベル，特にサイズラベルの混入，紙袋の破片の混入，野菜などを束ねているテープ．作業者の取扱いの不備，見落とし．
骨・殻	選別・検査	①　原料由来によるもの； 作業者の取扱いの不備，見落とし．特に魚の骨，肉類の軟骨．選別検査方法・手段の確認，照度チェック．
糸屑・ひも	選別・検査	①　作業者由来によるもの； 作業者の作業衣服の取扱い不備，見落とし．粘着ローラー掛けの不徹底． ②　原料由来によるもの； 粉袋の閉じひもの取扱い不備．
ネズミの糞	選別・検査	①　原料由来によるもの； 作業者の取扱いの不備，見落とし．防鼠管理の不備，米の選別検査方法・手段の確認の不徹底，照度チェック．

(2)　異物はどこの工程で混入するか

以上，クレームとなる混入異物に対する原因の究明のポイントを工程別に挙げてみた．とにかく異物が生じたときは異物を調べ，何に起因するのか，色々の角度で工場内から仕入先まで調べることである．異物が混入しやすい工程は，原料工程，包装工程，加工工程の順である．異物の中で，毛髪は原料由来のもの，作業者由来のものが多く，虫は原料由来によるもの，作業環

表 2.5　加工工程のフローチャート

クレーム内容	工　程	原因の究明
毛　髪	配合・計量	① 作業者に由来するもの； 作業者から作業中に落下したもの，粘着ローラー掛けの不徹底，作業者の毛髪防止管理，毛髪チェック管理表の確認の不徹底.
プラスチック片	配合・計量	① 作業工程で混入したもの； プラスチック製計量カップの破片，容器にカバーとして使用したフィルムの切れ端.
ガラス片	配合・計量	① 作業工程で混入したもの； ガラス製計器類の破損.
金属片	混合・充填	① 作業工程で混入したもの； 機械工具備品の取扱い・整理整頓，機械の保守管理の不徹底. 特に切削屑，刃物，ビス，ワッシャーなど.
機械油の塊	（充　填）	① 作業工程で混入したもの； 機械の整備，保守管理の不徹底.
焦げかす	（焼き機） （揚げ機）	① 作業工程で混入したもの； 機械の掃除，保守管理の不徹底.

表 2.6　包装工程のフローチャート

クレーム内容	工　程	原因の究明
毛　髪	包　装	① 作業者に由来するもの； 作業者から作業中に落下したもの，粘着ローラー掛けの不徹底，作業者の毛髪防止管理，毛髪チェック管理表の確認の不徹底.
プラスチック片	包　装	① 作業工程で混入したもの； 作業工程中，機械のトラブルによる衝撃力で生じた容器破片の除外管理不徹底，作業者の見落とし.
金属片	金属探知機	① 金属探知機の操作ミスで混入したもの； 作業中金属探知機の精度チェック確認の不備，除外品管理の不徹底，作業者の見落とし.

境の不備によるものが多く，金属片は作業者の管理ミスによるものが多い.

異物には，上記以外の異物，例えばトンボ，トカゲ，ネズミ，クモなど色々な動物，植物の種，枯葉や，タバコのフィルター，指輪，イヤリング，ヘアピンなど作業者の身の回り品などがクレーム品として挙げられている．とにかく，異物は消費者に危害を与えたり，不愉快な気持ちにさせる物であるから，食品中に存在してはならない.

これまでに筆者は，金属混入で未解決事件を何回か経験している．その1つに，スライスした牛肉を組み合わせた食品で，牛肉の表面に回転筋切り機械の刃物の先が欠けたようなもの，あるいはナイフの先端部が欠けたようなものが付着していたというクレームがあり，メーカーでは刃物が混入したということで大きな問題となった．メーカーでは，最初に，異物が金属探知機で除外されるかどうか確認作業を行ったところ，確実に除外したので作業当日の記録を調べることになった．調査の結果，包装工程に設置されている金属探知機で検査していたにもかかわらず，金属探知機の操作点検記録表が残っていなかったために，確実にチェックしていたのかどうか曖昧であった．消費者から届けられた刃物は，左側に切刃があり（通常は右側にある），切刃の一部に傷がついていた状態のものであった．その異物は使用中に何らかの衝撃で折れたものではないかと判断されたので，牛肉メーカーの使用機械を全て調べたことはもちろん，専門の刃物屋まで行って調べてみたが，筋切り機械の刃物でもナイフの刃先でもなく，また国内で製造している品物ではないということも分かった．異物はドイツ製のペーパーナイフに類似しているようにも見えたが，該当品は見当たらなかった．そこで牛肉の仕入先であるアメリカまで行き調査をしたが，該当品はなかった．結局，刃物が何かを同定することも原因を究明することもできなかった．このクレーム事件では，異物が金属探知機で除外されていたものと思われるが，作業者への除外品管理の指示が不徹底なために，金属探知機で除外された製品を正常品に入れてしまったという製品の取扱いに問題があった例である．これとよく似たクレーム状況が他のメーカーでも発生している．異物による傷害が生じていなかったことが不幸中の幸いであった．

したがって異物が混入した場合は，通常は，直ちにどうして異物が入ったのか原因を徹底的に調べることであるが，結果としては消費者の了解の上で上記のように迷宮入りする場合もある．

2.4　包装食品の異物混入対策

2.4.1　クレーム品と異物混入対策

消費者からのクレーム内容は，クレーム事実を認識することにより作業工程を改善し，より安全な製品を提供できる場を与えてくれたということ，また，前進へのチャンスが与えられたということで真摯（しんし）に受け止めるべきものである．すなわち，メーカーは，食品に混入した異物の混入原因を究明することによって具体的な改善策を立て，改善策を実施することによって，異物混入のクレームが発生しない安全な食品を提供することが求められる．ただし，その場合，実施できない改善策を立てるべきではない．改善策は消費者へ約束することであり，実行が伴わないことは許されないことであると思う．

現在，安全な製品を製造するシステムとしては，先述したようにHACCPシステム，ISO 9000シリーズなどの手法がある．これらの手法は食品の異物混入防止対策としても利用できる．表2.7はクレーム品と異物混入対策について示したものである．

2.4.2 フローチャートから見た異物混入防止対策

食品が食卓に上るまでのフローチャートを作成し，異物混入防止対策を考慮する．

最初に，(a) 環境条件である．

① 工場内外の環境状態が衛生的で良好な状態にあるかどうか．
② 工場施設，設備，機械などハード面の整備は良好か．床の破損はないか．
③ 整理・整頓・清潔・清掃の4Sが徹底されているかどうか．
④ 不要なものが置かれていないか．工具の保管管理はどうか．
⑤ 虫の発生箇所はないか．防虫・防鼠（ぼうそ）対策は良いか．表2.8に各種の食品製造施設での要注意害虫を示す．
⑥ 工場内隙間はないか．
⑦ 排水，雨水の流れは良いか．
⑧ 砂埃の防止対策はよいか．窓枠がある場合，枠の掃除．
⑨ 陽圧に維持されているか．
⑩ 結露はないか．
⑪ 空調設備は，温度管理はどうか．

次に，(b) 作業者管理である．

① 作業場内への持込み禁止品（タバコ，ライター，お金，飲食物，鉛筆，シ

表 2.7　クレーム品と異物混入対策

クレーム品	異物混入対策
異　物	1. 全般的に選別・検査手段は限られており，選別・検査はベルトコンベア方式，テーブル方式で行われている． 2. 主として手作業による目視検査が主体となる．目視検査では，視力の良い作業者が2人ペアになって選別・確認を行う．選別・検査場の照度は800～1 000ルックス程度に明るくする． 3. 異物によっては選別しやすいようにベルトやテーブルなど検査台の色を変える必要がある． 4. 検査手段には毛髪選別洗浄装置，毛髪燃焼装置，水洗浮遊選別装置，野菜洗浄機，比重選別機，比色選別機，色彩選別機，金属探知機，X線検査装置，バックライト方式，磁石式選別機などがある． 5. 異物台帳管理．
毛　髪	1. 毛髪混入防止管理対策を立てる．相対チェックをする． ① ブラッシングする． ② ヘアネットをする．ヘアネットにはバンド式から色々のタイプがある． ③ 帽子をかぶる．肩まである縁つき帽子など色々なタイプのものがある． ④ 作業着を着る．ボタン式はやめて，チャック方式の作業着が良い．色々なタイプがあるが，体毛が落ちないように工夫する． ⑤ 身だしなみを鏡でチェックし，髪の毛のはみ出しをなくす． ⑥ 粘着ローラー掛けをする．毛髪の落下することを考えると，ローラー掛けは相対で少なくとも1時間ごとにチェックし合うことである． ⑦ 吸引式電気掃除機を使用し，落下した毛髪を吸引する． ⑧ 毛髪点検表によるチェック管理． 2. 選別・検査：専任の作業者による検査体制． ① 原料段階；手作業による目視検査，毛髪選別洗浄装置，毛髪燃焼装置，水洗浮遊選別装置． ② 加工段階；手作業による目視検査． ③ 包装段階；手作業による目視検査，バックライト方式による選別．
虫	1. 防虫・防鼠管理 ① 工場内外の整理整頓，清潔清掃により不衛生な管理をしない．内部・外部発生防止． ② 工場の人と物の入口の区別，作業者，原料，資材の各入口の二重扉システム． ③ 網戸の設置・確認． ④ 隙間の防止． ⑤ 防虫灯，捕虫器（虫ポンなど）の設置・虫の確認． ⑥ 各部屋の密閉性の確認． ⑦ 各扉の開閉管理の徹底． ⑧ 定期的に専門業者によるチェック・確認．

クレーム品	異物混入対策
虫	2. 選別・検査：専任の検査員によるチェック. ① 原料段階；野菜の葉もの,キノコの柄,サクラの花・葉,カキの葉,魚の寄生虫など,視力の良い作業者の手作業による目視検査.水洗除去. ② 加工段階；ハエ，ゴキブリの外部からの侵入防止，目視検査. ③ 包装段階；目視検査，バックライト方式.
プラスチック片	1. 選別・検査：専任検査員による目視チェック. ① 原料段階；原料を包んであるプラスチックフィルムのはがし方，はがしたフィルムの確認．野菜を束ねているプラスチック片の切り方の確認．フィルムの色を変え選別しやすいようにする. ② 加工段階；プラスチック製の計量カップをステンレス製にする. ③ 包装段階；機械トラブル時に容器の破片，フィルム破片が混ざらないようにする．容器の確認チェックをする．目視検査，バックライト方式.
木　片	1. 選別・検査：専任検査員による目視チェック. ① 原料段階；野菜類の葉もの水洗の仕方，手洗い，機械洗浄後の目視選別確認．キノコの洗浄・目視選別確認．水洗浮遊選別除去. ② 包装段階；目視検査，バックライト方式.
ひも・糸屑	1. 選別・検査：専任検査員による目視チェック. ① 原料段階；作業者の粘着ローラー掛けの実施・確認．粉袋を閉じているひも，糸屑の除去管理の徹底．目視点検. ② 包装段階；目視選別，バックライト方式.
紙　片	1. 選別・検査：専任検査員による目視チェック. ① 原料段階；エビ，魚などサイズ表示のラベル除去数・廃棄場所の確認．野菜の束ね紙の除去・廃棄場所の確認チェック. ② 包装段階；目視選別，バックライト方式.
金 属 片	1. 選別・検査：原料段階・包装段階で金属探知機による管理. ① 金属探知機のテストピース精度確認, Fe（　ϕ），Sus（　ϕ） ② 金属探知機による除外品管理の徹底．除外品を入れる専用箱の設置ならびに取扱責任者の設置. ③ 除外品の総数チェックと金属の確認. ④ 金属探知機の取扱いについて作業者への周知徹底. ⑤ 金属探知機検査日報の作成・管理. ⑥ X線異物検査機によるチェック・確認. ⑦ 機械器具の点検，さび防止. ⑧ すくい金網かご，おたまなどの定期的チェック.
石	1. 選別・検査：専任検査員による目視チェック. ① 原料段階；野菜類の葉もの水洗・選別後の確認．床の破損箇所の修理．床に落ちた原料の取扱い．床に落とさない．床に落ちたものは廃棄する．目視検査の徹底. ② 包装段階；目視検査の徹底.X線異物検査機によるチェック・確認.バックライト方式.

クレーム品	異物混入対策
骨・殻	1. 選別・検査：専任検査員による目視チェック． ① 原料段階；魚の骨，鱗の除去を徹底．貝殻の殻の選別を徹底．エビの殻の除去を徹底．肉類の軟骨の除去を徹底．目視検査の徹底． ② 包装段階；目視検査の徹底．X線異物検査機によるチェック・確認．バックライト方式．
砂	1. 選別・検査：専任検査員による官能検査． ① 原料段階；貝殻の砂抜き条件の確認，十分に行う．野菜の水洗・洗浄による除去・確認．

ャープペンシル，刃折れカッターナイフ，輪ゴム，画鋲，ホッチキス，クリップ，時計，指輪，ネックレス，ピアス，イヤリング，腕時計など）の管理の徹底．

② 毛髪防止管理（ブラッシング，ヘアネット，帽子，作業着着用，鏡で髪のはみ出しチェック，粘着ローラー掛け）の徹底．

③ ポケットなし作業着の着用．

④ 粘着ローラー掛けを1時間おきに相対（あいたい）で行う．

⑤ 毛髪点検表（表2.9）によるチェックをする．

⑥ 個人申告制によるチェック体制をとる．

次に，食品の製造フローチャートで，

(a) 原料工程では，

① 原料搬入口の二重扉の活用（交互開閉）による防虫対策が大切である．

② 原料を解梱して，中身を工場内用容器に移し，段ボールを工場内へ持ち込まない．工場のスペースが狭いところでは段ボールの汚れを落としてから工場内へ持ち込む．

③ 原料の洗浄・選別は，原料の保存状態が生鮮，冷蔵，冷凍，塩蔵などによってそれぞれ方法，手段が異なるが，原則は水洗し，水切り後，手作業で選別するのが主体である．選別テーブル，コンベア，選別場所の照度などに注意し，視力の良い作業者で選別する．選別作業は2人でペアを組んで行うのが確実である．

④ 容器の直置（じかお）きはないか．

⑤ 原料を包装しているビニールの破損，ラベル枚数チェック，閉じひも

表 **2.8** 各種の食品製造施設での要注意害虫

各種食品の要注意害虫	ハ エ 類			ゴキブリ類	乾燥食品害虫	コナダニ類	野外昆虫			屋内昆虫		作物害虫	
	イエバエ ニクバエ	ショウジョウバエ	ミズアブ類				灯火	におい	越冬	人家性	排水溝	野菜	果実
生鮮食品													
畜肉	◎		○	◎									
魚肉	◎			◎									
半生加工食品													
ハム	◎		○	◎	◎	○				○			
かまぼこ	◎			◎						○			
惣菜	◎	○		◎			○	○	○	○		◎	
弁当	◎			◎			○			○		◎	
調理パン	◎	○		◎	○	○	○	○	○	○		◎	○
生ケーキ	◎	◎		◎	○	○		○		○			○
醸造食品													
味噌		◎		○	○	◎		○		○			
乾燥加工食品													
乾めん・即席めん					◎	○			○	○			
クッキー類				○	◎	◎							
ナッツ類					◎	○							
ドライケーキ		○			◎	○	○		○	○			
チョコレート					○	○		○					
キャンデー					○								
スナック					◎	○				○			
珍味				○	◎	◎		○		○			
香辛料					◎	◎							
砂糖					○	◎	○		○				
瓶・缶詰食品													
果実缶詰		◎					○	○		○	◎		◎
野菜缶詰			○				○				◎	◎	
冷凍食品													
野菜			○				○				◎	◎	
アイスクリーム		○					○			○	◎		
液体・流動食品													
酒類		○					○	○		○	◎		
醤油							○						
ソース							○						
牛乳							○				◎		
乳飲料		○					○				◎		
清涼飲料							○				◎		
ジュース		◎					○	○			◎		
ゼリー		◎					○	○		○	◎		

表 2.9　毛髪点検表

年　　月　　日

責任者名	点検者名

時間 氏　名	8	9	10	11	12	13	14	15	16	17	18	合　計
合　計(本)												

チェックは十分か．

⑥　金属探知機作業記録表による確認は行われているか（表 2.12 参照）．

⑦　虫の侵入はないか．捕虫器によるチェック．防虫原則は，㋑発生させない，㋺近づけない，㋩入れない，㊁呼び込まない．

次に，(b) 加工工程では，

①　製造ラインで使用する機械設備上に不要なものが置かれていないかチェック確認する．

②　古いビニールが垂れ下がっていないか．

③　破損している容器，器具はないか．

④　配管設備などに埃(ほこり)はないか．

⑤　使用後の機械の洗浄は十分か．焦げかすが残っていないか．

⑥　虫の侵入はないか．捕虫器によるチェック．

⑦　使用器具，工具の 4 S は確実に行われているか．

次に，(c) 包装工程では，

① 包装ラインで使用する機械設備上に工具や，不要なものが置かれていないかチェック確認する．
② 古いビニールが垂れ下がっていないか．
③ 破損している容器，器具はないか．
④ 選別場所の照度に注意し，視力の良い作業者で選別する．選別作業は2人でペアを組んで行うのが確実である．
⑤ 包装後の選別は専任の選別者を配置して行う．
⑥ 段ボール内に虫はいないか注意する．袋を食い破る虫がいるので注意する．
⑦ 金属探知機で除外される製品を入れる専用容器が設けられているか．
⑧ 重量選別機で除外される製品を入れる専用容器が設けられているか．

次に，(d) 輸送工程では製品の破損が生じないよう保管管理，転倒防止に注意する．

2.5 作業者教育・管理

これまで異物混入の原因と対策について述べてきたが，一番大事なことは，食品を製造するメーカーの経営者の姿勢であり，作業者の技術レベルを高め，危害の発生を未然に防止し，信頼性，信用性を高めるための作業者教育の問題である．

2.5.1 作業者のレベルアップ

食品の品質保証とは，消費者が購入する製品が安全な食品であり，食べて満足してもらい，再利用に結びつけると言うことである．したがって，メーカーは安全な食品を提供する品質保証体制を確立しなければならない．

そのための方策の1つとして，先述したとおり，経営者が先頭に立って，HACCP（危害分析・重要管理点）システムによる自主衛生管理，危害を未然に防止する体制作りに取り組むことである．メーカーの異物混入防止の基本は，作業者が自分で作る食品についてよく知って作業することであり，そのためには製造工程の標準化を図ること，また製造する作業者の技術的レベルをアップすることである.

それを実現するためには，経営者が食品についての勉強会を行い，食品の製造工程，製造上の注意・厳守すべき事項を作業者が理解できるようにし，確実に行うよう指導することである.

作業者のレベルアップには，

(1)　ピラミッド型の組織体制の確立と幹部教育を行う.

①　社長―工場長―工程別幹部―作業者. トップのリーダーシップの発揮.

②　幹部教育―作業の目的，進め方，一般的衛生管理（PP）・GMPなど衛生管理教育，技術教育の基礎指導.

③　定例幹部会議. 確認事項のチェック・再確認.

④　社外指導者の活用（集中的研修）.

⑤　OJT. やって見せる，やらせる，やったことの確認.

⑥　自己研鑽（けんさん）. 自己目標管理の徹底.

(2)　工程別責任体制とチームワーク.

①　工程別のリーダー，サブリーダー制による工程別チームワークの推進.

②　工程別チームのQC活動.

③　情報の連絡確認作業（報・連・相の実行）. トラブル発生時のマニュアル対応.

(3)　工程別の製造管理記録の作成による確認作業の徹底.

①　原材料受入検査日報（例：表2.10）.

②　温度管理日報.

③　異物検査日報（例：表2.11）.

④　配合検査日報.

⑤　加熱・冷却日報.

⑥　重量検査日報.

⑦　金属探知機作業記録表（例：表2.12）.

⑧　包材受払い日報.

⑨　製品管理日報.

⑩　細菌検査日報.

⑪　出荷管理日報.

⑫ 戸締り管理日報.

(4) 環境整備デーの設定と実行.

① 工場内外の5S(整理，整頓，清潔，清掃，躾(しつけ))の推進・実行．普段，手の届かない箇所の点検項目を縦に挙げておいて，横に日付を入れた記録表を部署別に作成し，別の用紙に部署別に担当作業者名と日付を記入した表を作成し，環境整備デーを定めて5Sを実施することにより，衛生管理を徹底する.

② 環境改善．更衣室，休憩所，作業着・作業靴の支給，長靴の保管管理，手洗い設備，トイレのウォッシュレット設備，作業着掛けの設備，掃除用具の管理など.

(5) 作業者教育による作業者のレベルアップ.

作業者はミスをおかす．これについて，山本敞は，人がおかすミスを単に「不注意」とか「気の緩み」といった皮相的な心理作用の欠陥パターンで認識したのでは，解決はできないことなので，ミスをおかす心理作用を，もっと深層心理まで踏み込んで分析すべきであるとし，ミスを10種類のタイプ，①ウッカリミス，②ガッテンミス，③チラリミス，④アマミス，⑤カッテミス，⑥ポカミス，⑦ニブミス，⑧パナシミス，⑨アレヨミス，⑩ワザミスに類型化している.

作業者の質的レベルはバラバラであり，管理者が期待する一定の水準より以上にレベルを上げねばならない．工場で仕事をするにあたり，作業者管理を次のようにする.

① スイッチの切替え．家庭から工場へ頭の切替え(5分前に作業着に着替えて作業開始まで黙想する).

② 挨拶の励行.

③ 健康確認.

④ 作業者個人管理．作業管理基準項目に対して，作業者の実施状況をチェックすることにより，個人レベルの向上を図る.

⑤ QC活動の実施(クレームの問題点の発見と改善対策，作業者のおかすミス防止，声をかけ合ってミス防止．相対確認によるミス防止の実施).

⑥ 全体集合教育の実施(朝礼，昼礼，定期的).

表 2.10　原材料受入検査日報

受入日　年　　月　　日（　　）

工場長印		担当者印	

<table>
<tr><th rowspan="2">原材料名</th><th rowspan="2">規　格
仕入先</th><th rowspan="2">ブランド
原産地</th><th rowspan="2">数量</th><th rowspan="2">品温</th><th rowspan="2">異臭</th><th rowspan="2">色調</th><th rowspan="2">異物</th><th colspan="4">BACcT 検査</th><th rowspan="2">確　認</th></tr>
<tr><th>一般生菌数</th><th>大腸菌群</th><th>ブドウ球菌</th><th>腸炎ビブリオ</th></tr>
<tr><td></td><td></td><td></td><td></td><td></td><td></td><td></td><td></td><td></td><td></td><td></td><td></td><td></td></tr>
<tr><td></td><td></td><td></td><td></td><td></td><td></td><td></td><td></td><td></td><td></td><td></td><td></td><td></td></tr>
<tr><td></td><td></td><td></td><td></td><td></td><td></td><td></td><td></td><td></td><td></td><td></td><td></td><td></td></tr>
<tr><td></td><td></td><td></td><td></td><td></td><td></td><td></td><td></td><td></td><td></td><td></td><td></td><td></td></tr>
<tr><td></td><td></td><td></td><td></td><td></td><td></td><td></td><td></td><td></td><td></td><td></td><td></td><td></td></tr>
<tr><td></td><td></td><td></td><td></td><td></td><td></td><td></td><td></td><td></td><td></td><td></td><td></td><td></td></tr>
<tr><td></td><td></td><td></td><td></td><td></td><td></td><td></td><td></td><td></td><td></td><td></td><td></td><td></td></tr>
</table>

表 2.11　異物検査日報

		工場長	確認者	記入者

<table>
<tr><td colspan="2">作　業　日</td><td colspan="3">年　　月　　日（　曜日）</td><td></td><td></td></tr>
<tr><td colspan="2">原　料　名</td><td colspan="3"></td><td>製 品 名</td><td></td></tr>
<tr><td colspan="2">原 料 規 格</td><td></td><td></td><td></td><td>製品規格</td><td></td></tr>
<tr><td colspan="5">ブランド産地（原産地）</td><td>販 売 先</td><td></td></tr>
<tr><td rowspan="3">原料ロット</td><td>入 庫 日</td><td>年　月　日</td><td>入庫No.</td><td></td><td>生産数量</td><td></td></tr>
<tr><td>元 個 数</td><td>個口</td><td>製 造 月</td><td></td><td>発見工程</td><td></td></tr>
<tr><td>使用個数</td><td>個</td><td>発見者名</td><td></td><td rowspan="2">発 見 数</td><td rowspan="2"></td></tr>
<tr><td colspan="2">仕　入　先</td><td colspan="3"></td></tr>
</table>

<table>
<tr><td>異　物　名</td><td></td><td colspan="2"></td></tr>
<tr><td rowspan="3">異物貼付け欄</td><td rowspan="3"></td><td>原因特定</td><td></td></tr>
<tr><td>対策</td><td></td></tr>
<tr><td>結果</td><td></td></tr>
</table>

<table>
<tr><td>異　物　名</td><td></td><td colspan="2"></td></tr>
<tr><td rowspan="3">異物貼付け欄</td><td rowspan="3"></td><td>原因特定</td><td></td></tr>
<tr><td>対策</td><td></td></tr>
<tr><td>結果</td><td></td></tr>
</table>

表 **2.12** 金属探知機作業記録表

年　月　日

	工 場 長	現場責任者

金属探知機　機種名

時 刻	商品コード		テストピース反応					金属反応除外総数	再 検 査				確認者
	品 名	規 格	Fe(ϕ)		Sus(ϕ)		調整者		正常品数	不良品数	異 物 名	処 置	

(6) 作業者の経営への参加意識.

① 作業者株主（社内持ち株会）の導入．安全な食品を製造し，消費者に満足してもらうという製造業者の冥利(みょうり)が作業者個人レベルでも味わえる状況を作り出す．そのために，製造者の一員としての満足感と合わせて，その結果得られる対価の報酬の分配として，社内持ち株会の導入・参加により，作業者の前向きの意欲と活性化を図る．

② 商品の品質保証書の添付．品質保証に対する責任自覚を持たせる．

参 考 文 献

1) HACCP 実践研究会セミナー標準テキスト 2001. Ver. 1. 0.
2) 山本　敏他：食品産業におけるトラブルシューティング，幸書房（1997）
3) サイエンスフォーラム編：食品異物対策シンポジウム[東京 2000]，サイエンスフォーラム（2000）
4) 田口信夫他：食品の異物混入防止対策，日本食品衛生協会（2000）
5) 食品衛生小六法　平成 13 年版，新日本法規出版.
6) 三井英三：異物混入防止対策，東都生活協同組合（1998）
7) 細見裕太郎編：三訂 原色食品衛生図鑑，建帛社（1996）

（金澤俊行）

第3章　容器包装の品質と安全・衛生管理

3.1　加工工程における安全・衛生管理

包装の安全性とは，人の健康を損なう恐れのない包装のことであり，そして包装の安全・衛生管理とは，人体に有害な物質を含まない，もしくは付着混入のない包装を基本とし，人の健康リスクに対する適切な予測と予防措置を常に考慮した包装の品質保証スキルのことをいう．

容器包装の安全・衛生では，適用をうけるこれまでの法規や規格基準に適合することは，必要最低限の条件であり，それだけでその容器包装が安全で衛生的なものであるとは必ずしも断言できないこともある．規格基準に定められていない品質項目であっても，客観的な根拠によって，より安全で衛生的な対応を常に図っていかなけばならない．

食品および医薬品の製造に供する容器包装材にあっては，その加工工程において，ユーザーの期待に応え満足の得られる適切な安全・衛生管理が必要である．

3.1.1　包装の安全・衛生管理の基本概念

包装の安全・衛生に関する規格基準は，食品包装においては食品衛生法および同法施行規則，医薬品包装においては薬事法および同法施行規則，薬局方に基づき厚生労働省令または告示によって定められている．

さらに1995年に施行された製造物責任法（PL法）においても，製造物の一部とされる包装の安全性が，設計ならびに製造加工工程における管理の対象とされている．

まず，食品衛生法（昭和22年制定）の第3章（器具及び容器包装）に次のような安全衛生に関する原則と基本的な概念が定められている．

〔清潔衛生の原則〕第8条

「営業上使用する器具及び容器包装は，清潔で衛生的でなければならない」

〔有害器具等の販売等の禁止〕第9条

「有毒な，若(も)しくは有害な物質が含まれ，若しくは付着して人の健康を害(そこな)う虞(おそれ)がある器具若しくは容器包装又は食品若しくは添加物に接触してこれらに有害な影響を与えることにより人の健康を害う虞がある器具若しくは容器包装は，これを販売し，販売の用に供する為に製造し，若しくは輸入し，又は営業上使用してはならない」

〔器具等の規格及び基準〕第10条

「厚生労働大臣は，公衆衛生の見地から，薬事・食品衛生審議会の意見を聴いて，販売の用に供し，若しくは営業上使用する器具若しくは容器包装若しくはこれらの原材料につき規格を定め，又はこれらの製造方法につき基準を定めることができる」

② 「前項の規定により規格又は基準が定められたときは，その規格に合わない器具若しくは容器包装を販売し，販売の用に供する為に製造し，若しくは輸入し，若しくは営業上使用し，その規格に合わない原材料を使用し，又はその基準に合わない方法により器具若しくは容器包装を製造してはならない」

容器包装の安全衛生に関する基本的な法律・規則に基づいて，容器包装の原材料の材質別規格基準，用途別規格基準およびこれらの製造基準が厚生労働省省令または告示により制改定されている．したがって容器包装の製造加工においては，これらの法的な規格基準を遵守し，かつユーザーの要求に対応した清浄で衛生的なプロセス管理が必要とされる．

食品のメーカーが，容器包装材の調達に関して期待する品質は，例えば食品の製造加工における衛生管理方式，すなわちHACCPを施行する過程で，これに適応する衛生的，かつ品質の安定した容器包装材である．

ここでいう“HACCP”とは，Hazard Analysis Critical Control Pointの略（一般的には，ハサップ，ハセップまたはハシップと呼ばれる）で，危害分析・重要管理点監視方式を意味し，食品衛生法第7条3項の規定に基づく施行規則(平成9年)「総合衛生管理製造過程（承認制度)」による食品の製造・加工システムのことである．

一方，医薬品メーカーにおいては，薬事法第13条2項の規定に基づく「医薬品及び医薬部外品の製造管理及び品質管理規則」(平成11年改正)，いわゆるGMP（Good Manufacturing Practice）が施行されており，これに適応する品質保証と衛生管理のもとで加工される容器包装が要求される．

包装の安全・衛生管理の必要条件は，ユーザーニーズに対応できる品質保証体制と，その目的として上述した食品，医薬品メーカーの期待に沿う衛生管理マニュアルの確立であるが，基本的には次のような要点を挙げることができよう．

(1)　容器包装材の製造，加工においては，人体に有害な物質を使用しない（人の健康に及ぼす直接的，間接的影響リスクの排除）

(2)　容器包装材の原材料成分については，使用中にそれらの物質が溶出したり，浸出して内容物に移行しないような構造とする（内容物への移行汚染の防止）

原材料成分の溶出が微量みられたとしても，その移行量が人体に悪影響を及ぼさない許容摂取量（ADI）以下であることの検証が必要である．

(3)　加工条件による異臭の残留防止（容器包装材の無臭化）

原材料素材に起因する臭気，コーティング・ラミネート加工に伴う焦げ臭，熱酸化による異臭，印刷インキ臭，有機溶剤臭，接着剤臭などの低減化が必要である．

(4)　細菌，カビなどによる微生物汚染の低減と制御

容器包装は，基本的には外気からの微生物を遮断する機能を果たすもので，細菌やカビなどによる食品の二次汚染を密封によって防止している．したがって，容器包装材はできる限り清浄に保たれていることが必要であり，作業環境における浮遊菌，落下菌などの微生物汚染と害虫，毛髪などの異物の混入防止対策は，加工工程における衛生管理の重要な課題である．

(5)　塵埃（じんあい）の付着，異物（害虫，材料屑片，毛髪など）**の混入防止**

害虫や毛髪などの異物の混入は，衛生管理の最も基本的な問題であり，これらの異物が工程中に付着，混入する恐れが多分にあるようでは，ユーザーの信頼を失うことになる．

3.1.2　加工衛生管理

容器包装材の製造・加工工程における衛生管理は，品質システムの重要なマニュアルであり，容器包装材を購入する立場のユーザーからは，製造・加工業者に対して品質の安定はもちろんのこと，作業工程における衛生管理の徹底が強く求められる．

(1)　微生物と塵埃

加工衛生管理の対象とされる微生物としては，土壌ミクロフローラから来るグラム陽性菌の一般細菌（*Bacillus* 属の枯草菌）およびカビ，酵母などの真菌類（中温ないし高温性菌）であるが，これらの微生物は，ほとんどが塵埃とともに空気中に浮遊し，塵埃とともに付着粒子となって落下し，容器包装

表 3.1　包装資材に付着している微生物の種類[1)]

微生物の種類	割合(%)		
	フィルム(食品用軟包装材)	カップ(食品用)	シート
細菌			
Bacillus sp.	25	12	27
Micrococcus sp.	26	47	34
Chromobacterium sp.	8	5	2
Clostridium sp.	5	2	8
その他	13	14	8
酵母			
Hansenula sp.	4	2	2
Saccharomyces sp.	2	1	1
その他	3	3	4
カビ			
Aspergillus sp.	2	2	2
Penicillium sp.	1	1	2
Cladosporium sp.	3	2	3
Mucor sp.	1	0	2
Rhizopus sp.	1	0	2
Geotrichum sp.	1	1	1
その他	5	8	2

注）フィルム（食品用軟包装材）；10 種類のフィルムの平均値．
カップ（食品用）；6 種類のカップの平均値．
シート；3 種類のシートの平均値．

表3.2 食品用包材に付着している微生物

包材の種類と工程	微生物の種類
紙 容 器[2]	細 菌 *Bacillus*, *Achromobacter*, *Micrococcus*, *Sarcina*, *Pseudomonas*, *Aerobacter*, *Escherichia*, *Flavobacterium* 酵 母 *Rhodotorula*, *Cryptococcus*, *Candida* カ ビ *Cladosporium*, *Chaetomium*
アルミ箔ラミネート加工紙[3]	細 菌 *Bacillus subtilis*（枯草菌） *Pseudomonas aeruginosa*（緑膿菌） カ ビ *Aspergillus niger*（クロカビ） *Aspergillus flavus*（コウジカビ）

材（中間製品）を汚染する．

容器包装材の微生物による表面汚染には，原反に付着している一次汚染と加工工程における二次汚染とがある．これらの付着微生物は，一般細菌が70～80%，糸状菌（カビ）が10～20%，酵母が5～10%を占めていると考えられている．

容器包装材に付着している菌の種類については，表3.1に示す内藤[1]や表3.2に示す長沼[2]および井上[3]らの報告が参考になる．

一般的な軟包装材の微生物汚染度は，加工工程が順次増すに従って二次汚染微生物が多くなり，初期の汚染度の約2倍近くにまでなると指摘されているが，通常での表面付着生菌数は10^2～10^3/cm^{2}と推定される．しかし，空気清浄度が比較的高い作業場（除塵空調）では，加熱処理を伴うコーティング，あるいはラミネート工程での汚染はほとんどみられない．

容器包装材の製造および加工プロセスにおける微生物による汚染を要求レベルに応じて制御するには，作業環境の空気清浄化対策（防塵・除塵）が重要となる．空気中の浮遊菌の数は，塵埃濃度に比例するという幾つかのデータ[4]が示されていることから，除塵によって除菌効果を得ることが基本とさ

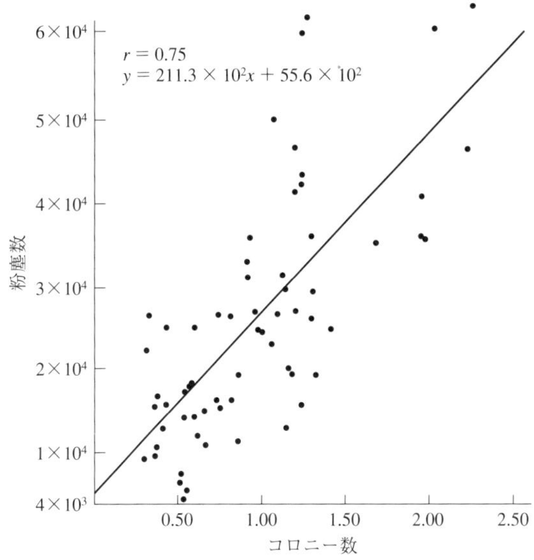

図 3.1　塵埃濃度(粉塵数)と菌コロニー数との相関[5)]
1.0～5.0 μm 粉塵（個/L）と菌コロニー数（個/L）との関係.

れている.

空気中の塵埃または粉塵（エーロゾル，粒子状物質）濃度と微生物の菌数との関係は，上述のように一般生菌は，塵埃粒子に付着して空気中に浮遊し，重なり合って落下するといわれているが，真菌（カビ類）は，その増殖特性からみて単独で浮遊していると考えられている[4)].

古橋ら[5)]は図 3.1 のように，歯科病院および外気中で検索した細菌のコロニー数と大きさ別粉塵数との関係から，浮遊菌の数は 1～5 μm の粉塵濃度とよく相関していることを報告しており，作業場内の細菌汚染度の指標とする目的で，塵埃濃度計をモニターとして用いることは極めて有効であることを示唆している.

浮遊菌は，空気中で付着し合った大きな粒径の細菌のみが落下する．しかし，一般細菌は人体からの発生および人の動きによる発生量が室内濃度に影響を与えていることは明らかであるのに対し，真菌は人体に発生源がなく，したがって室内の人員の影響を受けず，室内において増殖が起こらなければ増えていかない[4)]．

真菌（カビ）の発生源としては，室内の壁面，床などに溜まった埃（ほこり），材料表面や巻取品の断面に付着した汚れなどが増殖汚染源となり，空中に拡散して浮遊し，落下するものと考えられる．したがって清掃，除塵が微生物汚染の防止効果を左右するといえる．

(2)　加工作業環境の空気清浄化

容器包装材の加工プロセス，例えば印刷，コーティング・ラミネーティン

表 3.3　空気清浄度（無菌，無塵レベル）の規格

(1)　JIS B 9920（1989）

清浄度クラス	粒子数上限濃度（個/m^3）			Fed. Std. 209 b
	0.1 µm	0.5 µm	5.0 µm	0.5 µm<（個/ft^3）
1	10	(0.35)		
2	10^2	(3.5)		
3	10^3	35		1
4	10^4	350		10
5	10^5	3 500	29	100
6	(10^6)	35 000	290	1 000
7	(10^7)	350 000	2 900	10 000
8	(10^8)	3 500 000	29 000	100 000

(2)　アメリカ航空宇宙局（NASA）の基準；NHB 5340-2

清浄度の分類	微生物			
	浮遊数		沈降数	
	個/ft^3	個/m^3	個/ft^2，週	個/m^2，週
クラス 100	<0.1	< 3.5	< 1 200	< 12 900
クラス 1 000	<0.5	<17.7	< 6 000	< 64 600
クラス 100 000	<2.5	<88.3	<30 000	<323 000

(3)　アメリカ連邦規格の清浄度階級；Fed. Std. 209 b

清浄度階級クラス	0.5 µm 以上の粒径をもつ粒子の個数濃度		1 µm 以上の粒径をもつ粒子の個数濃度		5 µm 以上の粒径をもつ粒子の個数濃度	
	個/ft^3	個/L	個/ft^3	個/L	個/ft^3	個/L
100	100	3.5	22	0.8		
1 000	1 000	35	220	7.8	6.7	
10 000	10 000	350	2 200	78	67	2.4
100 000	100 000	3 500	22 000	780	670	24

グ，あるいはスリティング，巻返し検品，製袋などの諸工程における清浄化のための除塵対策は，医薬品の製造におけるGMPおよび食品製造における食品のGMP，すなわちHACCPの要求に対応する包装材料の清浄化が目的である．

容器包装材の加工作業環境に浮遊する塵埃の制御において，空気清浄度のレベルが問題になるが，一般的には「JIS B 9920」，「アメリカ連邦規格209 b」もしくは「アメリカ航空宇宙局（NASA）規格NHB 5340-2」を基準にしてレベルを表示しており，いずれも1 m^3または1 ft^3当たりの0.5 μm以上の塵埃粒子の個数をもって，その室内のクリーン度（空気清浄レベル）としている．これらの規格基準を，表3.3にそれぞれ示す．

加工包装材自体の清浄度は，図3.2の清浄特性要因図に示すように，加工設備，作業室内の環境，作業者，あるいは塗布剤または樹脂中に混入している異物，溶剤のミストなどによって発塵することから，これらの因子によって大きく影響を受ける．また作業衣や紙類の材料，副資材，伝票なども発塵源とみなされるので，高レベルの除塵空調設備を備えても，その効果測定は極めて重要である．つまり清浄度の維持管理そのものが意外に効果的である

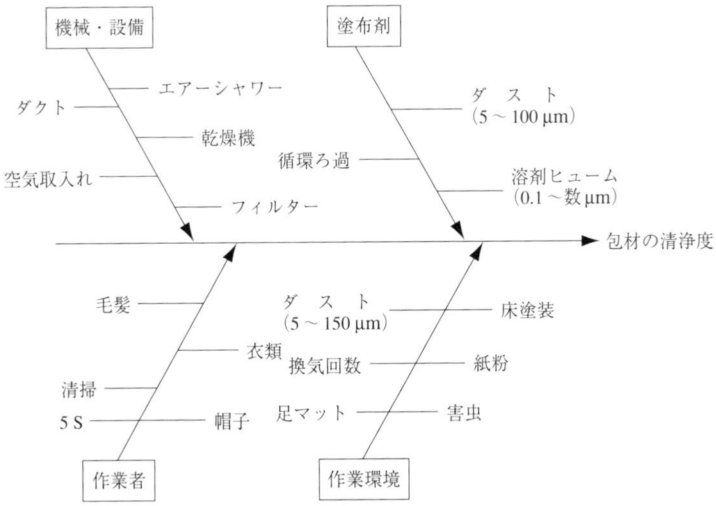

図 3.2　包装材の清浄特性要因図

ことが多い.

除塵空調を備えた加工作業環境を得る目的では，基本的に次の各項目に対して有効な手段を講じることが必要である.

① 室外からの塵埃の侵入防止（吸気フィルター，換気回数，室内陽圧化）

② 室外からの塵埃持込み防止（二重ドア，エアーシャワー，パスボックス）

③ 室内での発塵の防止（作業者の出入り制限，防塵専用作業衣および帽子，靴，床の防塵塗装，発塵する資材の持込み防止など）

④ 塵埃の溜まりやすい，室内壁面の角張ったコーナーにはRを付ける. また内壁，床材などの帯電防止，適正換気回数の制御などを行う.

前述のように空気中の塵埃，特に2 μm 以上，5 μm 以下の粒子濃度と浮遊菌数との間に高い相関があるという定説から，作業環境の空気清浄度を塵埃粒子カウンターで常に測定チェックを行うこと，同時に清浄度の特性値として落下菌（一般生菌数，カビおよび酵母などの真菌コロニー数）の測定並びに包装材製品の付着菌コロニーを測定検査し，作業場および包装材製品の清浄度を把握管理するとともに，より清浄な包装材の品質維持管理に役立てることが望ましい.

(3)　加工衛生管理の適正化

食品および医薬品用容器包装材料の製造加工工程における，人為的な要因および塵埃の付着からくる微生物汚染，害虫（死骸）の混入，毛髪や材料屑片などの異物付着の防止を主体とする加工衛生管理では，適正化のための作業所の構造設備，機械器具，作業環境および作業者に対する衛生マニュアルの標準化が確立されなければならない.

表3.4に，包装材コンバーターにおける防虫，防塵，除菌対策例[6]を参考のために掲げておく.

(a)　構造設備・機械器具

衛生的な加工に必要な構造設備および機械器具を備え，清掃が容易に行えて，かつ取扱い・作業を衛生的に行うのに支障のないよう配慮されていなければならない. さらに作業室への吸気は，除塵効果の十分な高性能仕様のフィルターを設置し，また適切な換気回数のとれる空調設備を備え，しかも作業所室内は常に陽圧に保たれるようにする.

表 3.4 包材コンバーターにおける防虫・防塵・防菌対策例[6]

対策項目内容	防虫	防塵	防菌
1. 人間が最大の汚染源という考えに基づいて「人の流れ」と「物の流れ」を区別したレイアウトの採用.	○	○	○
2. 作業場内への出入りは人も物も全てエアーシャワー室を経由して行う.	○	○	
3. 作業場の清浄度を工程別に区分し, 各室のフィルターグレード, 換気回数, 陽圧度を変える.	○	○	○
4. 無窓工場として各室温湿度コントロールを行う.	○	○	
5. 各室の壁面に吸引バルブを敷設し, 集中真空清掃システムを採用する.	○	○	
6. 排水口, 排気口には独自のノウハウによるシール方法を採用する.	○		
7. 印刷機, 仕上機には異物検知器を取り付けダブルチェックシステムとする.	○	○	
8. 各室に捕虫器, 殺菌灯をつける.	○		○
9. 殺菌ロッカー（作業衣類, 手袋など), 殺菌庫(カッター, ナイフなど）を設置する.			○
10. トイレの殺菌消毒システムとドアのインターロックを導入する.			○
11. 工場内に菌測定室を設け, 落下菌, 製品付着の生菌数の自主管理を行う.			○
12. 各室の仕上げ工法並びに内装素材の吟味（防塵対策）		○	○

なお, 工場に必要な作業者のトイレ, 更衣室, 休憩室などは, 前室または通路によりはっきり区画され, 常に清潔に管理（手洗い, 乾燥, ドアーの開閉をインターロックにする）されていることが必要である. さらに作業所への人の出入口と材料・製品の出し入れ口とは区別し, それぞれ適切なエアーシャワー付きの二重構造（前室の設置）とする.

作業所の内装材料は, 汚れにくく清掃しやすいものとし, 床（防塵塗装), 天井, 壁（壁面の立ち上がりコーナーにはRを付ける）などは隙間のないものにする(防虫, 防鼠(ほうそ)バリヤーの徹底). そして作業所内の清掃には, 集中集塵装置（センタークリーニング）を設置するか, または高性能フィルター付きの電気掃除機を用いるよう基準を設ける.

(b) 作業環境の衛生管理

加工作業所の適切な衛生環境を維持管理するため塵埃および微生物の種類や菌数を確認することが必要であり, 通常次の項目について測定（標準化）が行われている.

・浮遊塵埃粒子数（パーティクルカウンターにより月1回の検査）
・落下菌数（一般生菌と真菌のコロニー数，月1回の検査）
・浮遊菌数（一般生菌と真菌のコロニー数，月1回の検査）
・付着菌数（ロット単位で，一般生菌と真菌のコロニー数検査）

表3.5は，軟包装材料における加工作業環境の空気清浄度の参考例を示すが，除塵空調の清浄度レベルは，設備的には1万から5万クラスが目標で，技術的には発塵源の制御管理によって30％以上の低減が可能であろう．

その他，捕虫器の清掃と同時に捕虫された害虫の種類と匹数を記録し，作業所内への害虫侵入の汚染分布の記録（毎週）を防虫管理の徹底に役立てる．

(c) 作業者の衛生規範

作業者は，清潔な作業衣（帯電防止加工）を身に着け，頭髪ネットおよび帽子は正しく着用する．そして作業衣に付着したごみや毛髪は，作業前に粘着ローラーにて除去する（入口エアーシャワーの前室で，服装のチェックと同時に行うよう定めるのが好ましい）．

また，決められた区域では専用の作業靴に履き換え，エアーシャワーの前室を通るごとに靴底を消毒することが望ましい．

作業衣と帽子の正しい着用についての日常管理，トイレの使用基準，室内への私物の持込み制限など，作業者が守らなければならない衛生的規範または作業心得を標準化することも重要な衛生管理項目である．

(d) 作業所の5S管理

作業所ならびに作業者に対する5S，すなわち「整理・整頓・清掃・清潔・躾（しつけ）」の5つの目的と，その重要さを作業者や作業管理者に十分理解させるこ

表3.5 軟包装材加工作業環境の空気清浄度の例

作業環境	室内の空気清浄度クラス	落下菌コロニー数（個/90 mmφ シャーレ）	
		一般細菌	真菌
従来の環境	60万～100万	10～30	3～8
一般空調環境	20万～30万	0～5	0.3
除塵空調環境	1万～5万	0～2	0.01

注）90 mmφ シャーレ（寒天培地）を5分間開放して捕らえた時の菌集落数（コロニー数）．ただし真菌数は，20分間開放して捕らえた時のコロニー数を示す．

とと，社内標準を制定して実施方法を管理していくことが，品質マニュアルの基本，かつ加工衛生管理の必須事項ともいえよう．

また加工衛生管理のための衛生規範と，それの実効を上げるための作業員への教育・研修の徹底は，5Sが十分実行できてはじめて有効といっても差し支えない．つまり5Sは管理のバロメーターともいえる．

軟包装衛生協議会が制定している軟包装材料の加工並びに加工所の構造設備に関する衛生管理基準[7]は，総合的な衛生管理の実施に大変参考になる．

参考文献

1) 内藤茂三：環境管理技術，**12**(2)，8（1994）
2) 長沼和男：包装技術，**15**(8)，26（1977）
3) 井上真由美：工業材料，**25**(1)，56（1977）
4) 微生物の滅菌・殺菌・防黴技術，p.336，369，衛生技術会（1982）
5) 古橋正吉他：医科器械学雑誌，**24**，756（1972）
6) 野田茂剋：ラミネート便覧，p.489，加工技術研究会（1978）
7) 軟包装衛生協議会：第6版 衛生管理基準（1996）

（中山秀夫）

3.2 加工工程における防虫管理（防虫の基本と対策）

3.2.1 防虫対策の考え方

容器包装材の加工作業場における防虫対策を考える際には，

(1) 防虫対策は加工作業場のみを対象にするのでなく，工場外周部の緑地帯から原料，資材，倉庫に至るまでの工場内外全体を考えて対策を立てることが重要である．

(2) 殺虫剤の散布によって防虫対策が終わるのではなく，予防対策としての清掃，整理，整頓やモニタリングを含めた日常管理が防虫対策の基本である．

(3) 加工現場の見取図を作成し，いつ，どこに，どのような虫が，どのくらい発生しているのかを日常的に把握していることが異物混入防止の視点から重要である．このことは異物混入クレームに対して適切・迅速な危機管理対応ができる第一歩となる．

以上のことに留意して対策を進めることが望ましい．

3.2.2　容器包装材の加工作業場の防虫対策

(1)　加工場に発生する害虫

工場内と工場外周部に発生する害虫の特徴と誘引特性を表3.6にまとめて示す．また，主な害虫の侵入経路を図3.3に示す．防除対策を立てる上で，害虫が工場内部で繁殖を繰り返している内部発生種なのか，それとも工場の外から入ってきた外部侵入種なのかを明らかにすることが重要である．なお，個々の害虫の生活史については第1章に述べられているので参考にしていただきたい．

(a)　屋内発生害虫

①　加工作業場

食品製造工場と異なり，工場内は湿潤な環境下ではなく乾燥した場所が

表3.6　外部・内部に発生する虫

外部から侵入する虫	飛翔性昆虫	・光(350 nm の紫外部)	ユスリカ，羽アリ，カゲロウ，コガネムシ，ウンカ，ヨコバイ，キノコバエ
		・におい　植物性（腐敗臭，アルコール臭，酢酸臭）	イエバエ，ショウジョウバエ
		・におい　動物性（脂肪酸臭，アミン臭）	キンバエ，ニクバエ，クロバエ
		・におい　有機溶剤（クロロホルムなど）	ハマベバエ
		・暖かさを求める	カメムシ，テントウムシ
		・温度差	イエバエ
		・気流	ユスリカ，カ
	歩行性昆虫		ダンゴムシ，ヤスデ，クモ，ムカデ，ワラジムシ，ゴミムシ，オサムシ（捕食性）
内部に発生する虫	飛翔性昆虫		コバエ類*1（ノミバエ，チョウバエ，ショウジョウバエ，クロバネキノコバエ），ノシメマダラメイガ*2（幼虫は歩行性），チャタテムシ（有翅虫），アリガタバチ
	歩行性昆虫		ゴキブリ，コクヌストモドキ*2，ヒラタムシ*2，シバンムシ*2，コクゾウ*2，カツオブシムシ*2，チャタテムシ*3，コナダニ，イエヒメアリ

*1：湿気の多い環境を好む，*2：乾燥した環境を好む，*3：湿気の多い所で，カビを好んで食べる．

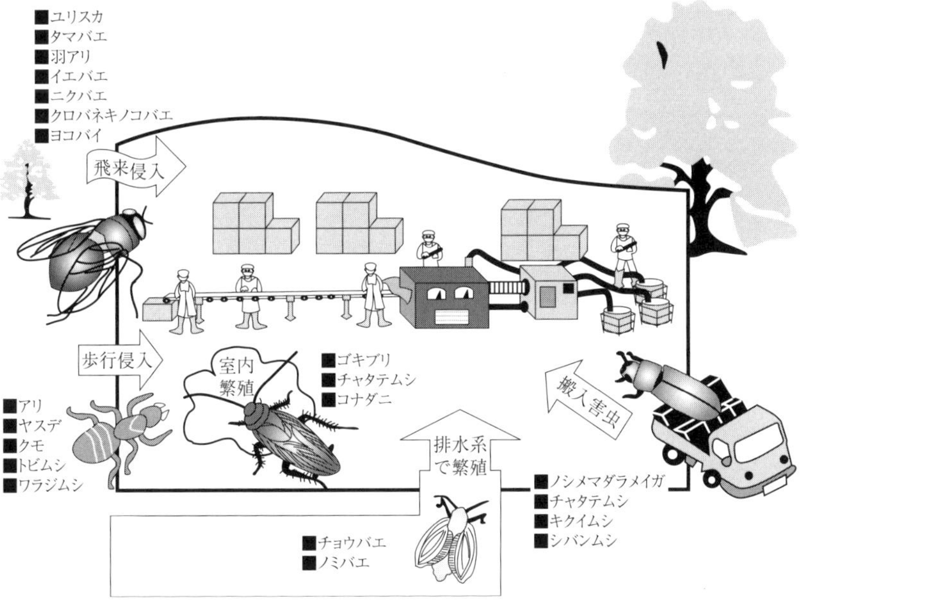

図 **3.3**　害虫の侵入経路

多く，害虫の誘引源となる食材も少ないことから，特に発生源となる昆虫は少ない．

②　食堂・厨房

ゴキブリ類の発生が見られる．排水溝からはチョウバエ，ノミバエの発生が見られることがある．

③　包装資材倉庫

夏に湿度が高くなると段ボールケースなどにチャタテムシ，シミ，コナダニが発生しやすい．

(b)　屋外発生害虫

①　緑地帯（芝生，樹木）

ヤスデ，ワラジムシ，カメムシ，ガ，ウンカ，ヨコバイ，アブラムシ，アリ，クモなどが見られる．

②　排水路，側溝，池

ユスリカ，ガガンボ，カ，羽アリなどが見られる．

③　排水処理施設，浄化槽

チョウバエ，チカイエカ，ユスリカなどが発生する．

④　ごみ置場

イエバエ，キンバエ，ニクバエなどが見られる．

(2)　加工場の防虫対策

防虫対策は大きく発生源防除型と侵入防止型の2つの対策に分けられる．この2つの防虫対策を効果的に進めていくためには，

①　加工場の間取り，縮尺が正確な図面を作成し，出入口，窓などの開口部が見逃されることなく，詳細・正確に図面にプロットされているか？

②　変更した箇所は直ちに図面に追加し，いつでも現在の状況が図面上で正確に反映されているか？

③　設置した防虫機器とその捕獲データも図面上にプロットされているか？

以上の点に留意して，加工場内外の見取図を作成し，図面による防虫管理を行うことが重要である．

(a)　発生源防除型対策

工場内外のうち，特に加工場周辺では緑地帯やごみ置場，工場内では排水溝，窓のレール下部，加工ライン機械の直下部などは，昆虫類の発生源となるような原因をなくすために整理，整頓，清掃の徹底を図ることが不可欠である．清掃は2週に一度を目安にして，80℃以上の熱湯を使えば効果的である．また，万一の大量発生に備えて発生源を特定するために，モニタリング用の防虫機器（写真3.1，写真3.2，図3.4）や自動捕獲装置（写真3.3）を配置して，常時，昆虫の発生状況を監視することが大切である．そうすれば，昆虫の発生源を早期に見つけだすことが可能となり，大量発生の前に，薬剤による防除が効果的に行える．

(b)　侵入防止型対策

①　昆虫を工場内に侵入させないために出入口，搬出口，搬入口，窓などに対して防虫機能を持たせる．

・出入口

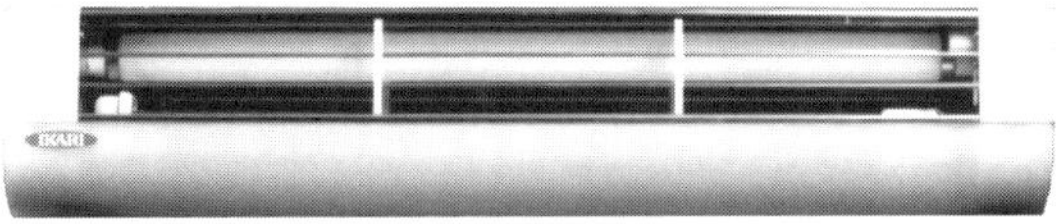

写真 3.1 オプトクリン

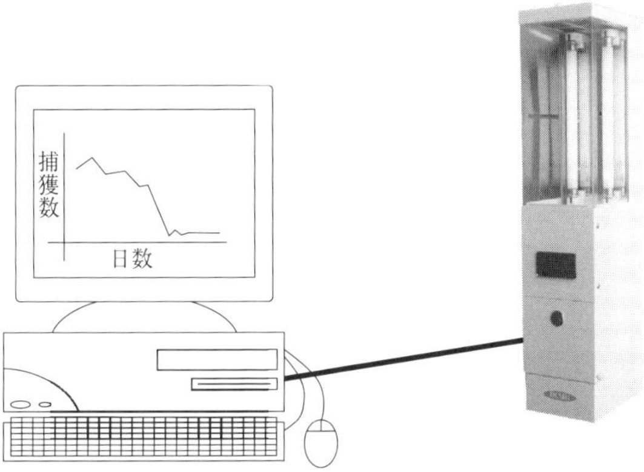

図 3.4 飛昆センサーによる PC 図面管理

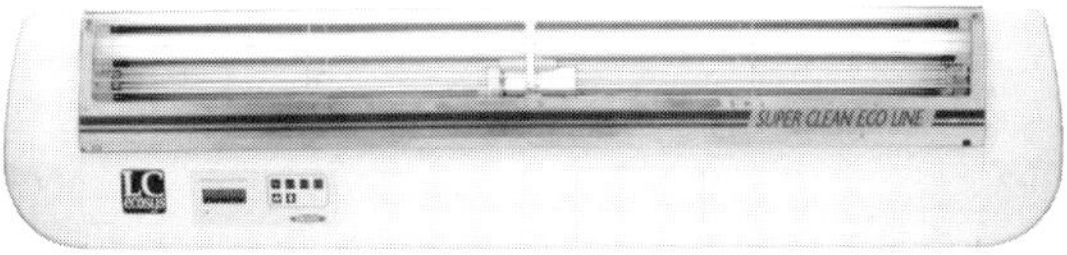

写真 3.3 クリンライン（自動捕獲装置）

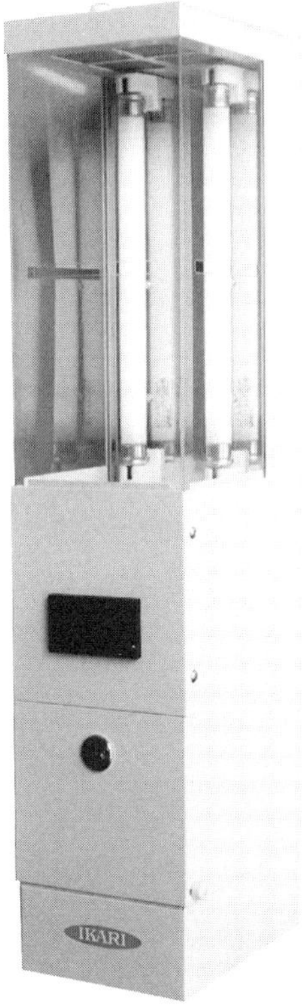

写真 3.2 飛昆センサー

出入口については人と物品では区別をする．また，出入口には捕虫・殺虫機能（写真3.1参照）を持つ前室が必要で，ドアは自動開閉型が望ましい．

・搬出・搬入口

搬出と搬入の出入口は別々に設け，開閉時間短縮のため，高速シャッター（写真3.4）などを取り

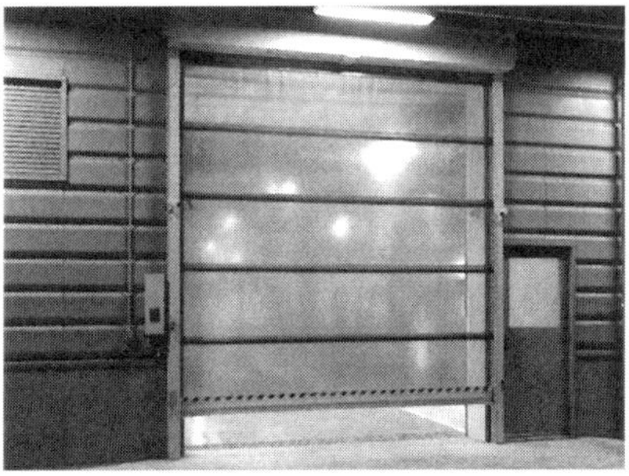

写真 3.4 オプトロンシャッター（高速シャッター）

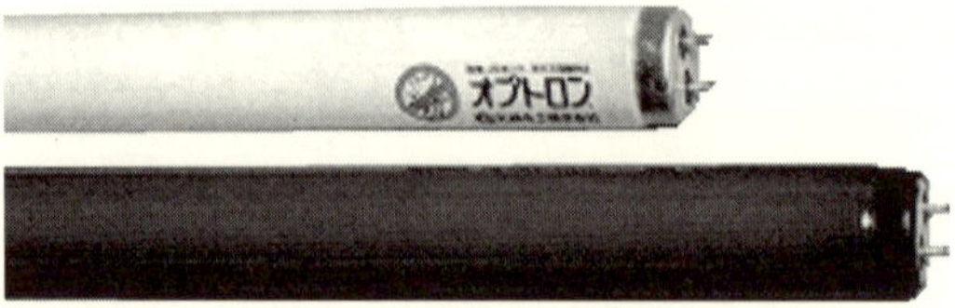

写真 3.5 オプトロン防虫蛍光灯

付ける．

・窓，がらり，フード

窓は，はめ殺しにするか，防虫網（32メッシュ）または防虫フィルムを取り付ける．がらりには防虫フィルター，フードには防虫網（32メッシュ）を取り付ける．

② 工場内と外周部において昆虫を誘引する紫外線領域の波長の光を除く．

・外周部

水銀灯の照明はナトリウム灯か黄色蛍光灯に取り替えるか，オプトロン防虫カバーを取り付ける．

・工場内

蛍光灯を防虫蛍光灯（写真3.5）に取り替える．窓には防虫フィルムを貼り付ける．夜間のドア開放による工場内の光の外部へのもれを防止する．

③ 工場内と外周部において昆虫を誘引するにおいや熱の対策を考える．

・におい

生ごみ置場の清掃，洗浄の徹底を図る．あるいは，ごみ廃棄物の冷蔵保管をする．

・熱

排熱部を断熱材で補強する．また，排熱部周囲の隙間から熱が出ないように補修する．

（谷　重和）

3.3 包装材料のクリーン化

3.3.1 包装材料の機能

包装材料のクリーン化について述べる前に，包装の機能を考えてみる．包装材料の機能を大きく分けると次の3点に整理される．

① 内容品保護

② 販売促進

③ 利便性

(1) 内容品保護

内容品の保護は，包装の基本的な目的であり，製品を外部環境から保護・隔離して，できるだけ製造直後の状態をそのまま維持して消費者に渡すことである．外部環境とは，酸素，水，湿気，光，温度，臭気，音，塵埃(じんあい)，細菌など，多くの物理的因子を指し，内容品の種類によって悪影響を及ぼす因子が異なるために，個別の包装設計が必要となってくる．

(2) 販 売 促 進

売上げ促進を図ることも包装の大きな目的で，陳列性を意図して，形態や色彩などで他社製品との差別化を行い，消費者への物言わぬプレゼンテーションの役目を果たす．もちろん，印刷表示による消費者への必要事項の伝達も基本要求事項として当然のことである．

(3) 利 便 性

包装の基本的機能は上記の2点であるが，最近は，それに加えて使用者側での利便性の要求に対応することが，大きな機能を占めてきている．すなわち，我々の生活環境が大きく変化しつつあり，いわゆる環境対応型社会，高齢化社会，情報化社会，核家族化などの動きに対応できる機能が必要とされてきた．例えば，電子レンジ調理用，オーブン調理用，詰替用，再封性，脱PVC包装，易開封性などの種々な要求に対応した包装形態の創出が問われている．

当然のことながら，上記の目的以外に包装材料自身の安全衛生性確保は必須項目として，前述の機能と経済性の両立が必要である．

一方，最近の包装材料用素材の開発は多岐にわたり，しかも広く市場化されてきており，前述のような要求のうち，ハード面において対応できるものは差別化しにくくなってきている．このような情況の中で，ソフト技術，管理技術が活かせ，しかも現在の社会情勢から益々要求が高まってきつつある包装材料のクリーン化について述べる．

3.3.2　包装材料のクリーン化

包装材料のクリーン化技術は，多くのソフトの技術要素が入って完成されるものであり，包装材料メーカーも今後の技術改良に負うところが大きい．

クリーン化対象物質をもう少し明確にしておくと，包装材料の最終使用分野・方法によって大きく異なる．従前までは，異物として扱われていた対象は，毛髪，昆虫，金属粉，プラスチック屑など目で容易に確認できるレベルであったが，最近ではどこまでを異物として見なすかが非常に難しくなっている．すなわち，サイズとしては，目に見えない顕微鏡レベルの微生物まで，また対象物としてもプラスチックに本来含まれる高分子ゲルであるフィッシュアイまでも異物として討議されることもある．

包装材料を使用する対象により，大きく3分野に分けると，その要求レベルは表3.7のようになる．

(1)　食品包装分野

衛生性に関しては，食品衛生法に適合した包装材料の設計をすることが前提であるが，異物として目に見えるレベルはもちろんのこと，HACCPの施行に伴い，食中毒菌などの微生物の付着もない包装材料の要求が増加しつつ

表3.7　クリーン化を必要とされる分野と対策の対象

対策対象 / 分野	異　物 (mm オーダー)	塵　埃 (<10 μm)	微 生 物 (0.5～5 μm)	
			生菌	死菌
食　　品	○	×	○	×
医薬・医療品	○	○	○	△
電子・光学品	○	○	○	○

○：対策が必要とされる対象．
△：具体的な製品ごとに対策の要否が異なる対象．
×：対策を必要としない対象．

ある．

(2)　医薬・医療品包装分野

医薬・医療品の製品種類は数多くあり，個別に論じなくてはならないが，表3.7は，クリーン化を必要とされる液体医薬品，特に注射薬を念頭においている．同分野の異物検査法としては，最終包装製品を強力な透過光を通して目視する手法が主流であり，検知レベルのサイズとしては50 μm程度である．粉末，顆粒，錠剤，カプセルなどの経口医薬品の包装材料には，食品と同レベルのクリーン化で運用されている．

医療品分野，特に医療用具の包装には，特に無菌性が重要な因子であるが，最終的（包装後）に殺菌処理をするので，その後の再汚染対策が講じられていればよかったが，今後は，院内感染防止の上で手術室を汚染する対象品すなわち，包装材料開封時の発塵なども重要な対策項目に入ってきている．

このほかに，高齢化社会・健康志向などの動きと相まって，医薬品と食品の狭間として，栄養剤の出現がある．本対象は，製品ごとまたはメーカーごとに食品か医薬品かの分類が届出の際に明確にされており，それに則って包装材料の設計・製造をする必要がある．

(3)　電子・光学品包装分野

IT産業に代表される半導体，コンピューター，携帯電話，各種情報端末機，各種表示関係などの組立て用部品の包装材料には，最近のIT技術の急速な進歩に呼応して行くために，ナノオーダーレベルのクリーン化対策を要求されるまでに至っている．

以下に，上記3分野のうち，食品包装と医薬・医療品包装分野のクリーン包装についてより具体的に述べる．

3.3.3　食品包装分野

前述したように，従来の異物対象である毛髪，昆虫，金属粉およびプラスチック屑などの包装材料への付着については規格書中に記載していたが，最近のHACCPの施行に伴い，微生物の付着数の規格を要求されるまでになってきている．

包装材料に付着する菌数は非常に少なく，従来の定常環境下で製造された

表3.8　軟包装材料の一般生菌数の測定例

	付着菌数（個/100 cm^2）					合　計
	0	1～10	11～20	21～50	51～100	
検　体　数	178	107	15	7	5	312
比率（%）	57	34	5	2	2	100

測定法：無菌水による洗い落とし法.

表3.9　無菌(化)充填用包装材料の付着菌測定例

対象サンプル		測定検体数	付着菌数(平均値)		備　　考
			一般生菌数	耐熱菌数*	
軟包装材料		100	0.1個/袋	0個/袋	袋サイズ：5 cm×13 cm
成形容器	本　体	99	0.9個/容器	0個/容器	無菌米飯110 g入り容器
	落し蓋	100	0.3個/蓋	0個/蓋	容器サイズ：径14 cm×深さ4 cm

＊ 80℃，10分間処理後の生菌数.

包装材料に付着する一般生菌数でも表3.8に示すとおり，面積100 cm^2 当たり90% が10個以下であり，最大でも100個以下のレベルにある．このレベルは，食品衛生法で許容されている食品中の一般生菌数と比較して，はるかに少ないが，製造工程ごとに管理していくHACCP手法においては，1つの対策の項目となりつつある．

一方，最近の食品包装の動向として，食品の味を活かす無菌（化）包装が1つの包装技術として確立され，菌数だけでなく，菌の種類，耐熱性の有無などの管理まで検討を要求されるようになってきている．

特に，クリーン化仕様で製造された包装材料の付着菌レベルは，表3.8の菌数の1/10程度，すなわち付着一般生菌数として10個/100 cm^2 以下にまですることが可能になってきている．実際の測定の一例を表3.9に示す．サンプルの軟包装材料としては，自動製袋充填機用の押出しラミネート製複合材を用い，最終形態の四方シール袋（5 cm×13 cm）中に無菌水を入れて洗い落とし法にて菌試験を実施した．また，成形容器は，無菌米飯向け容器（トレー）と蓋材（ふたざい）で，シートから熱成形したものである．

これらの製造に関しては，製造環境整備の他に製造工程ごとに管理すべきポイントをHACCP手法に準拠してマニュアル化することが重要である．し

表 3.10 包装材料に適用できる殺菌方法

殺菌手法	長所	欠点	適用例
紫外線殺菌法	①容易に適用が可能 ②価格が安い ③常温・乾式殺菌である ④包装材料への損傷が小 ⑤連続殺菌が可能	①表面殺菌で影の部分は殺菌不可 ②菌種により耐性が大きく異なる ③殺菌の信頼性に劣る ④オゾンの発生がある	○各種充填包装機での蓋材のオンライン殺菌 ・深絞り包装：食肉類 ・カップ包装：プリン，ゼリー類
放射線殺菌法（γ 線殺菌法）	①常温で乾式殺菌が可能 ②透過力があり，集合包装での殺菌が可能 ③殺菌の信頼性が高い	①バッチ式殺菌である ②照射装置が非常に高価である ③殺菌代が高い ④包装材料への影響が大きい（分解，劣化，臭気など） ⑤殺菌に時間がかかる（時間レベル）	○バックインボックス用包装材料 ・クリーム，プレミックスなど ○一般食品包装材料（ロールなど） ○医療用具殺菌
放射線殺菌法（電子線殺菌法）	①常温で乾式殺菌が可能 ②連続殺菌が可能 ③短時間殺菌である（1秒以下） ④殺菌の信頼性が高い	①透過力が低く集合体での殺菌には不適 ②装置が高価である ③殺菌代が高い ④包装材料への影響がある（分解，劣化，臭気など）	○バックインボックス用包装材料 ・クリーム，プレミックスなど ○医療用具殺菌
薬剤殺菌法（過酸化水素）	①連続殺菌処理が可能 ②短時間処理である（数秒程度） ③処理代が安価	①湿式法のため乾燥が必要 ②50℃ 以上の加温が必要 ③薬剤は腐食性もあり，取扱いは注意を要する ④製品中への残留や作業中の漏洩を管理する必要がある	○紙パック，無菌充填包装機に適用 ・清涼飲料水，各種スープなど ○深絞り充填包装機などに適用 ・コーヒークリームなど
薬剤殺菌法（EOG殺菌法）	①殺菌の信頼性は高い ②装置は比較的安価で，どこにでも導入しやすい ③乾式殺菌である	①バッチ式殺菌である ②50℃ 以上の加温が必要 ③薬剤は毒性が高く，漏洩など取扱いには十分に留意する ④製品中への残留がないことが必要 ⑤EOG が十分に浸透することが必要 ⑥比較的長時間必要（数時間単位）	○袋状の一般包装材料 ・バルク状医薬品包装材料 ○医療用具殺菌

かしながら，包装する適用対象によっては，さらなるクリーン度が必要なケースがあり，その際は事前の除菌・殺菌処理を行う必要が出てくる．現在は，このような要求が多くなってきている．

(1)　包装材料の殺菌

包装材料に殺菌処理をする手法としては，γ線（または電子線）殺菌，EOG（エチレンオキサイドガス）殺菌，紫外線殺菌および薬剤（特に過酸化水素）殺菌などがある．

適用するに当たっての留意事項並びに主な特徴を表 3.10 に記す．

(a)　放射線殺菌

放射線殺菌手法の代表には，γ線と電子線がある．

γ線殺菌は，常温処理が可能で，しかも透過力があり，殺菌の信頼度は非常に高い．しかし，装置が非常に高く，安全性の制約があり，導入や適用の際には十分な事前検討が必要である．

一方，電子線殺菌は，γ線殺菌装置と比較すると安価で，しかも導入も容易であるので実用化には適しているが，透過力が低いので被殺菌物の性状を十分把握しておく必要がある．その反面，γ線殺菌と比較して，処理時間は非常に短くて済むので連続殺菌できる長所もある．

いずれの方法も照射により包装材料に影響（分解や架橋などによる劣化や臭気発生など）を与えるので，事前検討が十分になされることがポイントである．

(b)　EOG 殺菌

50～60℃ の加温下でのバッチ式殺菌法である．被殺菌物にガスが十分に浸透していくことが必要であると同時に，殺菌後にはガスを完全に離脱させなくてはならない．

(c)　紫外線殺菌

常温で容易に処理が可能であり，装置が安価なため，多くの工場・施設で設置して実用化されている．一方，表面殺菌であり，紫外線が照射されない影の部分は殺菌できないことに留意を要する．したがって，殺菌の信頼性は劣るので，適用の際には特徴を理解した上で実施することが重要である．

(d)　過酸化水素殺菌

一般には，35% の過酸化水素水を用いて 40～60℃，数秒の浸漬処理で信頼性の高い殺菌が可能である．そのために，無菌包装充填機の包装材料の殺菌手法として採用されている．しかしながら，湿潤処理のため後乾燥により完全に過酸化水素の残留をなくすことが重要である．

最近では，この欠点を解消する手法として，過酸化水素ガス（VHP）を使用して医療用具や医薬品の無菌充填ルームの殺菌手法に適用されてきている．本手法は，過酸化水素を気体にして乾燥状態で浸透性を高めて殺菌するものである．

以上のような各殺菌手法の長短をよく理解した上で使い分けることが重要である．

3.3.4　医薬・医療品包装分野

表3.7に記載したように，液体医薬品（特に静脈注射用）の包装では，菌はもちろん，微小な塵埃も十分に管理しなくてはならない．細菌汚染に関して，最終的に殺菌処理をして無菌状態にすれば良いとの従来の考え方を改めて，どの製造工程でも可能な限り無菌操作手法を駆使して製造し，最終の殺菌処理はあくまでも最悪のケースを考えた押さえとしての工程であるとの概念に変わってきている．極端に言うと細菌もタンパク質の一種であり，体内に入るとアレルギーを生起する要因（アレルゲン）ともなりかねない．この概念は，医薬品の製造基準（GMP）として既に歴史があり，食品製造分野よりも進歩している．

包装された注射用液体中の微粒子の制限は，粒子径10 μm以上の粒子数が20個/mL以下，25 μm以上が2個/mL以下と日本薬局方ではなっている．ちなみにアメリカの薬局方では，包装内容品の容量ごとに規格化されており，50および100 mL内容品では，10 μm以上が各々100個と50個/mL以下，25 μm以上が各々10個と5個/mL以下である．それ以上の内容量のものでは，日本の局方と同じ規格で運用されている．

このような意味で，液体医薬品製造において，包装材料に付着する塵埃の洗浄が非常に重要であることが理解頂けると思う．後述するが，本用途の包装材料には，各種添加剤は，安全衛生面からだけではなく，クリーン化の意味からも可能な限り最小限に留めるべきである．

(1) 包装材料のクリーン化方法

業界内で従来から実施されている方法は，水洗浄法である．実質的には，これに勝る方法はないと言っても過言ではない．しかし，湿式法であり，後乾燥を必要とする場合もあること，および油汚れなどには完全ではないことなどの悩みがある．

最終包装の段階で，包装材料をクリーン化（洗浄）して包装するにしても，洗浄の信頼性をより向上させる意味で，事前洗浄された包装材料の納入を要請されるケースが増えている．

包装材料の事前クリーン化法としては，製造環境のクリーン化は当然であるが，その環境・管理の中で製造された包装材料を最終段階での仕上機またはスリッター機で乾燥状態で処理をする方法が合理的であり，汎用化している．

それらのクリーン化手法を分けると接触式と非接触式になる．接触式は，包装材料を走行させながら回転ブラシを接触せて浮いた塵埃を吸引したり，または塵埃を吸着する布や粘着テープなどを接触させて除塵する方法である．これらの方法は，直接物が触されるので包装材料に傷を付けたり，粘着材が残ったり，または微生物の再汚染を生起したりする場合があり，採用には注意を要する．

それに対して包装材料に直接接触させずに行う方法としては，包装材料を超音波振動させ付着している塵埃を浮かせながら，クリーンエアーを吹き付けて取り除いた後に，そのエアーを吸引する手法がある．この方法の効果は非常に高く，よく適用されている．

接触型・非接触型のいずれの手法を取るにしても，処理直前に除電装置により包装材料の帯電をなくしておくことが重要である．

表3.11には，ラミネート包装材料を超音波法で処理し，水洗浄法との比較を行った結果を示す．未処理品と比べ，クリーン化の効果が現れているが，湿式法の水洗浄法には及ばない．

一方，表3.12には，ポリエチレンフィルムでの試験結果を示す．表3.11と表3.12の測定データにおいて微小な粒子数に相違があるが，これは測定したサンプルの相違である．すなわち，表3.12のサンプルは，製膜したモ

表 3.11 一般包装材料のクリーン化法比較測定例（単位：個/mL）

粒 径 (μm)	クリーン化処理			試験に用いた無塵水
	超音波洗浄法	水 洗 浄 法	未 処 理 品	
5～7	310	12	728	0
7～10	95	5	414	0
10～25	29	2	253	0
>25	5	0	40	0

測定方法：サンプルで作製した 500 mL 用の袋に無塵水を充満した後に，内容品の水 1 mL 中に含まれる塵埃数を液中微粒子計数器で測定．

表 3.12 ポリエチレンフィルムの超音波処理法による除塵結果（単位：個/mL）

サンプル	処理速度 (m/分)	粒 径 (μm)				
		2～5	5～10	10～25	25～50	>50
未 処 理 品	—	32.8	10.9	6.9	0	0
超音波処理品	5	4.3	2.2	1.1	0.1	0
	50	3.4	1.0	0.3	0	0

測定方法：クリーン化処理して作製した袋（13 cm×14 cm）に無塵水 100 mL を充填して，その中の 1 mL 中に含まれる塵埃数をパーティクルカウンターで測定．

ノフィルムそのままの状態であり，表 3.11 のサンプルは，モノフィルムを素材に用いて，ラミネート工程を経て製造された包装材料であることと，各サンプルを製造する製造管理に違いがある．その点を念頭において，粒子径 10 μm 以上の付着塵埃に注目されたい．

表 3.12 の試験は，超音波洗浄法を行う際にフィルムの走行スピードを変化させて実施しているが，速度が 5 m/分と 50 m/分で違いはなく，優秀な性能を保持していることを示している．

(2) 添加剤の影響

表 3.13 は，包装材料に用いている素材中の添加剤の影響についての一例を示す．一般に使用しているポリエチレンフィルムには，酸化防止剤，安定剤，スリップ剤，およびブロッキング防止剤など，0.1% 前後含まれている．このように，最終的にクリーン化するにしても当初に使用する包装素材の選定からの検討が必要である．

表3.13　ポリエチレンフィルム中の添加剤の影響（単位：個/mL）

サンプル	粒径 (μm)				
	2～5	5～10	10～25	25～50	＞50
無添加フィルム	32.8	10.9	6.9	0	0
添加フィルム	146.0	16.7	9.9	0.1	0

測定方法：フィルムを使用して作製した袋（13 cm×14 cm）に無塵水 100 mL を充填して，その中の 1 mL 中に含まれる塵埃数をパーティクルカウンターで測定.

以上，各分野におけるクリーン化包装材料の必要性とクリーン化法について記述してきたが，使用者側の要求に応えるには，次の事項を十分に把握して，製品への作り込みを行うことが必要である.

① 最終使用者の使用方法，使用環境

② 包装素材の選定・決定

③ 製造環境の設計・管理手法

④ クリーン化方法（洗浄法）の選定

したがって，上記のハード技術はもちろんであるが，ソフト技術の開発がますます必要になってきている．今後の包装材料のクリーン化も社会の技術開発のスピードに追随して行かなくてはならない.

（永田政令）

3.4　包装材料の異物・欠点検査の自動化

3.4.1　製品の流れと検査機

検査機に対して，早くからそして沢山の要望があったのが紙パルプ業界，そして包装材料などを製造するフィルム業界であった．その後，技術の進歩および印刷業界からの多くの要望によりグラビア印刷業界に急速に展開された．検査機は包装材料などの製造業を軸に展開し，進化していったと言っても過言ではない.

以前は，検査機がトラブルを起こしても生産は行われていたが，最近では検査機がトラブルを起こすと，生産も停止するほどその重要度が高くなっている．また，製品に流れがあるように，企業ごとの品質保証の規格なども密

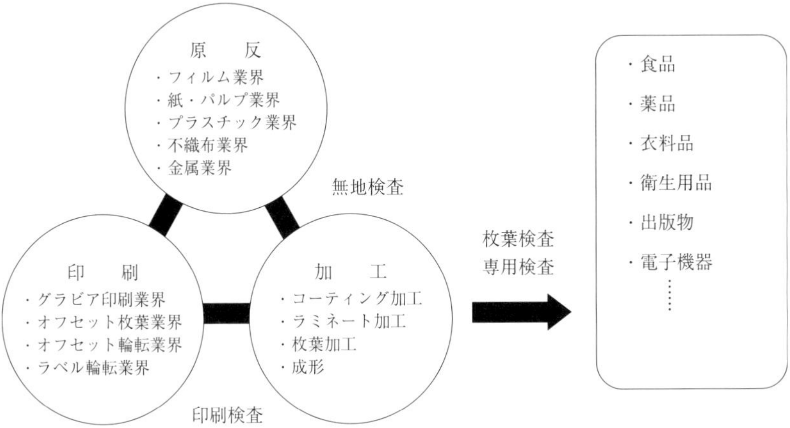

図 **3.5** 製品の流れと検査機

接に関連している．したがって，検査機メーカーも上流，下流の検査スペックを睨(にら)みながら，コンサルティング的な内容を含むサービスを提供していく必要性がでてきている．実際，新しい製品を顧客が市場に投入する場合，品質スペックを決めるため，検査機メーカーへ協力を要請する場合がある．

3.4.2 厳しくなる品質

(1) 基準の明確化

各業界では，1995 年 7 月より施行された PL 法（製造物責任法）を契機に，製品の安全衛生に関して，ISO 9000，ISO 14000 の認証取得や，医薬業界の GMP（Good Manufacturing Practice），食品業界の HACCP（Hazard Analysis Critical Control Point），および TQC（Total Quality Control）の見直しなどの活動が盛んに行われている．

これらの活動により製造ライン各工程で品質管理の基準が明確化されてきた．当然この中に，検査機の必要性の有無の検討，そして検査機の維持管理なども重要な項目としてあげられる．その結果，従来検査していなかった製品，工程での検査機導入も目立ってきている．

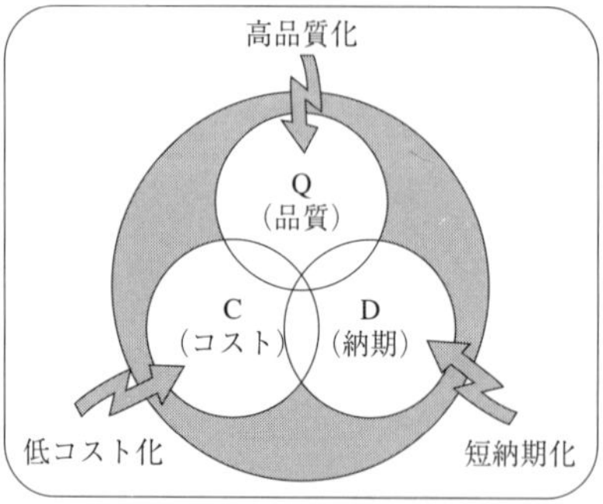

図3.6　顧客ニーズと生産の3要素

(2)　海外企業の成長

品質を厳しくする理由として，海外企業の成長も重要な要素となる．アジア各国では日系企業はもちろん，その他の企業でも技術力が上がってきており，コストの面では低価格で優位になっている．検査機メーカーも輸出している関係で，海外企業が輸入した最新の製造ラインに検査機を付ける場合があるが，検査機の設置量が増えてきており，そして以前より明らかに品質を重要視している取組み姿勢を感じている．これら海外企業に対抗するためにも，品質のさらなる向上はもちろん，付加価値の高い製品を製造する必要がある．

(3)　大手企業の品質トラブル

品質を厳しくする理由としてもう1つ，ここ数年間にあった大手企業の品質トラブルが相当の影響を与えている．周知のようにトラブルを起こした企業は致命的なダメージを受け，その業界はもちろん，その他，恐らく検査機のユーザーのほとんどに，さらにその他にも波及しているものと思われる．実際，現場では品質管理・品質保証の見直し，そして結果として検査機の更新，新規導入などに至る場合もある．

(4)　生産と品質のバランス

以上の企業の取組み方としては，図3.6の生産3要素の中で，製品に対する安全衛生への品質保証が，各業界での他社との差別化の最重点項目である．しかし，製造の立場からみると，高品質の製品の生産とその品質保証は従来の考え方では相反する要素であるため，これを同時に実現するには，新しい生産技術，新しい品質管理手法が求められている．つまり，生産の3要素である，Q(quality：品質)，C(cost：コスト)，D(delivery：納期) において，Q→高品質，C→低価格，D→短納期，を満足する，多品種・小ロットの生産が実現できる生産システムの構築が不可欠になってきている．

3.4.3　各市場と検査機

(1)　原反製造ラインおよび加工ライン

(a)　無地面検査機：標準タイプ

無地面検査機の実績で得たノウハウを集大成・標準化したタイプ

① リーズナブルなコスト
② 検出しにくかった淡い欠点，細いスジ欠点を検出するためのオリジナルフィルターの標準装備
③ ファイリング機能・オペレーター支援機能の標準装備
④ VIEW……ネットワーク上からの閲覧
⑤ 解析ツール……顧客のパソコン上でエクセルを用いて解析
⑥ スリッター支援ツール……検査機の情報をスリッター工程へネットワークを介して送り，スリッターの効率向上を支援するツール

(b)　無地面検査機：弁別タイプ

人の判断に近い欠点の弁別を行う高機能タイプ

① 100種類欠点弁別
② 検出しにくかった淡い欠点，細いスジ欠点を検出するためのオリジナルフィルターの標準装備
③ ファイリング機能・オペレーター支援機能の標準装備
④ WIEW……顧客のパソコンからの閲覧
⑤ 解析ツール……ネットワーク上で長期間のデータを解析

(2)　グラビア印刷ラインおよびラミネートライン：印刷面検査機

① カラーの鮮明な画像
② オリジナル強調回路による淡い色，淡いスジの検出性能向上
③ 留まり向上を支援する欠点の細分化・ゾーンマスク機能
④ 簡易パッド，バーコードリーダーなどオペレーター支援機能の充実
⑤ VIEW……ネットワークを介して1台のパソコンで複数の検査機データを閲覧できる．

(3)　その他（各業界共通）

カスタムメイドタイプ，地合（じあい）評価機，X線厚み計

3.4.4　欠点種別・欠点クラス分類のニーズ

(1)　従来の検査機の問題点

これまでの外観検査装置は，システムの目となるCCDカメラに要求検査条件に合った精度を持たせ，検出要求（明・暗，大・中・小など）に沿った検出回路を構成して，各製品の検出基準となる設定値をそれぞれの検出回路に設定し，閾値（しきいち）を超えたものを全て欠点として検出していた．また，検出要求欠点が微細化，微弱化することに対しては，CCDカメラの高速・高ビット化や処理ロジックの多様化などで対応してきた．

しかし，高品質の製品に対応した高精度の外観検査システムを導入すると，確かに検出目的とする有害な微細欠点は検出できるが，それに伴い，微細な無害欠点までも検出されるようになる．そのため，製品品質は向上するものの，生産性が低下して生産コストが上がるという矛盾が生じる．また，年々カメラおよび検出性能が向上しており，その後処理が従来通りであれば，いたずらに検出数を増加させ次工程の効率を落とすか，感度を故意に落とし検査機の性能を十分発揮させないまま致命的な欠点のある製品を流出させるというリスクを負ってしまう．この対策として，検出データを細分化（弁別）し，さらに保証用のデータと管理用のデータとに分ける方法がある．この結果，高感度でも使用でき検査機の性能を100%生かすことになる（図3.7参

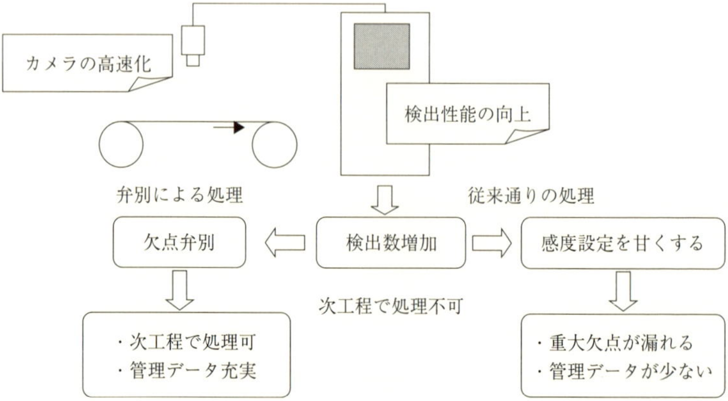

図3.7　弁別処理の必要性

照）.

(2)　従来の問題点に向き合って

(a)　欠点の特徴による弁別

そこで，上記の矛盾をなくし，高品質で低コストの生産が可能な欠点弁別機能を搭載したシステムが要求される.

前述のように，各素材の製造ラインでは，何らかの対策を行わなければならない有害な欠点と，次工程によって除去される，または製品として機能的に問題とならないため対策が必要とされない無害欠点（洗浄工程で除去される金属業界の油落ちなど）が存在するが，従来の外観検査装置はコントラストと欠点サイズによって欠点検出を行っているため，いくら検出系を細分化しても，有害欠点のみを抽出するには情報量不足のため困難であった.

新システムでは，各欠点に対し，コントラスト・欠点サイズ以外にも信号レベルのピーク値や欠点の形状データといった欠点の特徴データをもとに弁別を行うことで，有害・無害欠点の区別が容易に行えるようになった.

(b)　各工程で必要なデータ

また，単発では無害欠点でも，それが連続した場合は，早急に生産ライン側で対策をとらなければ，有害欠点の発生につながるような欠点も存在する.製造部門では，問題の早期発見・対策を行うために，そのような欠点も検出したいところだが，品質保証部門から見れば，その欠点を検出するように設定された検査条件での検査データは欠点数が多すぎるため，製品の納入先に提出できないデータになってしまう.

従来機でこれらの要求を満たそうとすれば，製造部門の観点で設定した外観検査機と品質保証部門の観点で設定した外観検査機の計2セットが必要となる．これに対し，新システムでは100種の欠点種別・欠点クラスのそれぞれに対し，欠点の重要度が設定でき，それぞれの設定により検査データを出力できるため，製造部門・品質保証部門の要求をともに満たすことが可能となった.

3.4.5　最新検査システムの構成と特徴

図3.8に弁別機能搭載タイプのシステム構成の一例を示す.

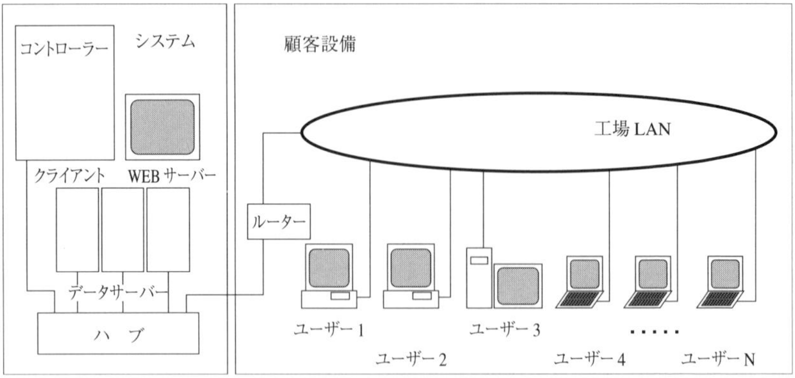

図3.8　システム構成の一例

当システムは，最大100種の欠点種別・欠点クラス分類をはじめとして，以下の特徴を持つ．

(1)　欠点個々の詳細な評価

従来，顧客の不満として根強くあったのが，欠点画像に「ぬけ」が生じるということであった．これに対し，欠点画像の記録能力を向上させることにより，ほとんどの欠点画像が記録され，欠点の確認が容易になった．特に欠点が密集した場合の良否判定，トラブル時の原因究明には明らかな差がでている．

1ロール当たり最大3万行の記録が可能で，欠点候補の特徴データも全て記録する．しかも過去情報として検査時の情報がそのまま細部まで確認できるので，クレーム処理においても明確なデータを元に効率よく対処できる．

(2)　製品全体の評価：全体の欠点発生マップを表示

1ロット内の欠点発生位置をmm単位で計測，記録し，そのデータにより欠点マップを作製する．欠点マップでは，製品全体の評価をすると同時に，欠点発生位置の傾向がビジュアルに判断できるため，マシントラブルなどの原因究明に役立つ．

(3)　気になる部分の評価：集合画像表示・周期性欠点

従来の検査機では画像表示がページめくりの表示しかできなかったが，マップ上で欠点が密集しているような気になる部分を，それぞれのアドレスに画像を貼り付けた集合画像として評価できる．これにより大きなシミ，しわの連続，巨大欠点などの概要を確認することができる．

生産ラインに起因する周期性欠点の周期長を32種類まで登録可能である．また，登録していない周期の自動計測機能もあり，原反仕入元のロール径など，未知の周期に対しても対応可能である．

(4) オペレーター支援機能の充実

欠点候補も含め，大容量の欠点データを保存する．これに対し発生欠点画像をマルチ画像でしかも自動再生で確認できるため，製品全体の評価が容易に効率よく行える．

流れ方向，幅方向のトレンド表示，マップ表示により欠点分布の傾向が一目でわかる．なお，マップ機能では流れ方向の拡大圧縮表示が自由に行えるので，従来とは異なった角度からの評価が行える．

記録されたデータはCSVフォーマットで記録されているため，EXCELなどの汎用ソフトで検査データの加工，分析，解析が可能となっている．また，欠点候補の特徴量まで残っているので，過去の実績から再判定を行い，そのロールの再格付けも不可能ではない．

3.4.6 支援システム

(1) VIEW

図3.8にシステム構成の一例を示したが，最近は検査データを複数の部門で共用化したいという要望が急激に増えてきている．オペレーションPCと同等の機能が必要な場合は，もう1台追加し，その1台を品質保証部門に設置して，事務所に居ながらにして現状の生産状況を確認することもできる．または次工程に設置して，生産実績画面で欠点画像を確認しながらペーパーレスで欠点除去などの作業を行うなどの使い方もできる．

また，リアルタイム性を必要としない場合は，オプションのWEBサーバーを設置すれば工場内のLANを利用し，複数の工程のパソコンから複数の検査機の情報を共用することも可能である．

(2) 工程支援ツール

前述のネットワークを利用して何をしたいか，ということも顕在化しつつ

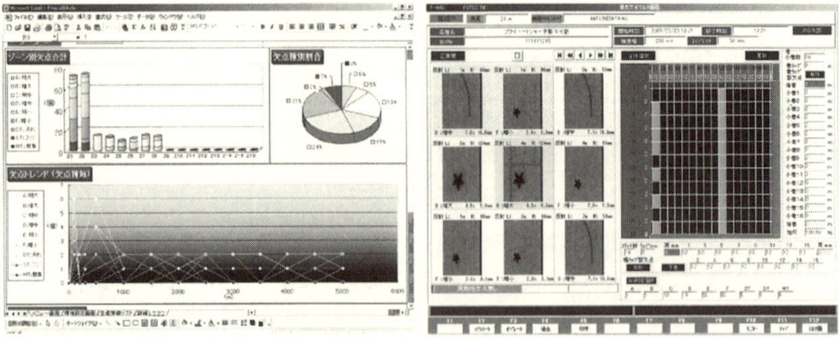

図 **3.9**　工程支援ツール

ある．つまり，検査機のデータに関連する工程への情報提供ということになるわけであるが，データをそのまま配信したのでは各工程で処理できない場合も多々ある．したがって，検査データを各工程で必要な情報に変換しWEBサーバーより配信すれば，必要な工程が必要な情報を得ることができるようになる．この一例として図3.9に支援ツールを示す．

3.4.7　生産性向上のために

過去，検査機は「負の生産システム」と言われ，顧客から「歩留りが落ちるから本当は付けたくないのだが」と言う声を多数耳にした．実際，欠点検出だけを追求すれば「負の生産システム」になってしまう．しかし，いま求められる検査システムは，生産の3要素であるコスト（C）や納期（D）面にも役立つ必要があると考える．このため，検査機メーカーは，より顧客に近づき，潜在化している要望を顕在化し，生産性の向上を支援する「正の生産システム」を提案していく必要がある．

以上述べたように，検査機の導入に当たっては，何がしたいか，どのような効果を上げるかが肝要である．

（杉野欣伸）

3.5　包装容器のピンホール検査と自動化

3.5.1　包装材料によって異なる検出方法

包材がPETのような絶縁材料の場合とアルミ箔（あるいはアルミ蒸着）の場合とで，使用できる検出原理が異なる．

検出精度が高く，安価で，導入実績も圧倒的に多い高電圧印加による電気式ピンホール検査機は，昭和45年に電測工業(株)(現ニッカ電測(株))が日本水産（株）と共同で開発したソーセージのピンホール検査機が1号機である．もともと電線の被覆のピンホール検査装置を開発していた同社の技術を応用したものであったが，以後，薬品のアンプル，輸液バッグ，食品ではカップ容器入りゼリー，袋詰惣菜などに応用が広がり，現在もピンホール検査機の定番となっている．

検出精度はアンプルで直径0.5 μmのピンホールが検出できることを確認している．しかし，後述する原理上，包材が絶縁体でなければ使えないのが最大の難点である．

もう1つの代表的な検査方法は真空圧を使用するものである．この方式は包材の導電性を問わない．検出精度も比較的高く，原理的には1 μm以下まで検出可能である．しかし，検査に要する時間が精度に大きく関わりを持っていて，実用的には5秒以上を必要とする．このため，包装機の生産速度に対応するには多数の検査装置を配置しなければならない．並列あるいはロータリー式にして10チャンネル以上ともなると2 000万円以上の高額装置となってしまう．

ただし，検査目的をシールの不良に限定して時間を短縮する方法もないではない．コンビニエンスストアの普及によって陳列棚を効率よく使うために，従来袋詰めされていたスナック菓子などがカップ容器に入れられるようになった．これらの製品は紙容器であるため，ピンホールの有無まで問題にしていては歩留りが悪くなり過ぎて現実的ではない．ホットメルトを多めに使い温度をうまくコントロールすればシール不良はほとんど出ないが，イージーオープンの要請などで接着剤の量を加減している場合などはシール不良になりやすい．それらはピンホールという範囲を遙かに超えた開口面積になっているのが普通である．そこに着目して開発されたシール不良検査機も各種ある．

3.5.2　内容物によって異なる検出方法

電気式ピンホール検査機では，包材が電気的に絶縁物でなければならないことは前述したが，同時に内容物が導電性であることも必要条件である．例えば，カップゼリーのように内容物が水分を含んでいて，かつ容器に密接しているような状態でなければならない．ヘッドスペースと呼ばれる空気層があると，その部分の検査はできない．空気は絶縁体に近いためである．したがって，真空包装品やカップゼリーのように内容物が容器内に満充填されているか，液体スープのように流動性が高く内容物が検査したい領域全てに移動できる場合に限られる．

一方，真空圧を使う検査方法の場合は，内部に空気層（ガス層）がないと検出できず，しかもゼリーのように粘度が高い内容物の場合，直径1 mmのピンホールすら検出が難しい．また，検査したい領域に内容物が付着していても具合が悪い．

前述の包材による制約と，この内容物による制約を組み合わせた場合，アルミ箔包材に満充填されたレトルトカレーのような製品にはピンホールを検出できる適切な方法がない，というのが実状である．

3.5.3　容器の形状による制約

検出原理上は問題がなくても自動搬送や位置決めの難しい包装形態もある．真空を使う場合はチャンバーと呼ばれる真空容器内に被検査物（ワーク）を入れる必要があるが，袋物などはそれぞれの形態に合わせて搬送方法や位置決め方法を考えなくてはならない．これが装置のコストを押し上げる最大要因となっている．カップやトレーなどは比較的問題が少ない．電気式はベルトコンベアでワークを搬送することができることと，位置決めがそれほど必要ではないのでその点の制約は少ない．

真空式の場合は，位置決めさえ簡単にできればピンホールの発生部所はさほど大きなネックではないが，電気式の場合は電極を配置しにくい部所の検査は難しい．例えば，センターシールが折り込まれた内側に生じたピンホールやシール不良部は電極が当たらないために見逃す可能性がある．

3.5.4 検 出 原 理

ここまで代表的なピンホール検出方法である電気式と真空式の長所短所を概略的に説明したが，他の方式も含めて，各種検査方式の検出原理について以下に述べる．

(1) 高電圧印加式ピンホール検査原理

被検出物を一種の電気回路要素として考えて，その特性値がピンホールの有無によって異なることを利用した方式である．

ワークの断面を見れば，包材・内容物・包材の順に配置されているが，この3つが一種のコンデンサー，あるいはインピーダンスとして働く．

通常は非常に大きなインピーダンスを有するが，包材にピンホールが存在すると，その面の包材がないのと同じことになりインピーダンスが低下する．高電圧を使用して，そのわずかな差異を電流値として取り出すことで検出する（図3.10）．

ワークの性質によって，交流（高周波），直流のいずれが適切かを決める．包材の厚みが大きいときは交流が，薄いときは直流が適している場合が多い．直流の場合はワークが帯電しているため検査後の除電をしっかり行う必要が

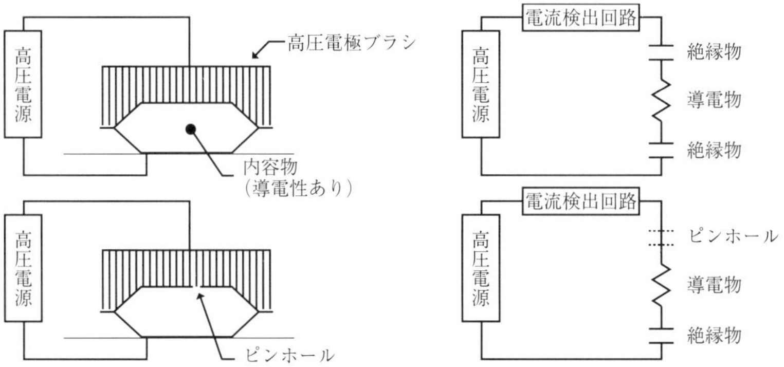

図3.10 高電圧印加式ピンホール検査原理図

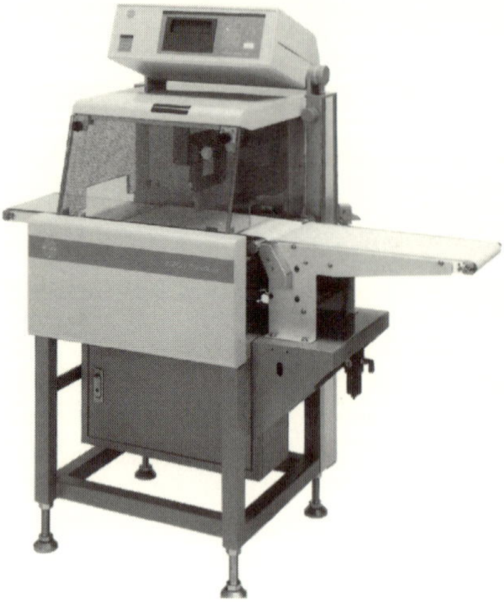

写真 3.6　高電圧印加式ピンホール検査機
（ニッカ電測(株)提供）

ある．

いずれも10 cm角のワークを毎分100個程度は検査可能であり，価格的にも300万～600万円程度と手頃である（写真3.6）．

(2)　真空チャンバー式ピンホール検査原理

真空圧の利用方法にもいくつかのバリエーションがある．

最も精度良く検出できるのは，チャンバー内にワークを入れて内部を一定の真空圧にした後，真空引きを停止し内部の真空圧の変化を監視する方法である．ワークの内部にある空気（ガス）がピンホール部から洩れだしてチャンバー内の真空圧が変化する．設定した値以上の変化があった場合にピンホールがあると判断する．

注意する必要があるのは，大きなシール不良があった場合，最初の真空引きの際にワーク内部の気体が全て抜かれて，真空圧の変化に関しては良品と同じ状態を示すことである．大きな不良を検出するためには別の手段を講じなければならない．また，チャンバーの気密性や真空圧の精度も重要である．ピンホールから洩れ出る空気量は極微少であり，その量をチャンバー容積で除したものが真空圧の変化率であるから，チャンバーの容積も可能な限り小さくしておくことも肝要である（写真3.7）．

抜取検査であれば数分間で1 μmのピンホールでも検出できるが，自動検査の場合は処理量の問題から真空状態にある時間を短くする必要があり，直径0.1 mmの検出精度が一般的な仕様である．

チャンバーを2つ用意して，片方に良品と分かっているワークを入れ，もう片方に検査したいワークを入れて，両者の圧力差を調べて判定する差圧法というのも実用化されている．差をハードウェアで増幅して判定できるため単一チャンバー式よりも精度良く処理時間も早いが，装置のコストは最も高い．主に抜取検査用として使用されているようである．

また，精度的には若干落ちるが高速で判定ができるため，コストも比較的かからない方法も考案されている．単一のチャンバーを使うが,気圧を測定するのではなく，ワークの変形量を計測する方法である(図3.11)．ワークは真空内に入れると中の空気が瞬時に膨張し，ピンホール部から中の空気が洩れ出ると徐々に凹む．この変化を距離センサーで計測して判定する．チャンバー内の空気量の変化ではなく，ワーク内の空気量の変化を間接的に計測することになるので所要時間が短くて済む．

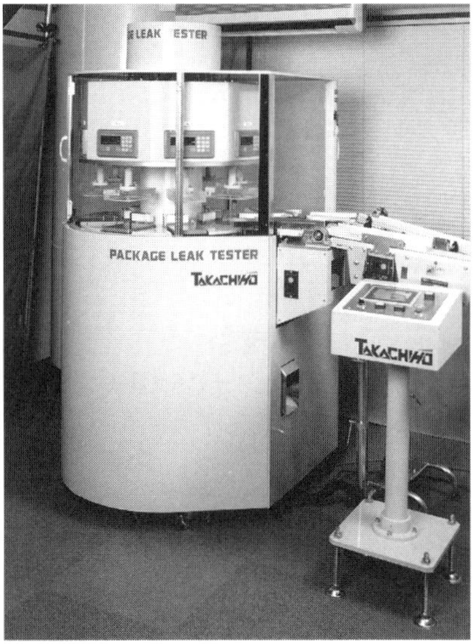

写真 3.7　真空チャンバー式リーク検査機
(高千穂精機(株)提供)

直径0.3 mm程度のピンホールであれば1～2秒で判定できる．それより小さなピンホールを検出したい場合は時間を長くすれば可能であるが，この方式を使うメリットもなくなる．

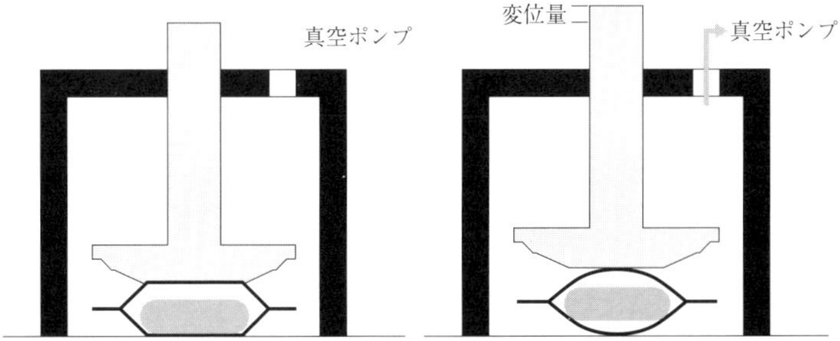

図 3.11　真空変位式ピンホール検査原理図

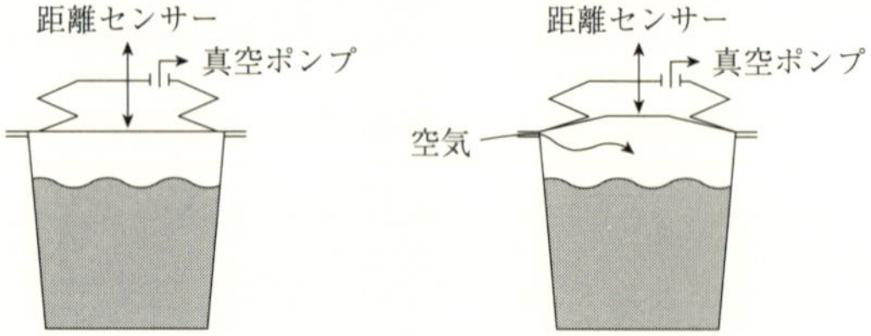

図 3.12　真空距離式シール検査原理図

(3)　真空距離式シール検査原理

真空距離式とは筆者が名付けた方法であるが，容器の一部分のみを真空で引き，容器の変形量を距離センサーで測定して判定する方法である(図3.12)．カップ容器の蓋(ふた)のシール検査に向いている．カップが紙製の場合は，カップ部も変形してしまうため精度が落ちるが，樹脂製のカップにアルミ箔のシール蓋ならば0.7 mm^2 程度のシール不良を検出できる．充填機内に組み込んで使用できるのでスペースも取らない．微小なピンホールは検出できないが，アルミ箔自体は予め光学的方法などでピンホール検査されているのが普通であり，実用上は十分な検出精度と思われる（写真3.8)．

(4)　加圧式シール検査原理

最もシンプルな方法であるが，0.7 mm^2 程度のシール不良は余裕で検出でき処理能力も高い．

ポテトチップスの袋詰めを毎分120袋で直径0.5 mmのピンホールまで検出できる．また，カップ容器であれば(3)と同様，充填機内に組み込んで使用できる．

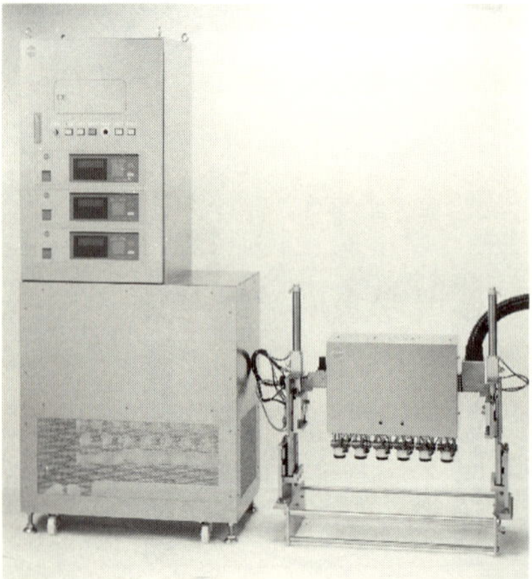

写真 3.8　充填機内組込型シール検査機
(ニッカ検査機械(株))

袋詰めの場合は，上下にコンベアを配置して加圧しながら搬送し，上下の距離を計測する．不良ワークの場合，挟んだ直後とリリース直前の上下間距離に差がある

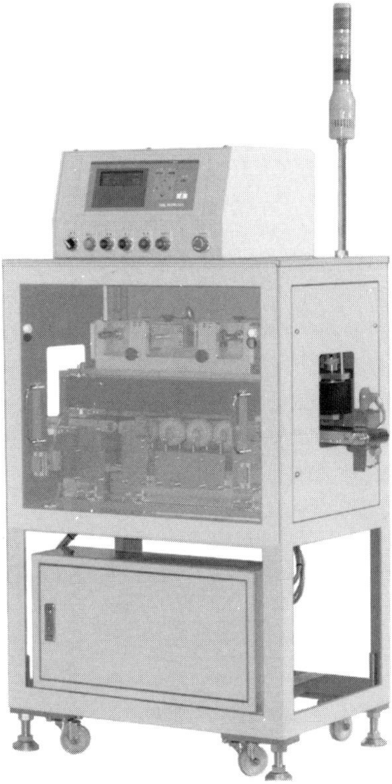

写真 3.9 紙カップ容器シール検査機
(ニッカ検査機械(株))

ことから判定する．

カップ容器の場合もカップ部を左右のコンベアで挟みながら加圧し，蓋部の膨れ具合を計測する．写真3.9はカップ入りスナックのシール検査装置で，毎分150個の検査能力がある．

(5) 圧空式ピンホール検査原理

真空チャンバー式ではヘッドスペースが必要で，内容物が粘度の高い液体では検査が難しいことは先に述べたが，空容器の段階なら圧空を用いて検査ができる．原理的には真空の場合と同じで，真空圧の変化を計測するか，圧空圧の変化を調べるかの違いだけである．搬送，位置決めが簡単にできる場合は有効な検査方法だと言える．圧空をかけても容器の外観を損ねないための工夫は個々の容器形態で必要となる．PETボトルなどではこの検査方式が実用化されている．

(6) 封入ガス検知式ピンホール検査原理

予めワーク内に二酸化炭素ガスやヘリウムガスを混入させておき，ワークをチャンバー内などで加圧あるいは真空状態にして漏れ出たガスを検知する方式である．原理はかなり昔から確立されていたが，最近になってようやくコスト的に見合う実用機が開発されてきたようである．

(7) 性能および価格

表3.8に各種検査方式の性能と価格を対比して示す．

表 3.8　各種検査方式比較一覧表

			高電圧印加式	真空チャンバー式	真空距離式	加圧式	圧空式
カップ・トレー	アルミ	ヘッドスペースあり	×	◎	◎	◎	注
		なし	×	×	△	×	注
	樹　脂	ヘッドスペースあり	×	◎	◎	◎	注
		なし	◎	×	△	×	注
袋　詰　め	アルミ	ヘッドスペースあり	×	◎	×	○	注
		なし	×	×	×	×	注
	樹　脂	ヘッドスペースあり	×	◎	×	○	注
		なし	◎	×	×	×	注
検出対象	ピンホール		◎	◎	△	△	○
	シール不良		○	◎	○	○	◎
装置価格			◎	△	○	◎	○
検査処理量			◎	△	○	◎	△

注）圧空式の検査対象は，PET ボトルなどの空容器が主である．

（濱田良一）

3.6　包装材料のヒートシール特性と検査方法

容器包装のヒートシール(heat seal)とは，主として軟包装袋または半剛性包装容器に中身の製品を充填し，トップの開口部を加熱封かん(緘)して内容物を保護する技法のことをいう．

したがってシールの圧着面は，熱可塑性のプラスチックフィルムか，または熱可塑性樹脂の塗布層であって，この面を加熱圧着させることによって密封する．一般的にはこのシール層をシーラント（sealant）と称し，その機能性を特に高めたシーラントフィルムやコーティング用のコンパウンドあるいは樹脂塗布剤が上市されている．

ヒートシールの手法には，バーシールおよびインパルスシールのように外面から直接加熱圧着する方法，高周波を当て誘電発熱させてシーラント層を溶着させる方法および超音波を当ててシール界面の振動による摩擦熱で溶着させる方法があり，パウチやピローなどの軟包装袋のトップシールをはじめ，プラスチック製のカップあるいはトレーなどの半剛性容器の蓋による密封など，ほとんどの包装工程でヒートシール技法が採用されている．

特にこれらの自動充填包装機では，加熱バーと冷却バーとを備えた摺動（しゅうどう）型のシーラーが多く，ほとんどが加熱圧着式のバーシール方式といえる．

内容物を保護する目的で適切な包装が施されるが，容器包装のシール性能は，基本的な包装機能を左右するファクターであり，シールが適正に施されているかどうかは，包装の安全・衛生管理の観点からも非常に重要な項目であるといえる．

3.6.1　プラスチックフィルムのヒートシール性能

プラスチックフィルムによる各種の軟包装袋には，充填包装機においてインプラントで三方ないし四方，またはピロー型に製袋シールされるものと，あらかじめ製袋機で製袋したものがスタッキングされて供給されるものとがある．

いずれの場合も，充填時の熱封かんシールを含めて材料のヒートシール性，すなわち諸条件下におけるヒートシール強さ（慣用的には熱封かん強度とも呼ばれている）は，その材料の包装適性を左右する性能である．

多くの軟包装袋では，比較的融点の高いOPP（二軸延伸ポリプロピレン），PET（二軸延伸ポリエチレンテレフタレート）およびONY（二軸延伸ナイロン）などのプラスチックフィルム，あるいはアルミ箔を複合したフィルムを基材としてシーラントフィルムをラミネートするか，または押出し（溶融）コーティングした構成のものが多用されている．

したがって軟包装材のヒートシール性能は，シーラント樹脂の軟化点，融点，あるいは溶融粘性などに依存した接着特性に支配される．

実際の包装適性から要求されるヒートシール特性としては，保護適性上必要なシール強度はもちろんのこと，低温シール性，ホットタック（熱間剥離抵抗）性および夾雑物シール性が特に要求されるが，容器包装の形態によっては，易開封機能をもたせる目的で，シール界面のピーリング性（易剥離性）を付与することが必要なものもある．

これらのヒートシール機能を有するシーラントとしては，LDPE（低密度ポリエチレン），EVA（エチレン・酢酸ビニル共重合樹脂），LLDPE（線状低密度ポリエチレン），PE アイオノマー樹脂，EAA（エチレン・アクリル酸共重合樹脂），EMAA（エチレン・メタクリル酸共重合樹脂）などを主ポリマーとする接着性レジンが広く知られている．

3.6.2 ヒートシール特性の評価方法

(1) ヒートシール強さ試験方法

ヒートシール強さの試験では，まず温度，圧力および時間の 3 つの条件が正確にコントロールできるバーシール装置（写真 3.10 参照）により，ヒートシール試験片（シールバーの幅 10 mm）を作製し，シール部を幅 15 mm にカットし，シール箇所を中央にして 180°に開き，試験片の両端部を定速伸長型引張試験機のつかみに挟んで引張剥離（つかみの下降速度は，毎分 300 mm とする）させ，その時の最大応力をヒートシール強さ（N または mN/15 mm 幅）とする．

ヒートシール条件は適宜定められるが，シール圧力および時間の条件を固定したうえで，シール温度水準を広範囲に設定し，温度とヒートシール強さの関係が，性能として評価できるように試験を行うのが普通である．

ヒートシール強さに影響を及ぼす材料要因としては，基材に対するシーラントレジンのアンカー性(密着性)，シーラントの凝集力，粘弾性，結晶化度などが想定される．

さらに，シール箇所の破断形状には，シーラントと基材の層間剥離，シーラントの凝集破壊およびシール境界でのフィルム破断が主にみられる．

JIS Z 1707(1997)「食品用プラスチックフィルム通則」には，単体または複合フィルムのヒートシール強さ試験方法が，上述のように定められており，また JIS Z 0238 (1998)「ヒートシール軟包装袋及び半剛性容器の試験方法」には，袋の両サイドあるいは，センター(背)，トップおよびボトムの各シール部からシール試験片を採取して，上述の操作に従って試験することが定められている．

図 3.13 にヒートシール試験片の形状と採取箇所を参考のため示しておく．

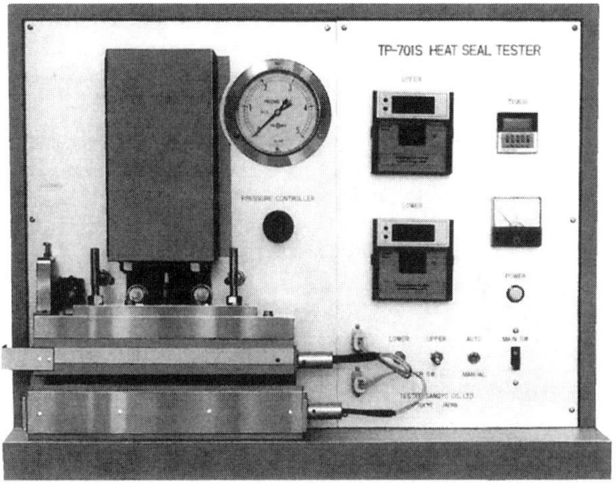

写真 3.10 ヒートシールテスター (テスター産業カタログより)

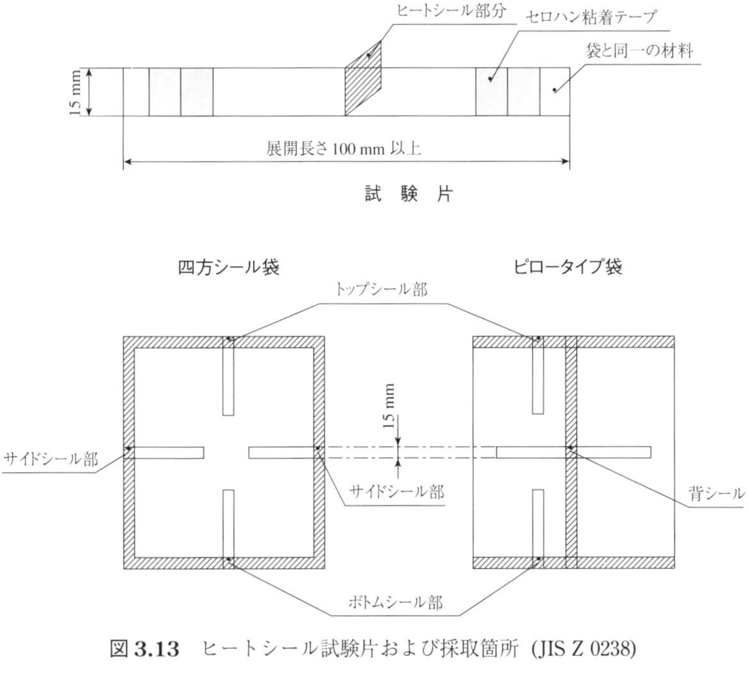

図 3.13 ヒートシール試験片および採取箇所 (JIS Z 0238)

なお，JIS Z 1707には，ヒートシール強さの性能区分（等級）が，またJIS Z 0238には，袋の使用目的に応じたヒートシール強さの目安として表3.9の数値が示されている．

レトルトパウチにおけるヒートシール強さが，23 N（2.3 kgf）/15 mm以上とされているのは，食品衛生法（告示）に定められている容器包装詰加圧加熱殺菌食品（一般試験法）における規格基準である．

(2)　ヒートシール部のチェック方法

実際に充填シールを行うか，あるいは空打ちした容器または軟包装袋のテスト品を用い，内部に圧縮空気を送って一定の圧力を加えたときの耐圧度，または破裂強さを測定することによってヒートシール性の良否をチェックする方法がある．

前述のJIS Z 0238の規格には，密閉容器の破裂強さ試験として図3.14の装置が示されており，蓋(ふた)の部分に，厚さ1 mm程度のゴムシートを必要によって接着剤，粘着テープなどで固定して，ゴムシート部分に空気針を突き刺し，圧縮空気を1 L/分の速度で，容器が破裂（シールの弱い箇所から剥(は)がれる）するまで送入を続け，そのときの最大圧力を破裂強さとすることとしている．

表3.9　包装用プラスチックフィルムのヒートシール強さの規格

(1)　食品包装用プラスチックフィルムのヒートシール強さの級区分（JIS Z 1707）

項　目	単　位	1級	2級	3級	4級	5級
ヒートシール強さ	N/15 mm 幅当たり	60以上	30以上 60未満	15以上 30未満	5以上 15未満	5未満

(2)　軟包装袋の使用目的に応じたヒートシール強さの目安（JIS Z 0238）

使　用　目　的	ヒートシール強さN(kgf)/15 mm
重量物包装用袋などで，特に強いヒートシール強さを要する場合	35（3.5）以上
レトルト殺菌用袋などで，強いヒートシール強さを要する場合	23（2.3）以上
一般包装用袋などで，内容物の質量が大きく，やや強いヒートシール強さを要する場合	15（1.5）以上
一般包装用袋などで，内容物の質量が小さく，普通のヒートシール強さを要する場合	6（0.6）以上
パートコートまたはイージーピールの袋などで，ヒートシール強さが小さくてよい場合	3（0.3）以上

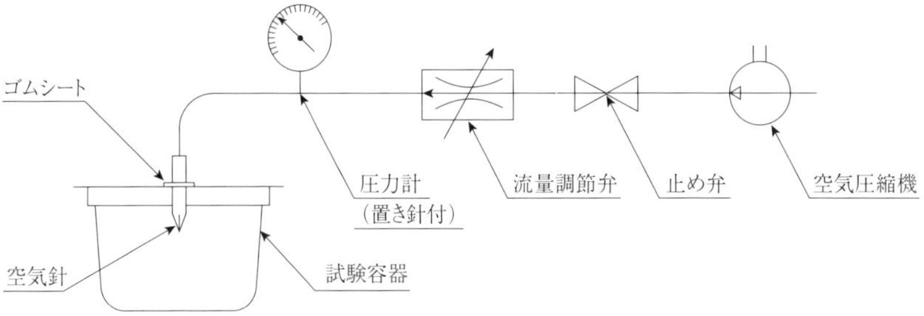

図 **3.14**　カップ容器の破裂強さ(シール部)試験装置 (JIS Z 0238)

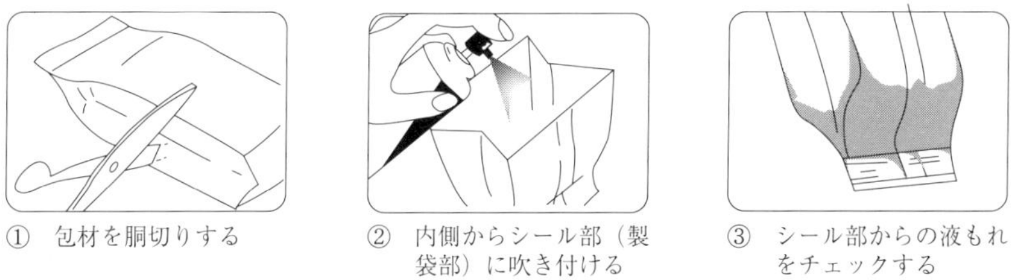

①　包材を胴切りする
②　内側からシール部（製袋部）に吹き付ける
③　シール部からの液もれをチェックする

図 **3.15**　軟包装袋シール部の染色チェック (Red Check)

この方法とは逆に，バキュームチャンバー（ガラス製の減圧デシケーターが望ましい）に，比較的含気量の多い容器または軟包装袋の試験体を入れ，30～50 kPa（真空度 230～380 mmHg 相当）まで減圧して，試験体の膨張具合を肉眼でチェックする．シール部に不良箇所があって剥離（リーク）が発生すれば，形状的に膨張しないのでシールの良否判定が容易にできる．

一方，容器または軟包装袋の中に，ピンホールテストに使用する赤色染料またはメチレンブルーの水溶液（約 2%）を少量入れ，容器の蓋シール部または軟包装袋のシール部を一様に染色する．この場合，浸透性を高めるためにアルコールまたは界面活性剤を少量添加する．そして約 2 時間程度放置した後，よく水で洗い落として，シール箇所の染まり具合を観察することにより接着樹脂の溶融，圧着が均一かどうか，あるいはリークしそうな箇所があるかどうか，つまりヒートシール性の適否を判断する方法である．

図 3.15 に，シール部のチェック用に利用されているエアスプレー式（レ

ッドチェックとして市販されている）の使用例を参考のため示しておく．

部分的なシール箇所で最も問題が生じやすいのは，ピロータイプやスティックタイプのパウチにみられる，センター（背貼り）の合掌シールが重なり合ったトップまたはボトムシール箇所，あるいは充填密封シール部の粉の噛（か）み込み（夾雑物）が生じやすい箇所であり，この部分がシールのウイークポイントになることが多く，シーラントやシール方法（例えば高周波シールの併用などによる2段シール）に種々の工夫がなされている．

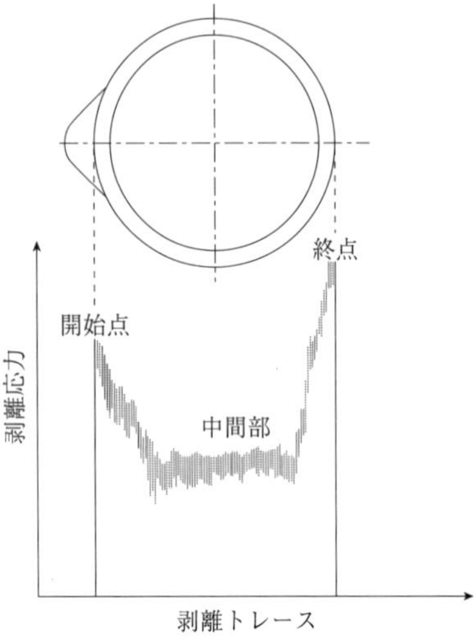

図3.16　プラスチックカップ容器の蓋シール部開封剥離履歴

図3.16に，カップ容器におけるヒートシール蓋の開封剥離履歴を示すが，剥離応力の分布は，開封開始時と終点で大きく，中間部は両端の2分の1程度を示すので，カップ蓋のシール強さと易剥離性とのバランスを安全性の観点から考慮する必要がある．

(3)　低温シール性

レトルト容器（容器包装詰加圧加熱殺菌食品）の場合を除くパウチおよびピロータイプの軟包装では，高速包装適性の要求が強いために低温シール性の付与が必要とされる．

この低温シール性が必要な理由としては，比較的厚いラミネートフィルム，耐熱性の比較的低い基材，あるいはホットタック（熱間剥離抵抗）性を要求される包材などのヒートシール性能を高め，かつ安定させる意味がある．

包装機械によっては，密閉シール性の向上を図る目的で，予熱・加熱・冷却の各バーを備えた充填機もあるが，ほとんどのパウチおよびピロー袋充填機では，包装材の低温シール性が重要視されることが多い．

低温シール性を有するシーラント樹脂としては，IOPE（アイオノマーポリ

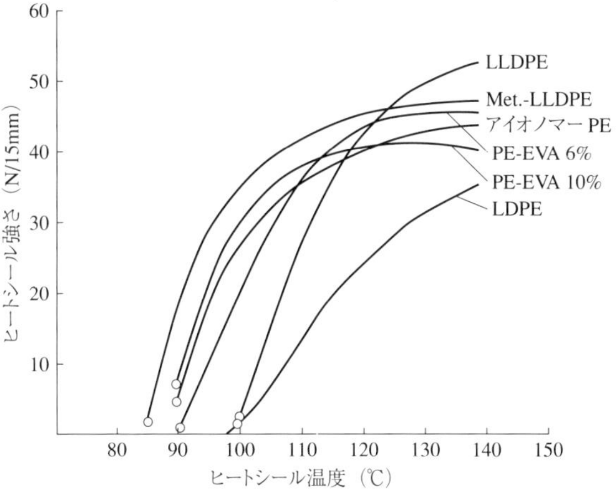

図 3.17 軟包装用フィルムの温度とヒートシール強さ(低温シール性)との関係

フィルム構成：ONY（15 μm）/LDPE（20 μm）/シール層（20～30 μm）
ヒートシール条件：圧力 0.2 MPa（2 kgf/cm^2），1 秒.

エチレン)，EVA ブレンドの LDPE，EAA，あるいは最近ではメタロセン触媒で重合された LLDPE がよく知られ，データが紹介された文献も数多くみられる[1)−3)].

図 3.17 に代表的なシーラントフィルムの低温域のシール特性を示す.

(4) ホットタック性

高速充填用軟包装材では機械適性として，シーラント層の低温シール性とともにホットタック（熱間剥離抵抗）性にも優れたものが要求される.

特に縦ピローの自動充填機では，センターシールされ，間欠送りされながらボトムシールされると同時に内容物が充填され，トップシールが施されてカットされるまでの間，時間が短く，シーラント層が冷えて固まらないうちに，トップシールは内容品の自重を受け剥離しやすい．また，液状物のホット充填が行われるような場合，この半ば加熱された状態における剥離抵抗の優れたシーラントが望まれる.

シーラント層のホットタック性を試験する実用的な方法は，あまり知られていないが，ヒートシールバーから開放された直後のわずか 0.5 秒以下の極

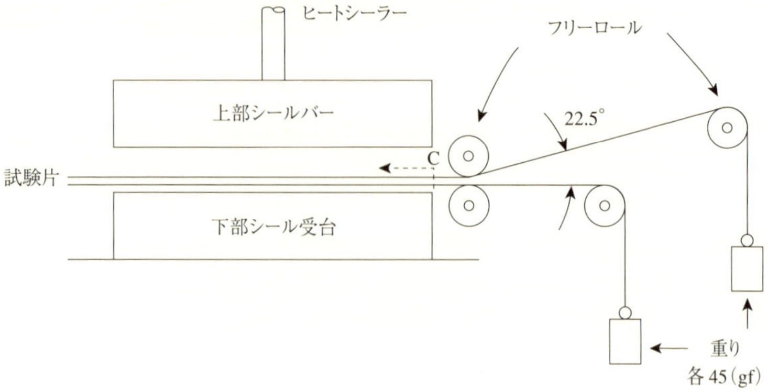

図 3.18 軟包装用フィルムのホットタック試験装置
ヒートシールテスター（写真 3.10）付属器具．

めて短い時間にシーラントの剥離抵抗が，どのような挙動を示すかを評価する試験がある．

ホットタック性シール強さ試験装置としては，アメリカ Theller 社の冷却曲線評価法による装置が紹介されている．この装置は，ホットタック抵抗の微小冷却時間（10^{-3}s の単位）における変化をモニタリングし，0.25 秒経過時点に到達したホットタック強度（mN）を表示するようになっている[4),5)]．

次に，通常使用されているヒートシール試験装置（写真 3.10 参照）を利用して，簡単にホットタック性を測定評価できる方法（三石法）も知られており，補助器具が試験機メーカーから販売されている．

図 3.18 に示すように，ヒートシーラーのシール受台側フレームに，滑車付のガイドロールを取り付け，図のように 2 枚の短冊型試験片（25×250 mm）の長手方向の一端にそれぞれ重り（45 g）を取り付けて，始めは重りを手で支えて浮かしておき，上部のシールバーが降下すると同時に手を放す．そしてシールバーから開放された瞬間に，重りの働きで 2 枚が剥離し，その離れた長さを，図の C 点より矢印方向に測って，各種シール温度におけるホットタック値（cm）とする．このとき剥離した長さが短いほどホットタック性に優れているとして評価する．

図 3.19 に代表的なシーラントフィルムのホットタック性を示す．

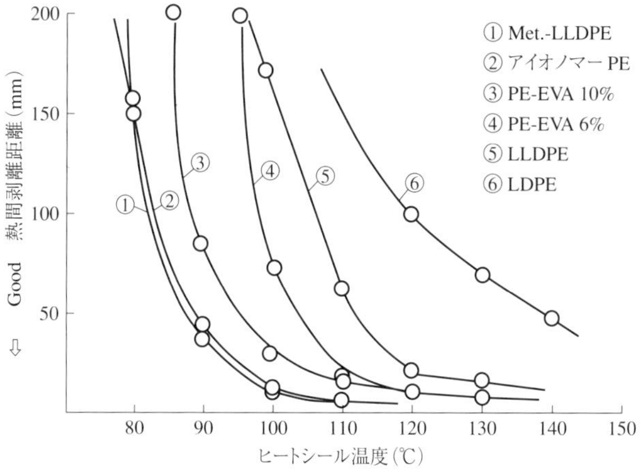

図 3.19　軟包装用フィルムのヒートシール時におけるホットタック性

フィルム構成：ONY（15 µm）/LDPE（20 µm）/シール層（20 µm）
ヒートシール条件：圧力 0.2 MPa（2 kgf/cm²），5 秒．
剥離荷重，重り各 45 g．

これらのシーラントレジンの比較においても，メタロセン触媒の重合による LLDPE（C=6〜8）は，低温シール性とともにホットタック性にも比較的優れていることがわかる．

(5)　夾雑物シール性

軟包装袋パウチの三方シール（調味料のポーション），四方シール（レトルト食品など）およびピロータイプ（スナック菓子，粉末製品など），あるいは半剛性容器（ゼリーなどのデザート食品）の蓋材シールにおいて，中身が充填される際に，シール面に内容物が付着することが多く，極力スイープして密封シールされるよう機械的にも配慮はされているが，シール面に異物が付着すると，シール強さの劣化やピンホールを生じる恐れがある．

特に豆腐，液体調味料，あるいはゼリーなどヘッドスペースをほとんどなくした液中シールの充填包装や粉末製品のパウチ包装においては，中身が少々付着しても良好なヒートシールが得られるシーラントでなくてはならないわけで，この場合のシール特性を夾雑物シール性と称している．

一般的に評価されている夾雑物シール性の比較的優れたシーラントレジン

またはフィルムとしては，LLDPE，LDPE/EVA(5～15%)，EAA，IOPE などの従来のものから，比較的新しいメタロセン触媒で重合されたLLDPE（C=8）が知られている[1),6)−8)].

参 考 文 献

1) 加工技術研究会：プラスチック・レジン材料総覧 '97/98（1997）
2) 大須賀弘：食品包装用フィルム，p.78，日報（1994）
3) 土屋博隆：*PACKPIA*，No.7，49（1993）
4) Theller 社：ホットタック・シールテスター技術資料（1997）
5) 谷本正継：コンバーテック，No.12，53（1998）
6) 加藤俊一他：包装技術，**33**(11)，18（1995）
7) 小国盛稔：同誌，**33**(11)，32（1995）
8) 河野優二：コンバーテック，No.9，23（1998）

（中山秀夫）

3.7 包材の安全・衛生性基準

包材の安全・衛生性について，わが国の包材メーカー，食品メーカーは，まず，その包材が日本の「食品衛生法」に適合することを必須の条件としている．次いで，その包材が業界が定めた「自主規制基準」に適合することを選択の条件にしている．そして一部の包材メーカー，食品メーカーならびに海外へ製品を輸出する商社および各メーカーは，その用いる包材がアメリカの「FDA（食品医薬品局）の規格基準」に適合していることを必須条件としている．

以下に，この3種類の法規，規格基準の概要について説明する．

3.7.1 わが国の食品衛生法

食品容器の安全・衛生に関する法規制は，「食品衛生法」，「乳及び乳製品の成分規格等に関する省令（乳等省令）」，「食品，添加物等の規格基準」などによって構成されている．

これらの法規，規格基準のうち容器包装に関する内容はアメリカやヨーロッパ各国などのそれと比べてやや異なっていて，以下の特徴を備えている．

① 容器包装の安全・衛生に関する条文が，運用上，広義かつ弾力的に解釈できるように規定されていて，取り締まる側にとって都合が良い．

② 国民，企業などが包材の選択や容器包装の設計をする際に指針となる原材料に関する具体的記述が少ない．

③ 乳および乳製品用容器包装の規格基準は，それ以外の食品用容器包装の規格基準に比べて極めて厳しい規制となっている．

④ 国民，企業などが規格基準の改定を望む場合，その申請方法・手続きに関する規定が，一部を除いて設けられていない．

⑤ 規格基準のうち，容器包装の物理的強度に関する規定の占める割合が比較的多い．

それでは，以下に「食品衛生法」の容器包装に関する部分の概要について解説する．

(1) 食品衛生法

現行の食品衛生法は，昭和 22 年 12 月 24 日に法律第 233 号として制定され，その後，昭和 32 年 6 月 15 日に全面改正され今日に至っている．

食品衛生法のうち容器包装に係わる条文は以下の 3 か条である．

第 8 条 営業上使用する器具及び容器包装は，**清潔で衛生的**でなければならない．

第 9 条 **有毒**な，若しくは**有害**な物質が含まれ，若しくは付着して**人の健康を害う虞がある**器具若しくは容器包装又は食品若しくは添加物に接触してこれらに有害な影響を与えることにより人の健康を害う虞がある器具若しくは容器包装は，これを販売し，販売の用に供する為に製造し，若しくは輸入し，又は営業上使用してはならない．

第 10 条 厚生労働大臣は，公衆衛生の見地から，販売の用に供し，若しくは営業上使用する器具若しくは容器包装若しくはこれらの原材料につき規格を定め，又はこれらの製造方法につき基準を定めることができる．

② 前項の規定により規格又は基準が定められたときは，その規格に合わない器具若しくは容器包装を販売し，販売の用に供する為に製造し，若しくは輸入し，若しくは営業上使用し，その規格に合わ

ない原材料を使用し，又はその基準に合わない方法により器具若しくは容器包装を製造してはならない．

第8，第9条の2か条に書かれている「清潔で衛生的」，「有毒」，「有害」，「人の健康を害う虞がある」という言葉の定性的，定量的解釈がなされていないため，容器包装メーカー，食品メーカー，小売業などが容器包装やその原材料を選択するに当たってガイドラインになるものが少なく，判断に困ることもあるようである．

この欠点を補うために第10条が設けられているが，現状では，使用して良い，あるいは使用できない原材料のリストアップなどが必ずしも十分ではないため，後述の業界による自主規制基準によってこれを補完せざるを得ないが，その自主規制基準の法律的裏付けが十分ではないなど問題点もある．

一方，取り締まる側から見れば，これらの言葉の解釈が具体的になされていないので，市販されている容器包装の安全・衛生性に問題がある時は，法律を変更することなく，行政指導や規格基準の変更という経緯を辿るだけで，その時々の技術水準に基づく**安全でない虞がある**容器包装を弾力的に規制することができる，というメリットを有しているのである．

(2) 乳及び乳製品の成分規格等に関する省令（乳等省令）

「乳及び乳製品の成分規格等に関する省令」は，昭和26年12月27日に厚生省令第52号として公布された省令である．以後，数十回の改正を経て今日に至っている．

この省令により，「乳及び乳製品の容器包装又はこれらの原材料の規格」が，それ以外の食品の容器包装またはその原材料の規格とは別個に制定され，前述のように極めて厳しい内容になっている．

以下に，そのうちの主なものについて解説する．

この省令では，乳および乳製品の区分ごとに，次の3つに分類されて規定されている．

(a) 牛乳，加工乳，クリームなどの容器包装またはこれらの原材料の規格

使用が許可されている容器包装は次のとおりである．

○ガラス瓶

○合成樹脂製容器包装，合成樹脂加工紙製容器包装

○金属缶（クリームのみ）

○これらの組合せ容器包装

(1)　合成樹脂製容器包装，合成樹脂加工紙製容器包装に課せられる試験ならびに規格基準

①　溶出試験：重金属，蒸発残留物，過マンガン酸カリウム（$KMnO_4$）消費量

②　強度試験：破裂強度，封かん(緘)強度，ピンホール

③　原材料規格：合成樹脂製，合成樹脂加工紙製の容器包装の内容物に直接接触する部分の原材料は，ポリエチレンまたはエチレン・1-アルケン共重合樹脂（ポリエチレンの一種）に限定

添加剤はステアリン酸カルシウム，グリセリン脂肪酸エステル，二酸化チタンのみが認められている．

④　材料試験：*n*-ヘキサン抽出物，キシレン可溶物，ヒ素・重金属

(2)　金属缶に課せられる試験ならびに規格基準

①　溶出試験：ヒ素，重金属，蒸発残留物，過マンガン酸カリウム消費量，フェノール，ホルムアルデヒド

②　材質試験：カドミウムおよび鉛，ジブチルスズ化合物，クレゾールリン酸エステル，塩化ビニル

乳および乳製品の容器包装全般の溶出試験条件は，後述の乳および乳製品以外の容器包装またはその原材料の規格とほぼ同一であるが，**規格値はいずれも 1/2 であり**，厳しい内容となっている．

わが国では，牛乳用の容器については極めて厳しい規制があり，実際に流通している容器はガラス瓶，紙パック（食品接触面は無添加ポリエチレン）がほとんどである．一部にポリエチレンボトルが使用されているが，量的には少ない．PET ボトルは，極めて安全かつ衛生的であり，清涼飲料用容器として既に 20 年の実績があり，今や容量的にはガラス瓶，金属缶を凌駕して清涼飲料用容器の王座についたが，牛乳，乳酸菌飲料，乳飲料用としては未だに許可されていない．仮に PET ボトルが牛乳用に許可されれば，紙パックの最大の欠点，すなわち開封後の異物混入の危険性が大幅に解消するものと思われる．

牛乳容器にこれだけ厳しい規制が課せられている理由は，日本では歴史的に，牛乳は幼児，妊産婦，病弱者，老齢者などの栄養食品であり，容器包装にも絶対的な安全性が必要であるとの考えが，牛乳が一般の食品となった今日でも残っていて，強く影響しているものと思われる．

(b)　発酵乳，乳酸菌飲料，乳飲料の容器包装またはこれらの原材料の規格

使用が許可されている容器包装は次のとおりである．

○ガラス瓶

○合成樹脂製容器包装，合成樹脂加工紙製容器包装，合成樹脂加工アルミニウム箔製容器包装

○金属缶（クリームのみ）

○これらの組合せ容器包装

(1)　合成樹脂製容器包装，合成樹脂加工紙製容器包装，合成樹脂加工アルミニウム箔製容器包装に課せられる試験ならびに規格基準

①　溶出試験：内容，規格値は前項とほぼ同一

②　強度試験：破裂強度または突刺強度，封かん強度，ピンホール

③　原材料規格：合成樹脂製，合成樹脂加工紙製，合成樹脂加工アルミニウム箔製容器包装の内容物に直接接触する部分の原材料は，前項の2種のポリエチレンの他にスチレンが追加されている．

2種のポリエチレンの規格は前項と同一であるが，添加物制限はない．スチレンについては，揮発性物質（スチレン，トルエン，エチルベンゼン，イソプロピルベンゼン，*n*-プロピルベンゼン）の規制が課せられている．

(2)　金属缶に課せられる試験ならびに規格基準

前項の金属缶の規定と同一である．

牛乳容器に比べかなり規格，基準が緩やかになっているのは発酵乳，乳酸菌飲料，乳飲料の消費は一般の人が主力であるとの認識によるものと思われる．スチレンが認可されたことにより乳酸菌飲料の市場が急拡大した．

(c)　調製粉乳の容器包装またはこれらの原材料の規格

使用が許可されている容器包装は次のとおりである．

○金属缶（開口部分に合成樹脂を使用するものを含む）

○合成樹脂ラミネート容器包装（合成樹脂にアルミニウム箔，セロハン，紙を貼り合わせたもの）

⑴　金属缶，合成樹脂ラミネート容器包装に課せられる試験，規格基準

①　原材料規格：内容物に直接接触する部分に使用する合成樹脂は，前記の2種のポリエチレンとポリエチレンテレフタレート（PET）に限定されている．これらの樹脂への添加剤は一切認められていない．

②　溶出試験：重金属，蒸発残留物，過マンガン酸カリウム消費量，アンチモン，ゲルマニウム

③　強度試験：破裂強度，封かん強度

④　材質試験：上記の2種のポリエチレンについては *n*-ヘキサン抽出物，キシレン可溶物，ヒ素・重金属の規制が課せられている．

ポリエチレンテレフタレートについてはカドミウムおよび鉛の規制がある．

調製粉乳は乳児専用であるが，粉末であることなどからポリエチレンテレフタレートの使用が認められたものと思われる．ただし，粉乳に直接接触する合成樹脂には添加剤の使用を一切認めない，など厳しい面もうかがわれる．

また，この「乳等省令」の特徴の1つに，「前号に規定する容器包装以外の容器包装を使用しようとする者は，厚生労働大臣の承認を受けなければならない」と規定されていることを挙げることができる．

実際，通称「例外申請」と呼ばれるこの制度を活用して，従来から多種類の新容器が乳および乳製品の容器として使用することを許可されてきた．そして，それらの容器が市場に定着すると，数年後に，これらを規格基準の中に組み込むという方法が採られていて，極めて合理的かつ実際的な法規となっている．

(3)　食品，添加物等の規格基準

「食品，添加物等の規格基準」は，昭和34年12月26日に厚生省告示第370号により，食品衛生法第7条，第10条の規定により制定された告示である．以後，百数十回の改正を経て今日に至っている．

この規格基準のうち，容器包装に係わる要点は次のとおりである．

(a)　容器包装またはこれらの原材料の規格

6項目が規定されているが，特筆すべきは「容器包装には食品添加物として認可されている着色料以外の着色料は使用してはならない」という項目があることである．

市場にはボトル，カップ，トレーなど着色した容器が沢山溢れている．これらの容器は全て食品衛生法違反かというと，そうではない．それは，この項目には「ただし書条項」が付されていて，「着色料が溶出又は浸出して食品に混和するおそれのないように加工されている場合はこの限りではない」と規定されているため，皆この条項に従って製品を生産しているのである．しかし，溶出または浸出の定義が必ずしも明確ではない現行規定では，溶出した事実が肉眼で見えさえしなければそれで良い，とされているのもまた事実である．今後に問題を残す可能性がある．

(b)　容器包装またはこれらの原材料の材質別規格

(1)　規格基準が規定されている容器包装またはその原材料

以下の3種類の容器包装またはその原材料について規定されている．

①　ガラス製，陶磁器製，ホウロウ引きの容器包装

②　合成樹脂製の容器包装（11種類の合成樹脂製の容器包装）

③　金属缶

(2)　合成樹脂製の容器包装またはその原材料の規格

ここで上記の全てについて解説することは不可能なので，合成樹脂製の容器包装のうちの主なものについて解説する．

合成樹脂製の容器包装またはその原材料には「一般規格」だけが設けられているものと，「一般規格」の他に「個別規格」の設けられているものの2種類が存在する．

「個別規格」の設けられている合成樹脂製の容器包装またはその原材料とは次の11種をいう．それ以外のものは全て「一般規格」だけである．

1)　ホルムアルデヒドを製造原料とするもの

2)　ポリ塩化ビニルを主成分とするもの

3)　ポリエチレンおよびポリプロピレンを主成分とするもの

4)　ポリスチレンを主成分とするもの

5)　ポリ塩化ビニリデンを主成分とするもの

6)　ポリエチレンテレフタレート（PET）を主成分とするもの
7)　ポリメタクリル酸メチルを主成分とするもの
8)　ナイロンを主成分とするもの
9)　ポリメチルペンテンを主成分とするもの
10)　ポリカーボネートを主成分とするもの
11)　ポリビニルアルコールを主成分とするもの

上記のうち実際に食品の容器包装に使用されているものは，1)～6)，8)，10)，11）であり，特に2)～6)，10）は食品接触面の材料として多用されている．一方7)，9）はほとんど使用されていない．

また，ホットメルト材，ラッカー材，その他の塗布剤など食品接触面に大量に使用されている原材料については，「一般規格」としての簡単な材質試験（カドミウムおよび鉛），溶出試験(重金属，過マンガン酸カリウム消費量）が課せられているだけである．今後，法規の整備が必要と思われる．上記の11種の合成樹脂の「個別規格」のうち試験項目，試験条件，規格値については表3.10に記載する．

表3.10(1)　容器包装またはこれらの原材料の材質別規格：ガラス製，陶磁器製，ホウロウ引き製の容器包装

種別		材質試験	溶出試験			
			試験項目	浸出条件	浸出溶液	規格
深さ2.5 cm以上である試料	容量 1.1 L未満	なし	カドミウム 鉛	常温暗所 24時間	4% 酢酸	0.5 ppm以下 5 ppm以下
	容量 1.1 L以上		カドミウム 鉛			0.25 ppm以下 2.5 ppm以下
液体を満たせないもの又は深さ2.5 cm未満の試料		なし	カドミウム 鉛	常温暗所 24時間	4% 酢酸	1.7 μg/cm² 以下 17 μg/cm² 以下

表3.10(2)　容器包装またはこれらの原材料の材質別規格：合成樹脂製の容器包装（一般規格（各合成樹脂の共通規格））

材質試験（規格）	溶出試験			
	試験項目	浸出条件	浸出溶液	規格
Cd；100 ppm以下 Pb；100 ppm以下	重金属	60℃・30分　又は95℃・30分(100℃以上の用途)	4% 酢酸	1 ppm以下（Pbとして）
	$KMnO_4$消費量		水	10 ppm以下

表 3.10(3) 容器包装またはこれらの原材料の材質別規格：合成樹脂製の容器包装(個別規格)

合成樹脂名	試験項目		浸出条件	浸出溶液	規格
ホルムアルデヒドを製造原料とするもの	溶出試験	フェノール	60 または 95℃・30 分	水	陰性
		ホルムアルデヒド	60 または 95℃・30 分	水	陰性
		蒸発残留物	60 または 95℃・30 分	4% 酢酸	30 ppm 以下
ポリ塩化ビニル (PVC)	材質試験	ジブチルスズ化合物			50 ppm 以下
		クレゾールリン酸エステル			1 000 ppm 以下
		塩化ビニル			1 ppm 以下
	溶出試験	蒸発残留物	25℃・60 分	*n*–ヘプタン	150 ppm 以下
			60℃・30 分	20% アルコール	30 ppm 以下
			60 または 95℃・30 分	水	30 ppm 以下
			60 または 95℃・30 分	4% 酢酸	30 ppm 以下
ポリエチレン (PE) ポリプロピレン (PP)	溶出試験	蒸発残留物	25℃・60 分	*n*–ヘプタン	150 ppm 以下
				(100℃ 以下使用)	30 ppm 以下
			60℃・30 分	20% エタノール	30 ppm 以下
			60 または 95℃・30 分	水	30 ppm 以下
			60 または 95℃・30 分	4% 酢酸	30 ppm 以下
ポリスチレン (PS)	材質試験	揮発性物質			5 000 ppm 以下
		熱湯使用用途の発泡ポリスチレン			2 000 ppm 以下
		さらに 2 000 ppm 中 スチレン エチルベンゼン			 1 000 ppm 以下 1 000 ppm 以下
	溶出試験	蒸発残留物	25℃・60 分	*n*–ヘプタン	240 ppm 以下
			60℃・30 分	20% エタノール	30 ppm 以下
			60 または 95℃・30 分	水	30 ppm 以下
			60 または 95℃・30 分	4% 酢酸	30 ppm 以下
ポリ塩化ビニリデン (PVDC)	材質試験	バリウム			50 ppm 以下
		塩化ビニリデン			6 ppm 以下
	溶出試験	蒸発残留物	25℃・60 分	*n*–ヘプタン	30 ppm 以下
			60℃・30 分	20% エタノール	30 ppm 以下
			60 または 95℃・30 分	水	30 ppm 以下
			60 または 95℃・30 分	4% 酢酸	30 ppm 以下
ポリエチレンテレフタレート (PET)	溶出試験	アンチモン	60 または 95℃・30 分	4% 酢酸	0.05 ppm 以下
		ゲルマニウム	60 または 95℃・30 分	4% 酢酸	0.10 ppm 以下
		蒸発残留物	25℃・60 分	*n*–ヘプタン	30 ppm 以下
			60℃・30 分	20% エタノール	30 ppm 以下
			60 または 95℃・30 分	水	30 ppm 以下
			60 または 95℃・30 分	4% 酢酸	30 ppm 以下

表3.10(3)つづき

合成樹脂名	試験項目		浸出条件	浸出溶液	規格
ポリメタクリル酸メチル (PMMA)	溶出試験	メタクリル酸メチル	60℃・30分	20% エタノール	15 ppm 以下
		蒸発残留物	25℃・60分	n-ヘプタン	30 ppm 以下
			60℃・30分	20% エタノール	30 ppm 以下
			60 または 95℃・30分	水	30 ppm 以下
			60 または 95℃・30分	4% 酢酸	30 ppm 以下
ナイロン (PA)	溶出試験	カプロラクタム	60℃・30分	20% エタノール	15 ppm 以下
		蒸発残留物	25℃・60分	n-ヘプタン	30 ppm 以下
			60℃・30分	20% エタノール	30 ppm 以下
			60 または 95℃・30分	水	30 ppm 以下
			60 または 95℃・30分	4% 酢酸	30 ppm 以下
ポリメチルペンテン (PMP)	溶出試験	蒸発残留物	25℃・60分	n-ヘプタン	120 ppm 以下
			60℃・30分	20% エタノール	30 ppm 以下
			60℃・30分	水	30 ppm 以下
			60℃・30分	4% 酢酸	30 ppm 以下
ポリカーボネート (PC)	材質試験	ビスフェノールA			500 ppm 以下
		ジフェニルカーボネート			500 ppm 以下
		アミン類			1 ppm 以下
	溶出試験	ビスフェノールA	25℃・60分	n-ヘプタン	2.5 ppm 以下
			60℃・30分	20% エタノール	2.5 ppm 以下
			60 または 95℃・30分	水	2.5 ppm 以下
			60 または 95℃・30分	4% 酢酸	2.5 ppm 以下
		蒸発残留物	25℃・60分	n-ヘプタン	30 ppm 以下
			60℃・30分	20% エタノール	30 ppm 以下
			60 または 95℃・30分	水	30 ppm 以下
			60 または 95℃・30分	4% 酢酸	30 ppm 以下
ポリビニルアルコール (PVA)	溶出試験	蒸発残留物	25℃・60分	n-ヘプタン	30 ppm 以下
			60℃・30分	20% エタノール	30 ppm 以下
			60 または 95℃・30分	水	30 ppm 以下
			60 または 95℃・30分	4% 酢酸	30 ppm 以下

(3) 試験条件における注意事項

溶出試験のうちで注意する必要があるのは，以下の試験条件である．

① 溶出温度：容器の使用温度が100℃を超える場合であっても，試験の溶出温度が水および4% 酢酸については95℃になっている点である(油性食品疑似溶媒の n-ヘプタンを用いる場合は25℃)．これは，試験の実施し

やすさと正確さを考慮したからである．この試験法を制定する際（昭和54年）には，市販の数多くの容器を収集して，100℃以上で使用するものについては110℃，120℃で溶出試験を実施して，95℃（*n*-ヘプタンについては25℃）モデル溶出条件との相関性を十分に把握して試験条件および規格値を設定したという経緯があり，これで当時は問題がなかったのであるが，その後20年を経過しているので再検証が必要な時期に来ている．したがって，現状では100℃以上で使用する容器の材質選択の際には，その容器の使用温度条件で加熱処理をして溶出量を確認しておいた方がよい．

② 試験溶液の調製法：本規格基準では試験溶液の調製の際には，「試料の表面積1 cm^2につき2 mLの割合で浸出溶液を用い……」と規定されているが，一般消費者が購入する食品の容器包装でこの条件を満たすものは2 L以上の容量のボトル，カップなどのリジット容器だけであり，多くの容器，袋は0.3～1.2 mL/cm^2程度である．小袋包装などでは0.15 mL/cm^2というものもある．したがって，実際の溶出総量を2 mL/cm^2の割合に換算して定量値とする法規定の試験法は，実際の溶出濃度より2～10数倍希釈しているのと同じである．法規的には，仮に高濃度溶出であっても換算式でカバーできれば適法ではあるが，材料の選定にあたっては留意すべき点である．

(c) 器具または容器包装の用途別規格

次の2種類の容器包装については用途別規格が設けられている．前述の乳および乳製品の容器包装の規格と併せて食品衛生法で規定されている数少ない個別規格である．

(1) 容器包装詰加圧加熱殺菌食品（缶詰食品または瓶詰食品を除く）の容器包装

次に掲げる条件の全てを満たさなければない．

① 「遮光性を有し，かつ，気体透過性のないものであること．ただし，内容物が油脂の変敗による品質の低下のおそれのない場合にあっては，この限りではない」

② 製造条件と同一の加圧加熱を行ったとき，破損，変形，着色，変色な

どを生じない．

③　耐圧縮試験（省略）に適合すること．

④　熱封かん強度試験（3.6節参照）に適合すること．

⑤　落下試験（省略）に適合すること．

いわゆるレトルト食品の容器包装について特別に付加された規格基準である．この規格基準は，昭和40年代後半から急速に普及してきた缶詰，瓶詰以外のパウチ（袋）詰食品であって，100℃以上の加圧加熱殺菌を施す食品，すなわち，レトルト食品用の容器包装に関する規格基準である．

この規格基準のうち，②～⑤は現状追認型の規格基準であり，特に問題となる点はないが，①については議論の多いところである．

この法規を厳密に解釈すると，金属缶，ガラス瓶以外の容器包装に食品を詰め，100℃以上の加圧加熱殺菌を施し，常温で販売する食品の容器包装は，全て酸素完全遮断タイプの包材すなわちアルミ箔積層の容器包装を使用しなければならないことになる．塩化ビニリデンもエバールもシリカ蒸着も内容物の食品を十分に保護するに足る酸素遮断性を有していないからである．

ところが実際の市場では，アルミ箔を積層しない容器包装に詰められたレトルト食品が大量に販売されている．これは，当規格基準のただし書条項「ただし，内容物が油脂の変敗による品質の低下のおそれのない場合にあっては，この限りではない」を活用しているからである．それでは，「油脂の変敗による品質の低下」とは具体的に何を意味するのか，「油脂」の種類と含有量，「変敗」，「品質の低下」の具体的意味が定量的に法規定されていない現状では，単に食品がまずいだけでは問題にならず，食中毒でも起こらない限り表面化しないのである．内容物が識別できて，容器コストの安い透明タイプの袋やプラスチックカップが増加するゆえんである．

(2)　清涼飲料水の容器包装

清涼飲料水の容器包装としては，ガラス製容器包装，金属製容器包装，合成樹脂製容器包装，合成樹脂加工紙製容器包装，合成樹脂加工アルミニウム箔製容器包装，これらの組合せ容器包装が認可されている．

それぞれの容器包装に対して強度規格（省略）が課せられているが，特に問題となるような規格はない．

合成樹脂製容器包装，合成樹脂加工紙製容器包装，合成樹脂加工アルミニウム箔製容器包装については，前述の「個別規格」の定められている合成樹脂を使用することが義務づけられている．

「個別規格」の規定されている材料が11種類もあるので，新容器の開発には現在のところそれほどは困らないようであるが，リサイクル問題などから繰り返し使用のできるリターナブル容器が注目され始めているので，ポリエチレンナフタレート（PEN）樹脂などの規格の整備が必要になりつつある．

3.7.2　業界の自主規制基準

食品衛生法に基づく規格基準だけでは，容器包装の原材料を選択するに当たって，使用して良い，あるいは使用できない原材料のリストアップなどが必ずしも十分ではないため，これを補う必要から各業界では衛生協議会を組織し，自主規制基準を設けている．

自主規制基準の内訳は各衛生協議会によって異なるが，一般的には，

① 使用して良いポリマーの種類とその範囲（ポジティブリスト）の制定

② 使用して良い添加剤（化学物質名，制限事項など）のリスト（ポジティブリスト）の制定

③ 規格試験の制定

④ 確認証明制度の導入

などを実施している．また，

⑤ 使用してはいけない物質のリスト（ネガティブリスト）の作成

⑥ 製造工場のGMP管理を査定して認定工場制度の設置

を採用している衛生協議会もある．

表3.11にわが国の容器包装に係わる自主規制基準を記載した．また，以下に日本国内の主な衛生協議会の概要を紹介する．

(1)　塩ビ食品衛生協議会

① 対象樹脂：ポリ塩化ビニル，塩素化ポリエチレン

② 加盟会員：塩ビ樹脂，添加剤，コンパウンド，フィルム，パイプ，容器などの各メーカー，食品メーカー，流通企業など

③ 規制基準：○ポジティブリスト（PL）の制定

表 3.11 わが国の容器包装に係わる自主規制基準

基　準　名	団　体　名
塩化ビニル樹脂製食品容器包装等に関する自主規制基準	塩ビ食品衛生協議会
ポリ塩化ビニリデン製食品容器包装等に関する自主規制基準	塩化ビニリデン衛生協議会
ポリオレフィン等合成樹脂製食品容器包装等に関する自主規制基準	ポリオレフィン等衛生協議会
ゴム製食品用器具及び容器包装等に関するポジティブリスト	日本ゴム協会
フェノールおよびメラミン樹脂製食品容器・包装・器具に関する自主規制基準	合成樹脂工業協会
不飽和ポリエステル樹脂製食品容器・包装・器具に関する自主規制基準	合成樹脂工業協会
ポリウレタン製食品容器・包装等に関する自主規制基準	ウレタン原料工業会
食品缶詰用金属容器に関する衛生基準	日本製罐協会
食品用金属キャップに関する衛生基準	金属キャップ協会
食品包装材料用接着剤に関する自主規制（ラミネート接着剤）	食品包装材料用接着剤等衛生協議会
食品包装材料用印刷インキに関する自主規制（NL 規制）	印刷インキ工業会
食品包装用石油ワックスに関する自主規制基準	日本ワックス工業会
乳等容器包装の接着剤に関する自主規制基準	全国乳栓容器協会
軟包装材料の加工衛生管理と加工所の構造設備に関する自主規制基準	軟包装衛生協議会

〇材質，溶出試験およびその規格値の制定

〇原材料，容器に対する確認登録制度と確認証明書の交付制度の制定

〇マーク表示（JHP マーク）制度の制定

④ 会の特徴：設立は各衛生協議会の中で最も古い(昭和 42 年)．文献，技術資料には定評がある．

(2) ポリオレフィン等衛生協議会

① 対象樹脂：ポリエチレン，ポリプロピレン，ポリスチレン，ナイロン，PET など 27 種のプラスチックと添加剤，色材

② 加盟会員：プラスチック，添加剤，色材，フィルム，容器のメーカー，食品メーカー，流通企業など．

③ 規制基準：〇ポジティブリスト（PL）の制定

〇材質，溶出試験およびその規格値の制定

〇原材料，容器に対する確認登録制度と確認証明書の交付

制度の制定
○マーク表示（PLマーク）制度の制定

④　会の特徴：わが国最大の衛生協議会．担当範囲が広い．

(3)　塩化ビニリデン衛生協議会

①　対象樹脂：ポリ塩化ビニリデン，コート用塩化ビニリデン，ラップ材

②　加盟会員：ポリ塩化ビニリデン，コート用塩化ビニリデン，ラップ材のメーカーおよびその加工メーカー

③　規制基準：○ポジティブリスト（PL）の制定
○材質，溶出試験およびその規格値の制定
○原材料に対する登録制度の制定

(4)　食品包装材料用接着剤等衛生協議会

①　対象樹脂：食品容器用ラミネート接着剤

②　会　　員：日本接着剤工業会加盟の接着剤メーカー

③　規制基準：○ネガティブリスト（NL）の制定
○登録商品名制度の制定

(5)　軟包装衛生協議会

①　対象製品：印刷原反，ラミネート用フィルム，ラミネート製品

②　加盟会員：グラビア印刷，ラミネート，スリット，製袋加工企業，フィルム，アルミ箔メーカー

③　規制基準：○「軟包装材料の加工衛生管理と加工所の構造設備に関する自主規制基準」の制定
○上記の規制基準を一定レベルで実施している工場（会員企業）に対し公的第三者機関（食品環境検査協会）が立入検査を行い，基準レベルに達していることが確認された場合，軟包装衛生協議会より「認定工場」の称号を与えている．
○「認定工場」において生産された製品には，製品の梱包資材に「認定マーク」を付けることを規定している．

④　会の特徴：衛生協議会の大部分は原材料メーカー主導の材料別縦割り社会であるが，この協議会は印刷，ラミネート加工業界中

心の横割り社会である．会員数も多く，活動も活発で基本理念はラミネート製品製造におけるGMPの普及である．

容器包装の衛生協議会というのは本来，対象とする容器包装の原材料メーカー，加工メーカー，容器包装を利用する食品メーカー，流通業者などの利害の微妙に相反する関係業界の企業が全て加盟して，それぞれの立場から意見を言い，各業界・各企業のエゴを出さないよう相互に監視をしながら，消費者にとって安全な容器包装，環境に優しい容器包装を得るために，各種の自主規制基準を作成し，これを遵守していくための団体であるべきである．

これが，業界に所属する企業だけで構成されている場合は，各業界の都合だけが優先して，何のための「自主規制基準」だか分からなくなってしまうことも多い．この結果，消費者や環境保護の立場に立った容器包装を製造することができず，企業，業界の利益が優先してしまうことになりかねない．

この点から見ると，全ての関係業界の所属企業が加入しているのは，「塩ビ食品衛生協議会」と「ポリオレフィン等衛生協議会」だけである．他の協議会は，各工業会が組織したものが多く，したがって，各衛生協議会のメンバーが努力して，社会正義の立場に立った自主規制基準を作成しても，その内容に対し「業界の都合が優先しているのではないか……」という目で見られることもあるようである．

ただし，わが国の各種の自主規制基準は，FDAの基準を参考にして作成している場合が多いので，その内容はかなりハイレベルであり，一部の団体のそれを除けば国際的に十分通用するものである．

3.7.3 FDAの規格基準

(1) FDAとは

FDAとは，アメリカの教育・厚生省の一部局で，日本の厚生労働省の医薬局（食品保健部を含む）と健康局を合わせたような部局であるが，規模，権限の大きさなどから日本の「庁」に相当する規模の政府機関である．

食品用の容器包装については，法律に基づいた極めて合理的，かつ，優れた規格基準を作成し，これを適切に維持管理して世界中の模範となっている．FDAは専属の研究所を有して，多くの研究員が安全・衛生に関する研究・

検査を実施し，また必要に応じてその職員を全世界に派遣している．

(2)　FDA規格基準

FDA規格基準の準拠法は“Federal Food, Drug and Cosmetic Act”(連邦食品薬品化粧品法）である．この法律に基づいて膨大な規格基準を作成している．

食品用の容器包装についても数多くの規格基準が作成されており，その内容は科学的，合理的，実証的であって世界中から模範とされている．

Federal Food, Drug and Cosmetic Actはアメリカの国内法である．したがって，FDAの規格基準の適用範囲はアメリカ国内で生産されるもの，あるいは国内で消費されるものに限定されている．しかし，現実には，アメリカに輸出する食品，医薬品，化粧品，容器包装材料を多数生産する日本をはじめ，世界の多くの国々（東側諸国を含む）の政府，企業などから，自国内消費の製品にもその規格基準は大いに参考にされている．特に日本においては，アメリカとの歴史的，経済的関係からFDAの規格基準は尊重され，多くの企業でこれを取り入れている．

(a)　規格基準の概要

(1)　規格基準作成の方法

FDAの規格基準はアメリカ政府機関の職員だけではなく，アメリカの全ての国民，全世界の他国民も「申請」により作成，改定を希望することができるようになっている．したがって，日本からも申請することが可能である．

申請された内容は，その概要がアメリカの官報（U.S. Federal Register）によって全世界に告知される．政府機関の審査を経た後，新規格基準（案）として再びU.S. Federal Registerによって告知される．その後一定期間（多くの場合は30日）中に異議申し立てがない場合は，「案」は自動的に成立して新規格基準として効力を発揮することになる．

なお，新規格基準として制定後一定期間（数か月）を経ると，申請内容の資料は，一部の機密事項（製品の製造方法など）を除く全てが「アメリカ情報公開法」によって公開される．特に，環境，安全・衛生に係わる資料は機密事項適用除外とされ，全て公開されるので，閲覧・入手が可能である．日本からでも入手可能である．

⑵　Code of Federal Regulations（CFR）

U.S. Federal Register によって告知され，規格基準（Federal Regulation）となったものは CFR に収録され，毎年，前年分が 4 月 1 日に刊行されている．

CFR は Title 1～50 に分類されている．安全衛生関係は Title 21 に収録され，容器包装に係わる部分はこのうちの Part 170～189 に記載されている．Part 170～189 はさらに約 800 の項目に細分されている．

⑶　規格基準の内容

①　使用して良い材料

食品に直接，間接に接触して良い容器包装用原材料が列記されている．原材料の化学特性・物理構成，純度，副次産生物，加工条件，使用条件，制限事項などが具体的かつ詳細に明記されている．

②　使用して良い添加物・着色料

食品に直接，間接に接触する可能性のある添加物・着色料について，その化学特性・物理構成，純度，副次産生物，加工条件，使用条件，添加量の制限事項などが具体的かつ詳細に明記されている．

③　使用して良いか悪いか検討中の材料，添加物の名称，検討理由の開示

かつて使用が許可されていて，その後その安全性に疑問を呈するようになった材料，添加物については，疑問を呈するようになった経緯を紹介して，現在見直しをしているので暫定的使用禁止である旨の告知を行っている．

④　容器包装に対する溶出試験の試験条件ならびに試験方法

これらは詳細に規定されている．また，その規定は極めて厳しい内容となっている．一例を挙げると，溶出温度・時間のうち，使用時に 100℃ を超える加熱および常温保存のものについては，次のようになっている．

121 超～135℃ の加熱殺菌 …………………………	135℃・1 時間の抽出
100 超～121℃ の加熱殺菌 …………………………	121℃・2 時間の抽出
常温による保存 …………………………………………	49℃・24 時間の抽出

以上のように溶出試験における溶出温度・時間は，酸性・水性食品に対しては使用条件別に 8 条件，油性食品に対しては 6 条件，アルコール性食品に

対しては3条件，食品の分類は9分類と極めて詳細かつ実際的，合理的な設定となっている．

(b)　FDA 規格基準の問題点

以上のようにFDAの規格基準は極めて優れたものであるが，詳細かつ合理的であるが故の次のような問題点もある．

(1)　申請に時間がかかる問題

新規の規格基準の制定や既存の規格基準の改定に対する申請には，許可を得るまでに多大の時間が必要で，通常最低でも2年を要し，4～5年を必要とすることも多い．この傾向は年々顕著になりつつある．このように時間がかかると，申請作業に代理人（弁護士，コンサルタント）を使っている場合はその経費が膨大なものになり，それにも増して，新製品開発における機会損失が大きい．このように時間がかかる背景には，最近の環境保護の立場から，申請内容についてEPA（アメリカ環境保護庁）の関与が多くなったということが挙げられる．

このような欠点を克服する方法として，2000年1月から実施されているFood Contact Notificationによる申請という方法がある．詳細については省略するが，この方法によれば，FDAは正式受理後120日で申請者に何らかの回答をしなければならない責務を負っている．この方法が導入された2000年1月より2001年3月までの間に113件の積年の滞貨申請が処理され，許可になっている．

(2)　発がん性物質の問題

Federal Food, Drug and Cosmetic Actには，発がん性物質について「人間の食料，動物の飼料には発がん性物質は存在していてはならない」と記されている．これが有名な“Delaney Clause”である．この条文は1950年代にアメリカ下院議員のDelaney氏の発案によって法制化されたものである．当時の分析技術はppmの領域であったので，この条文は十分価値のあるものであったが，その後，分析技術がppmの100万分の1のpptまで測定できる時代になると，定量的下限値が不明確であった条文に災いされて，少しでも発がん性の疑いのある物質が極微量でも存在する原材料は食品容器には使用できないことになってしまったのである．しかし，これについても1997

年に制定された“Threshold of Regulation for Substances Used in Food-Contact Articles”によって解決の兆しが見え始めている.

3.7.4 今後の課題

日本においては，20数年前に発生した塩ビ容器のモノマー事件を最後にして，その後目立った食品容器包装の安全衛生問題はほとんど発生していない．その塩ビモノマー問題と言えども政府，業界の対応が素早かったこともあって，塩ビ容器に起因する健康被害者は1人も発生していない.

以来，今日に至るまでに若干の問題すなわちBHT問題，スチレンモノマー問題，環境ホルモン問題などが世間を賑わせたが，いずれも科学的因果関係が不明確であったために法規制には至っていない.

一方，これらの実情を反映してか，法による規格基準の新設，改定が少なかったのも事実である．しかし，今後の社会情勢の変化などを考慮するとき，次の項目の新設，改定が望まれるのである.

① 乳および乳製品用容器包装原材料の新規許可（PETなど）.

② 容器包装の内面に使用する塗料・塗材，接着剤の規制と基準の新設.

③ シリカ，炭素蒸着など最先端技術を駆使した容器の個別規格化.

④ 溶出試験条件の改定．特に100℃以上の使用条件について実態に則したものにする.

⑤ リサイクル樹脂の食品容器への再利用に関する規格基準の新設.

（増尾英明）

第４章　包装材料の品質改善と新包装材料

4.1　ハイバリヤー包材

4.1.1　ガスバリヤー包装の必要性

食品を保存する技法としては，真空包装，ガス置換包装，脱酸素剤封入包装，乾燥食品包装，無菌充填包装，液体熱充填包装，レトルト食品包装など，種々の方法がある．これらの食品保存技法に使用される容器には種々の機能・特性が要求されるが，中でもガスバリヤー性は特に重要である．酸素の食品に及ぼす影響としては，まず酸化による食品の化学的変化，すなわち食品の品質劣化が挙げられる．食品の品質劣化の代表的なものとしては，不飽和脂肪酸などの酸化による風味の低下，フェノール類などの酸化による変色やにおいの変化，アスコルビン酸の酸化などによる栄養価の減少などがある．また，酸素は好気性細菌やカビの増殖を促進させ，食品の微生物による変敗を進行させる．炭酸ガスを使用するガス置換包装や炭酸ガスを含む飲料などでは，炭酸ガスが包装外へ透過して失われないためにガスバリヤー性は必要である．

食品や飲料の容器としては，金属缶やガラス容器も使用されているが，プラスチック包装材料が最も一般的に使用されている．金属やガラスの酸素，炭酸ガス，窒素などのガスを透過させない特性，すなわちガスバリヤー性は完全である．しかし，プラスチック材料は，表4.1に示すように，ガスバリヤー性の完全なものはなく，プラスチックの種類によりその程度は大きく異なっている．したがって，プラスチック包装材料の場合，ガスバリヤー性を確保するための包装設計が必要となる．一般的な手法としては，ガスバリヤー性の良好な材料をガスバリヤー層にした多層構成の包装材料を適用することが行われている．

表 4.1 各種プラスチックフィルムのガス・水蒸気透過度

フィルムの種類	ガス透過度*1 (mL/m²・24 h・atm/25 μm)			P_{CO_2}/P_{O_2}	水蒸気透過度 (g/m²・24 h/25 μm) 40℃, 90% RH
	P_{O_2}	P_{N_2}	P_{CO_2}		
PVDC (VDC-MA 共重合体)	1.5*2	—	—	—	1
EVOH (EVA けん化物)	2*2	—	—	—	30
OV (PVDC コート延伸 PVA)	3*2	—	—	—	4
MXD 6 (*m*-キシリレンアジパミド)	4*2	—	—	—	23
PAN	5*2	—	—	—	20
PVDC コート ONY	10*3	—	—	—	5
PVDC コートセロハン	15*3	—	—	—	11
PVDC コート OPP	15*3	19	44	2.9	5
ONY	30*2	—	—	—	90
CNY	40	14	175	4.4	300
セロハン	40	16	50	1.3	750
PVDC (VDC-VA 共重合体)	60*4	12	380	6.3	5
PET	110	13	320	2.9	22
PVC	200	55	550	2.8	5
OPP	2 500	315	8 500	3.4	4
HDPE	2 900	660	9 100	3.1	22
CPP	3 800	760	12 600	3.3	23
PC	4 700	790	17 000	3.6	170
PS	5 500	880	14 000	2.5	130
LDPE	7 900	2 800	42 500	5.3	36
EVA (VA 10%)	9 960*2	—	52 300	5.3	80
EVA (VA 15%)	11 400*2	—	71 160	6.2	200
EVA (VA 21%)	12 960*2	—	96 840	7.5	520
ポリブタジエン	49 920*2	—	362 400	7.3	~600
ポリイソプレン	61 200*2	—	402 000	6.6	~280
ポリ 4-メチルペンテン-1	84 840*2	—	243 360	2.9	47
ポリジメチルシロキサン	1 590 000*2	—	8 515 200	5.4	~4 800

*1 ガス透過度および水蒸気透過度はすべて厚さ 25 μm に換算した値.
ガス透過度の測定条件および測定法：25℃, 50% RH, ASTM D 1436-66.
*2 27℃, 65%, 同圧酸素電極法.
*3 PVDC コートの値はコート剤の種類, 量により異なる.
*4 共重合比, 可塑剤の量により異なる. 無可塑品はさらに低い値となる.

4.1.2 フィルム包材によるガスバリヤー包装

ガスバリヤー性フィルム包材は, 真空・ガス置換包装, 脱酸素剤封入包装, 無菌 (アセプティック) 包装, 乾燥食品包装, レトルト食品包装などに不可欠なものである. ガスバリヤー性フィルム包材について以下に述べるが, 以

表 4.2　ガスバリヤー性フィルム包装の包装技法とパウチ構成および用途例

包装技術	要求特性	多層パウチ構成例	主な用途
真空包装	ガスバリヤー性 防湿性，突刺強度	KOP/LDPE，ONY/LDPE，KONY/LDPE PET/EVOH/LDPE，ONY/EVOH/LDPE，NY/EVOH/LDPE OPP/EVOH/LDPE，PET/アルミ蒸着PET/LDPE	畜産加工食品（ハム，ソーセージ） 水産加工品（かまぼこ類），生めん カット野菜，緑茶，コーヒー
ガス置換包装	ガスバリヤー性 防湿性，低温ヒートシール性	KOP/LDPE，ONY/LDPE，KONY/LDPE，NY/MXD/NY/LDPE PET/EVOH/LDPE，ONY/EVOH/LDPE，NY/EVOH/LDPE OPP/EVOH/LDPE，PVAコートOPP/LDPE，アルミ蒸着PET/LDPE OPPまたはPET/アルミ蒸着CPP，シリカ（アルミナ）蒸着PET/LDPE	削り節，スナック類，緑茶，コーヒー チーズ，ハム，ソーセージ 水産加工食品 和菓子，カステラ
脱酸素剤封入包装	ガスバリヤー性 防湿性	KOP/LDPE，ONY/LDPE，KONY/LDPE，NY/MXD/NY/LDPE PET/EVOH/LDPE，ONY/EVOH/LDPE，NY/EVOH/LDPE OPP/EVOH/LDPE，シリカ（アルミナ）蒸着PET/LDPE	餅，和菓子，洋菓子 米飯，水産加工食品 珍味
乾燥食品包装	防湿性 ガスバリヤー性	KOP/LDPE，ONY/LDPE，KONY/LDPE，KPET/LDPE OPP/EVOH/LDPE，PET/EVOH/LDPE，NY/MXD/NY/LDPE PVAコートOPP/LDPE，シリカ（アルミナ）蒸着PET/LDPE	海苔，削り節，米菓，スナック インスタントラーメン，粉末食品
アセプティック包装	ガスバリヤー性	ONY/EVOH/LDPE，PET/EVOH/LDPE	スライスハム，餅
レトルト包装	ガスバリヤー性 耐熱性	ONY/CPP，PET/アルミ箔/CPP PET/アルミ箔/ONY/CPP, ONY/MXD/ONY/CPP	カレー，シチュー，ミートソース ハンバーグ，ミートボール，米飯

注 1）LDPE：低密度ポリエチレン，CPP：無延伸ポリプロピレン，OPP：二軸延伸ポリプロピレン，PVDC：ポリ塩化ビニリデン，KOP：PVDCコートOPP，NY：ナイロン，ONY：二軸延伸NY，KONY：PVDCコートONY，PET：ポリエチレンテレフタレート，KPET：PVDCコートPET，EVOH：エチレン・ビニルアルコール共重合体，PVA：ポリビニルアルコール，MXD：MXD 6ナイロン（メタキシリレンアジパミド）．

2）LDPEの代わりにLLDPE（線状低密度ポリエチレン）が多用されている．低温ヒートシール性が必要な場合，EVA（エチレン・酢酸ビニル共重合体）が使用される場合がある．また，耐熱性が要求される場合，CPPが使用される．

上のような包装技法で使用される多層フィルムの構成例としては，表4.2のようなものがある．

(1) PVDC系包材

PVDC樹脂は，塩化ビニリデンモノマーと塩化ビニル，アクリル酸エステル，アクリロニトリルなどのモノマーを乳化共重合して製造される．PVDCは，コート用，単体フィルム用，共押出しフィルム・シート用として，ガスバリヤー性包材の中で最も多く使用されている．中でもPVDCコートフィルム（Kコートフィルム）の使用量が特に多い．フィルム基材としては，二軸延伸ポリプロピレン（OPP），二軸延伸ナイロン（ONY），ポリエステル（PET），セロハン，ビニロン，無延伸ナイロン（CNY）など，種々のものが使用されている．コーティング方法としては，エマルジョン法と樹脂粉末を溶剤に溶解させて塗布するレジン法がある．使用量としては，OPP基材のエマルジョン法のものが多いが，ガスバリヤー特性では，PET基材のレジン法のものの方が優れている．また，これは耐水性にも優れている．

ハム・ソーセージ包装のケーシング用やラミネート用の単体フィルム，あるいは共押出し用樹脂としては，従来塩化ビニリデン（VD）と塩化ビニル（VC）の共重合体が使用されてきたが，コモノマーとしてメチルアクリレート（MA）を使用したガスバリヤー性が特に良好なタイプもある．

PVDCフィルムはまた，家庭用ラップとしても広く使用されてきた．

(2) EVOH系包材

EVOHはエチレンとビニルアルコールの共重合体で，エチレン・酢酸ビニル共重合体をカセイソーダでけん化する方法で製造される．ポリビニルアルコール（PVA）は，低湿度状態ではガスバリヤー性が良好である．しかし，高湿度では，水分子がOH基と水素結合を形成して可塑化され，ガスバリヤー性は著しく低下する．EVOHはこの点を改良する目的で疎水性のエチレンと共重合することにより開発された．EVOH単体フィルムは無延伸タイプと二軸延伸タイプのものがあり，ポリオレフィンやPETフィルムとラミネートされて使用される．共押出しフィルムは，多くのメーカーから種々のタイプのものが供給されており，主に畜産加工品やチルドビーフなどの包材として広く使用されている．材料構成としては，PE/EVOH/PE，NY/

EVOH/PE，PET/NY/EVOH/PE など種々の構成があり，深絞り成形される場合もある．

(3)　PVA/ビニロン系包材

ポリビニルアルコール（PVA）は乾燥状態での酸素透過度は非常に低いが，高湿度側ではガスバリヤー性が悪くなる．湿度依存性を改良した製品としては，二軸延伸して両面に PVDC をコーティングしたユニチカの「OV フィルム」があった．しかし，現在は製造中止となった．非 PVDC 系のものでは，日本合成化学工業の二軸延伸ビニロンである「ボブロン」がある．ボブロンはガスバリヤー性に湿度依存性があるため，OPP/ボブロン/PE などのラミネート構成で使用されている．

最近，使用量の多い PVDC コート OPP の代替として，PVA をコートした OPP フィルムが東セロ，凸版印刷，二村化学から上市された．酸素透過率には，かなり湿度依存性がある[1]．このため，防湿性の高い PE などのシーラントを PVA コート側にラミネートして使用されている．用途は乾燥食品分野が中心で，K コート OPP の約 2 割が代替されたと見られている．

(4)　ナイロン系包材

ナイロンフィルムは強度があり，従来から二軸延伸フィルムが基材として多く使用されている．また，高いガスバリヤー性が要求される用途には，PVDC コート二軸延伸ナイロン(KONY)が使用されてきた．最近，この KONY の代替として，メタキシレンジアミンとアジピン酸から重合された MXD 6 ナイロンフィルムが使用されるようになった．ラミネート用単体フィルムもあるが，NY 6 や LLDPE などとの共押出しフィルムの用途が多い．

(5)　アルミ蒸着フィルム

アルミニウムをプラスチックフィルム基材に真空蒸着したフィルム（メタライジングフィルム）もガスバリヤー材として使用されている．フィルム基材としては，PET，ONY，OPP，CPP，LDPE などが用いられる．PET と ONY 基材のもののガスバリヤー性が良好で，酸素透過率は 1 $cc/m^2 \cdot 24\,h$ 程度である．CPP や LDPE が基材のものはバリヤー性は劣るが，単体で袋にできるのでコストメリットがある．アルミ蒸着フィルムは，スナック類，茶類などの包材として使用されている．

(6) シリカ・アルミナコートフィルム

アルミ蒸着フィルムもガスバリヤー材として使用されているが，透明性が得られない．シリカ（SiO_x）やアルミナ（Al_2O_3）をコートしたフィルムは非塩素系であり，透明でガスバリヤー性に優れるため用途が拡大している．

SiO_x をコートする一般的な方法は，アルミ蒸着と同様の PVD（物理蒸着）法である．PVD の真空蒸着法では，フレーク状の一酸化ケイ素（SiO）を抵抗加熱や電子線（EB）照射などによって加熱，昇華させて PET フィルムなどの基材フィルム上に $SiO_{1.5\sim1.7}$ の形で蒸着される．この PVD 法による SiO_x コートフィルムの酸素ガス透過度は約 2 cc/m^2・24 h で，水蒸気透過度は 2～3 g/m^2・24 h である．PVD 法の難点としては，フレーク状の SiO を連続的に供給することが難しく，蒸着のライン速度を上げるのが困難であることがあげられる．また，SiO_x の x の値を真空度などの蒸着条件を制御して大きくするとバリヤー性や耐熱水性が向上するが，黄色に着色するという難点がある．

SiO_x をコートする方法としては，PVD 法以外に CVD（化学蒸着）法があり，二酸化ケイ素（SiO_2）の緻密なコーティングが得られる．この方法は，液体のヘキサメチルジシロキサン（HMDS）などの有機シリコンや気体のシラン（SiH_4）を原料とし，酸化させるための酸素とキャリヤーガスのヘリウム（キャリヤーガスを使用しない場合もある）とともに混合して，真空チャンバー内に導入し，高周波や電磁波によってプラズマ化して酸素によって酸化させながら基材上にコートするものである．CVD 法によるコートフィルムは，バリヤー性が良好で，クラックが発生しにくく，かつ蒸着したフィルムに着色がないという長所がある．しかし，蒸着速度は PVD 法に比べて遅い．CVD 法は，アメリカでかなり検討されたが，現在では CVD 法による製品は上市されていない．最近，大日本印刷から CVD 法による「IB-PET」，「IB-ON」が上市された．また，東洋紡からシリカとアルミナの混合蒸着法による「エコシアール」も上市されている．

アルミナをコートしたフィルムは，耐屈曲性がシリカ系のものより良好で，用途が拡大している．代表的なものとしては，「BARRIALOX」（東洋メタライジング）がある[2]．また，凸版印刷の GL フィルムは，最初 SiO_x コートフィルムで上市されたが，現在ではアルミナ系のグレードが多くなっている[3),4)]．ゾルゲルコーティングを併用して特性を高めたグレードもある．

表4.3に，透明蒸着フィルムのメーカー別グレードと主な特性を示す[5)]．これら透明蒸着フィルムの用途は，酸素バリヤー包装や防湿包装，あるいは成形容器の蓋材（ふたざい）やラミネートチューブなどのバリヤー材である．

4.1.3　シート成形容器によるガスバリヤー包装

(1)　多層プラスチック成形容器

単層のプラスチック成形容器としては，ポリスチレン（PS）のトレーやカップがインスタントめん，精肉，水産物，惣菜，デザート食品などの容器として広く用いられている．しかし，PS単体容器はガスバリヤー性がないので，酸素の影響を受ける味噌やフルーツ製品，レトルト食品，無菌米飯などには，EVOHをガスバリヤー材にしたPP系の多層シート成形容器が使用されている．

(2)　プラスチック金属箔成形容器

レトルト食品で酸素ガスバリヤー性が特に要求される場合は，アルミ箔/PP系やスチール箔/PP系の多層成形容器が適用されている．蓋材としてもアルミ箔/PP系のラミネート材が使用されている．ベビーフード，海産珍味おつまみ類，デザート食品などの製品がある．

(3)　成形容器の充填技術

成形容器に内容品を充填・密封する場合，金属箔系のガスバリヤー性の完全な容器を使用しても，容器のヘッドスペースに残存する酸素が問題となる．ヘッドスペースの酸素を排除する充填シールの技法としては，ガス置換包装の技法を応用することもできる．簡易的な方法としては，充填シール時に窒素ガスをヘッドスペースにフラッシュする方法がある．また，加熱水蒸気と窒素ガスを順次ブローする方法もある．この方法では，充填シール後にヘッドスペース内の温度が低下すると，水蒸気が液体となり，適度の減圧状態となるため，蓋の外観が良好となる．また，この減圧による容器底部の変形量を測定して，密封の完全性のチェックをするシステムもある．

表 4.3 透明蒸着フィルムのメーカー別グレードと主な特性[5)]

区分	メーカー	ブランド/グレード	基 材	酸素透過度 (mL/m²·day·MPa)	水蒸気透過度 (g/m²·day)	厚 み (μm)	備 考
シリカ蒸着	凸版印刷	GL	PET	0.5[*1]	0.5	12	
	三菱化学興人パックス	テックバリア-S	PET	0.1~0.2[*2]	0.1<	12	超ハイバリヤー
		テックバリア-T	PET	0.3~0.5[*2]	0.3	12	レトルトハイバリヤー
		テックバリア-H	PET	0.3~0.5[*2]	0.3	12	ハイバリヤー
		テックバリア-V	PET	0.7[*2]	0.7	12	超透明
	尾池産業	MOS-TO	PET	1.2[*3]	0.9	12	一般汎用
		MOS-TB	PET	1.0[*3]	0.8	12	汎用耐ボイル
		MOS-TH	PET	0.5[*3]	0.5	12	汎用耐ボイル
		MOS-TR	PET	0.8[*3]	0.8	12	耐レトルト
		MOS-TO-P	PET	0.8[*3]	0.6	12	MOS-TO の蒸着面改良タイプ
		MOS-NB	ONY	0.6[*3]	0.9		一般汎用
		MOS-NH	ONY	0.3[*3]	0.9		高透明ハイバリヤー
	麗 光	ファインバリヤ-K	PET	1.5	1.5	12	
	大日本印刷	IB-PET	PET	1.5~1.8[*3]	1.5~1.8	12	
		IB-ON	ONY	0.7~0.8[*3]	7.0~7.2	15	
アルミナ蒸着	東洋メタライジング	バリアロックス VM-PET-1011					
		1011-HG		1.5[*3]	1.5[*4]	12	ハイバリヤー表面未処理
		1011-HG-C		1.5[*3]	1.5[*4]	12	1011-HG にトップコート
		1011-MG		2.0[*3]	3.0[*4]	12	ミドルバリヤー表面未処理
		1011-MG-C		3.0[*3]	3.0[*4]	12	1011-HG にトップコート
		バリアロックス ONy					1998 年上市
	凸版印刷	GL フィルム					
		GL-AU	PET	0.3[*5]	0.2[*4]	12	超ハイバリヤー
		GL-AE	PET	0.5	0.6	12	一般バリヤー
		GL-AEH	PET			12	レトルト対応
		GL-AEY	ONY	0.5	8.0	15	市場開拓中
		GL-AEO	OPP	1.0	4.0	20	開発中
	大日本印刷	IB-PET-P	PET	1.5~1.8[*3]	1.5~1.8	12	
		IB-OP	OPP			20	開発中
	麗 光	ファインバリヤー-A	PET	2.0	1.5	12	
		ファインバリヤー-AT	PET	1.5	1.0	12	ファインバリヤー-A にトップコート
その他	東 洋 紡	エコシアール VN 200	ONY	3.5	1.5	15	20℃ドライ，シリカ，アルミナ二元蒸着
		エコシアール VE 100	PET	2.0	1.0	12	企業化準備中
	三菱商事プラスチック	DLC 蒸着フィルム	PET	0.8			ダイヤモンドライクカーボン(DLC)蒸着技術を，まずビール用 PET ボトルへの実用化を目指す．フィルムはその後．

＊1：30℃・70% RH，＊2：25℃・90% RH，＊3：22℃・90% RH，＊4：40℃・90% RH，＊5：30℃・90% RH．

4.1.4　プラスチックボトルのガスバリヤー包装

(1)　ポリオレフィン系多層ボトル・チューブ

液体の食品である醤油，ソース，マヨネーズ，ケチャップ，ドレッシング，食用油などは，以前はガラス瓶に充填されていたが，現在ではプラスチックボトルが最も一般的な容器となっている．これらの食品は，いずれも酸素の影響を受けやすく，ガスバリヤー性ボトルが必要となる．これらの用途には，共押出し多層ブロー成形された，構成がPE/EVOH/PEの多層ボトルが最も一般的に適用されている．

わさび，練りからしなどの香辛料も酸素の影響を受けやすく，同じような構成で，柔軟な多層ブローチューブが使用されている．

(2)　ポリエステル系ガスバリヤー性ボトル

PET樹脂は，ある程度のガスバリヤー性をもっているため，炭酸飲料，果汁飲料，コーヒー，茶飲料などにはPET単層のボトルが使用されている．しかし，ビールやワインなどでは，酸素バリヤー性が特に要求され，単層PETボトルでは十分なシェルフライフを確保することができない．このような用途には，PET/EVOH系やPET/MXD6ナイロン系の多層ボトルが採用されている．MXD6ナイロン層にコバルト塩を酸化触媒として添加して酸素吸収機能を付加し，酸素バリヤー特性を向上させたボトルもある．

また，単体PETボトルにシリカやアモルファスカーボン膜などの透明ガスバリヤーコーティングしたボトルも開発されている．

ポリエチレンナフタレート（PEN）樹脂は，PET樹脂に比べてガスバリヤー性，耐熱性，耐加水分解性に優れており，ビールのリターナブルボトルとして一部適用されている．

参 考 文 献

1）原　元貞：*PACKPIA*，**42**(11)，10（1998）
2）宮島秀行：食品包装用複合フィルム便覧，p.225，日本食品出版（1997）
3）磨　秀晴：同書，p.217.
4）渡辺二郎：プラスチックスエージ，**46**(2)，91（2000）
5）村内一夫：同誌，**46**(2)，72（2000）

（葛良忠彦）

4.2 酸素吸収性包材

4.2.1 酸素吸収性包材とは

プラスチックは種類も多く，種々の成形加工が可能で，各種形態の容器が製造できるため，現在食品包装容器材料として多用されている．プラスチック包装材料を特に食品保存容器として使用する場合，前節で述べたように，ガスバリヤー性の付与が重要である．現在一般的に行われているプラスチック包装材料のガスバリヤー性を確保する方法としては，アルミ箔やスチール箔などのガスを透過しない材料と複合化する方法，全てをプラスチックで構成する場合はエチレン・ビニルアルコール共重合体（EVOH）に代表されるようなガスバリヤー性樹脂と多層化する方法がある．このような包材を使用する包装技法は，容器の内部に侵入して来る酸素ガスをバリヤーするという受動的な方法である．一方，容器の内部に侵入して来る酸素ガスを積極的に取り除くタイプの包装技法がある．このように，能動的に包装内部の環境を制御する包装技法は，アクティブ・パッケージング(active packaging)とも呼ばれており，種々の技法の開発が進んでいる．

4.2.2 酸素吸収性包材の原理

包装食品の品質低下は，その製造工程，保存期間中に酸素と接触することが大きな原因の1つである．内容品の劣化に係わる酸素としては，①内容品中に溶解している酸素，②充填時に容器内に巻き込まれる酸素，③製品保存中に容器外より透過侵入する酸素がある．したがって，これらの酸素の影響を少なくするためには，酸素ガスバリヤー性の高い包装材料の採用と充填方法や装置の改良が必要となる．

内容品の充填時に容器内に巻き込まれる酸素を低減する方法としては，窒素ガスなどによるガス置換包装の技法がある．図4.1に，金属やガラス容器，従来のプラスチック容器，および酸素吸収機能をもつ容器について，ガス置換により，容器内の酸素濃度を下げて密封した場合の容器内酸素濃度の経時変化を模式的に示す．プラスチック容器では，外部より酸素の侵入があるから酸素濃度は増大する．金属やガラス容器は酸素の侵入はほぼ0であるから

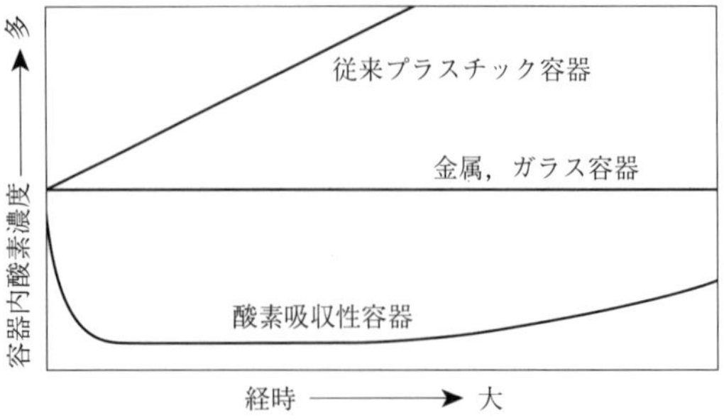

図 **4.1**　酸素吸収性容器の酸素吸収特性

変化しない．一方，酸素吸収性容器では，外部からの酸素の侵入を抑えるだけでなく，容器内の残存酸素をも吸収除去するので，初期の酸素濃度よりも容器内を低酸素にすることができる．この特性が，酸素吸収性容器の最大の特徴である．

包装容器内の酸素を除去する包装技法としては，還元鉄粉をガス透過性のある小袋に入れた脱酸素剤を内容物と一緒にガスバリヤー性包材に封入する脱酸素剤封入包装がすでに多用されている．現在この包装技法は，菓子類，餅，米飯類，加工食品，調味・嗜好品，生鮮食品などの広い範囲で適用されている．しかしながら，この技法は飲料などやレトルト食品への適用は困難である．また，脱酸素剤を封入した小袋を容器内に封入する手間も必要となる．一方，酸素吸収性包材を使用した場合，脱酸素剤を封入する作業が省略でき，飲料や液体食品・調味料，あるいはレトルト食品への適用も可能となる．

図4.2に，代表的な酸素吸収性容器の概念図を示す．この容器では，容器外より内部に侵入する酸素が，容器壁材料により吸収され，その結果，内部にまで透過する酸素が減少し，容器としての酸素バリヤー性が向上する．また，容器内に残存している酸素が容器壁に吸収され，内部の酸素濃度が低くなる．酸素吸収剤としては，酸素と化学的に反応して酸化物となる物質が適用されている．内容物の劣化も酸素との化学反応であるため，酸素吸収性容器では，内容品の酸素消費速度より，容器による酸素捕捉速度が速いことが重要である．

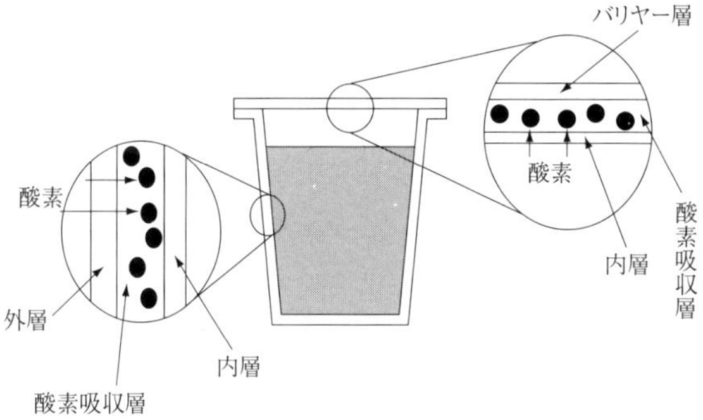

図 **4.2** 酸素吸収性容器の概念図

このような化学的方法による酸素吸収性容器では，容器としての必要特性の他に，次のような条件が必要となる．

① 酸素捕捉速度が大であること．

② 酸素捕捉可能量が大であること．

③ 酸素捕捉開始機構が付与できること．

酸素捕捉開始機構すなわちトリガーは，容器を使用する前の保管中における失活を防止するために必要不可欠のものである．

4.2.3 酸素吸収性包材の開発動向

容器自体に脱酸素機能を持たせた機能性容器を最初に発表したのは，人工血液の開発研究を行っていたアメリカのアクアノーティックス社である．発表された最初の脱酸素剤は，「LONGLIFE」というコバルト系の有機金属錯体をシランを用いてシリカ担体に固定化したタイプであった[1]．容器への適用形態はガラス瓶用キャップのライナーで，瓶ビールの溶存酸素の低減に効果があるとのことであった．その後，「SMART CAP」という酸素吸収性キャップライナーの開発をキャップメーカーのザパタ社と共同で行い[2]，アメリカのシェラネバダビール社のビール瓶の王冠に採用された．

フランスのCMB社でも1990年に，「OXBAR」システムを開発している．このシステムは，PET，MXナイロン，ナフテン酸コバルトのブレンド系で，ナフテン酸コバルトの触媒機能によるMXナイロンの酸化反応を利用したタイプある．このシステムは飲料用PETボトルとして検討された．しかし，ブレンド系のため透明性が悪いなどの理由により実用化には至らなかった．

現在までに開発されている酸素吸収剤の種類は，無機系と有機系に分かれる．無機系のものは，封入用脱酸素剤に使用されているものと同じ系統の還元鉄系である．各社の特許が見られるが，実用化が進んでいるのは後述する「オキシガード」(東洋製罐) である．有機系では，前述のOXBAR以外に，アスコルビン酸系のアメリカW.R.グレース社の「Dana Fresh」があり，キャップのシール材に適用された実績がある．

最近，アメリカにおいて酸素吸収性容器の開発と実用化が急速に進んでいる．ビール会社のミラー社は，CPT社の5層PET系酸素吸収性ボトルに充填したビールを上市した．このボトルの酸素吸収技術は，OXBARのものとほぼ同様で，MXD 6ナイロンにコバルト塩の酸化触媒をブレンドした層をもつタイプである[3]．OXBARシステムのようなブレンド系でないため透明性は十分確保されている．また，MXD 6ナイロンの層がコインジェクションにより2層形成されているため,炭酸ガスのバリヤー性も確保されている．最近ミラー社は，このボトル入りMiller Lite, Miller Genuine Draft, Icehouseの3種類のビール（16と20オンス）の販売を全国的に開始した．

その他に，ポリエステル系の容器に適用できるものとして開発された，アモコケミカル社の「Amosorb DFC」がある．この酸素吸収材は二重結合をもつコモノマーとのコポリエステルで，ポリエステル系多層飲料ボトルや食品用広口瓶に適用可能である[4]．最近，このAmosorb DFCを中間層に使用したPET/Amosorb DFC/PET構成の3層ボトルが　アンホイザーブシュ社のバドワイザービール（Budと BUD Light）に採用され，テスト販売された．アンホイザーブシュ社は，最近Kortec社の技術でConstar社が成形しているOXBARを中間層にした3層ボトルとCPT社の5層PET系酸素吸収性ボトルに充填したBudweiserとBUD Lightの上市を行っている．

シールドエア社のクライオバック部門では，共押出しフィルム用の酸素吸収性材料「OS 1000」を開発し，サンプルを提供している．また，W.R.グレース社の1部門であるDarex Container Productsでは，Dana Freshの改良タイプの「Darex OST」を上市しており，ビール用王冠のライナーに使用されている[5]．

4.2.4 還元鉄系酸素吸収性容器「オキシガード」

上述のように，容器自体に脱酸素機能をもたせた機能性容器が種々開発されているが，一番実用化が進んでいるのは，還元鉄系の「オキシガード」(東洋製罐）である[6),7]．オキシガード容器は多層構造で，どのような構成を採用するかは，容器の用途やどの程度の酸素吸収バリヤー特性が必要かによって決定される．中間層の酸素吸収バリヤー層は，熱可塑性樹脂に微粉の還元鉄と酸化促進触媒をブレンドしたものである．内・外層は一般的にはポリオレフィンで，中間層の還元鉄の色を隠蔽するためと外観特性を向上させるため，通常チタンホワイトがブレンドされたものが用いられている．外層と酸素吸収層との間に，例えば，EVOH などのガスバリヤー材層を設ける構成もある．

オキシガードの酸素捕捉開始のトリガーは水である．したがって，使用前の保管は低湿度の環境で行う必要がある．食品は一般的に水分を含んでいるものが多く，内容品の充填により酸素捕捉機能が働きを開始する．レトルト

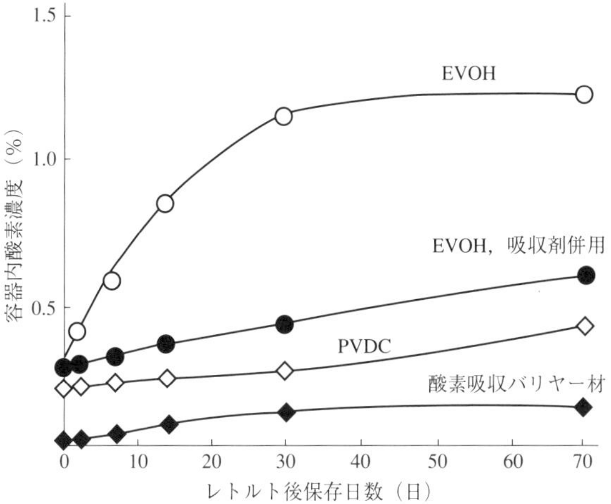

図 4.3 各種ガスバリヤー材を使用した成形容器のガスバリヤー性に対するレトルトの影響

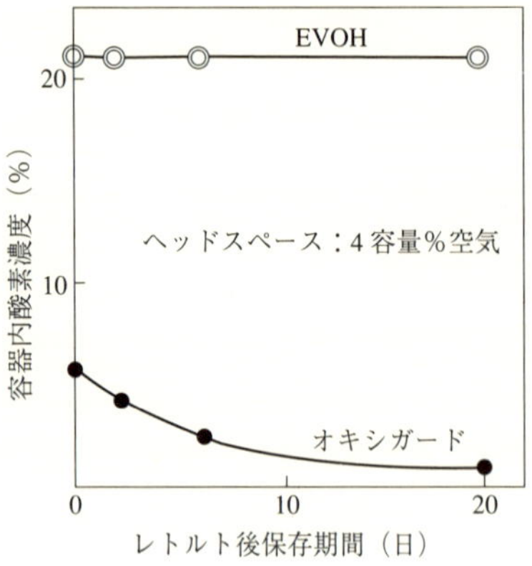

図 **4.4**　オキシガードチューブの容器内酸素吸収効果

殺菌には熱水や蒸気が熱媒として使用されているので，オキシガードはレトルト食品用容器に適している．

図4.3に，同一層厚の各種バリヤー層をもつポリプロピレン系多層カップに窒素を充填シールし，120℃で30分レトルト処理した後，容器内に透過してくる酸素量を測定した結果を示す．EVOHは水分により膨潤してガスバリヤー性が低下する．ポリ塩化ビニリデン（PVDC）は水分の影響を受けないが，塩素を含んでいるため，環境への影響が懸念される．一方，酸素吸収バリヤー材のオキシガードを使用した場合，レトルト中での酸素の透過も少なく，水分の影響もない．

図4.4に，4容量%のヘッドスペースをもつブロー成形によって製造されたチューブ容器をレトルト処理（120℃，30分）し，ヘッドスペース内の酸素濃度の経時変化を測定した結果を示す．EVOHをガスバリヤー材に使用した場合では，外部とヘッドスペースの酸素の分圧は同じであるため，ヘッドスペース内の酸素濃度の経時変化はないが，オキシガードの場合，容器による酸素吸収効果が明確に現れている．

オキシガード技術では，種々の樹脂の選択が可能であるため，ボトルやチューブ，カップやトレーといった立体容器から，パウチ，リッドといったフィルム製品にまで適用することが可能である．トレーは現在，後述する無菌米飯用に使用されている．また，小さい角形トレーは，ダイエット食品のトッピング用フルーツシロップ容器に採用されている．この製品は，85℃，5分の湯殺菌が行われている．

オキシガードパウチとしては，輸液バッグの外装袋に適用されている．静注用点滴剤の容器は従来，ガラス瓶が用いられていたが，取扱い性，破損防止の点からプラスチック性ソフトバッグが使用されるようになってきている．点滴剤の中には，アミノ酸製剤のように酸素に敏感なものがあり，プラ

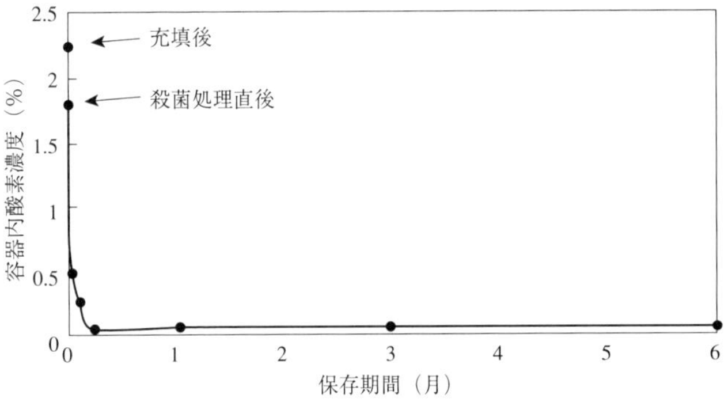

図 **4.5**　オキシガードパウチの性能

スチック容器に酸素ガスバリヤー性を付与することが必要である．薬事法の関係で，輸液バッグに使用できる材料に制約があるため，1 つの方法として，レトルト殺菌したポリエチレン性輸液バッグを両面アルミ箔構成の外装パウチに入れ，脱酸素剤を封入する方法がある．オキシガードパウチは，この外装パウチに採用された．この外装パウチの構成は，一方が保護層／アルミ箔／酸素吸収層／シール層であり，他方は保護層／バリヤー層／シール層で，透明多層フィルムが用いられている．図 4.5 に，このオキシガード外装パウチの性能を示す．この結果は，一定置換状態で輸液バッグをオキシガード外装パウチに入れ，レトルト殺菌処理後のパウチ内酸素濃度変化を経時的に測定したものである．初期酸素濃度より徐々に低下し，40℃，75% RH という保存条件下で 6 か月間にわたり，ほぼ無酸素状態を維持可能である．

4.2.5　無菌包装への応用

無菌包装とは，加熱処理された内容品を過酸化水素水や紫外線などで殺菌された容器に無菌状態の環境で充填密封する技法である．無菌とは，微生物が全くいない状態のことをいうが，無菌包装における無菌は，商業的無菌を意味するものであり，商業的無菌とは，食中毒菌や病原菌が存在せず，流通下において腐敗や経済的損失をもたらすような微生物が存在しないことを意味する．したがって，包装容器内に好気性のカビや一般細菌が残存している可能性もあり，静菌効果を得るために，包装容器内の環境を低酸素状態にしておくことが重要である．

無菌包装の製品としては，茶，果汁飲料，コーヒー，ミネラルウオーターなどの飲料，ロングライフミルクやコーヒー用ミルクなど乳製品などの流動性のある食品が多い．無菌包装の固形食品の製品は少ないが，味の点で優れる無菌包装米飯がレトルト米飯に代わって伸びてきた．無菌包装米飯は，常圧で無菌的に炊飯した御飯を無菌の雰囲気の中で殺菌された容器に充填し，密封包装したものである．炊飯工程で一般細菌はほぼ殺菌されるが，液体の熱交換器による加熱殺菌に比べて殺菌価は低い．このため，無菌包装米飯では，容器としてポリプロピレン（PP）のトレーを用い，脱酸素剤を封入する包装形態が従来採られてきたが，この無菌包装米飯に，脱酸素剤封入包装に代わって，酸素吸収性容器であるオキシガードトレーが採用されるようになった．

オキシガードシステムによる米飯の無菌包装では，トレー容器内の酸素濃度を内容品の充填直後から低レベルにするために，①無菌的に炊飯する工程で米飯内に含まれる溶存酸素を排除する，②高純度窒素を用いた無酸素充填システムによりトレー内ヘッドスペースの酸素を排除する，③酸素吸収性のあるオキシガードトレーにより外部から侵入する酸素を遮断し，容器内の残存酸素を吸収するという3点の配慮がなされている．

無酸素充填包装の充填工程では，容器に内容品が充填され，まずヘッドスペースの空気は加熱水蒸気で置換される．次のステーションでは，高純度の窒素がフラッシュされ，ヘッドスペースの雰囲気は高純度窒素と少量の水蒸気となる．次に蓋材が供給され，ヒートシールと冷却が行われる．内容品の温度が常温になった状態では，ヘッドスペースは少し減圧の状態となり，外観特性が良好となる．また，減圧の状態を変位センサーで検査することにより，密封状態の管理を行うことも可能となる．

図4.6には，この無菌米飯包装システムに採用されている酸素吸収バリヤー容器のオキシガードトレーの材料構成を示す．このトレーでは，酸素吸収層の外側にエバール（EVOH樹脂）層が設けてある．これは，外部からの透過により酸素吸収層に到達する酸素の量を低減するためで，この設計により，

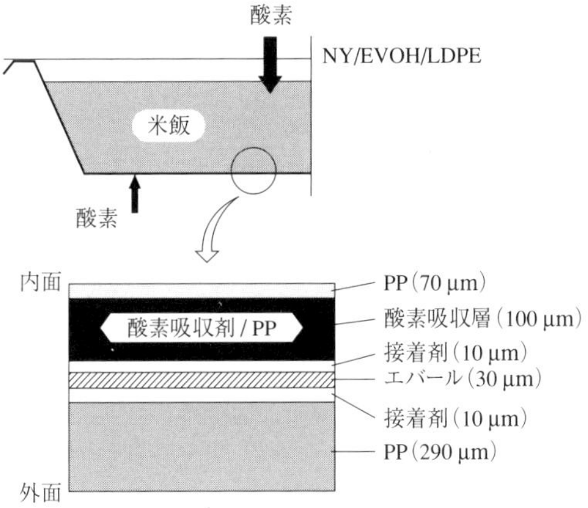

図 4.6　オキシガードトレーの構成

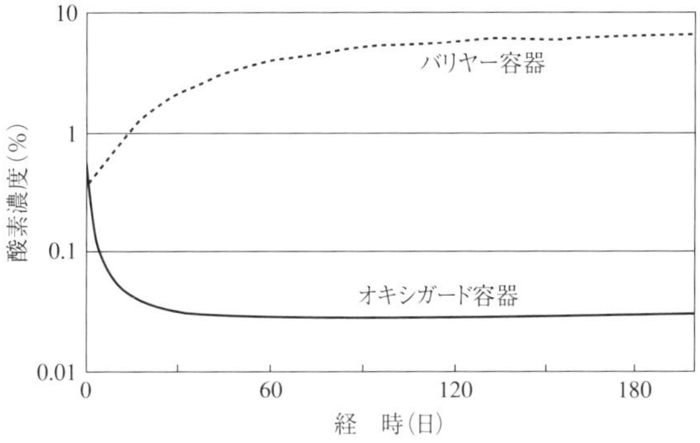

図 4.7　オキシガード容器内の酸素濃度変化
バリヤー容器：EVOH/PP 系.

酸素吸収層は蓋から透過してきた内部の酸素を十分に捕捉することが可能となる．図 4.7 に，オキシガード容器とガスバリヤー材に EVOH を使用した PP 系の容器の充填を行った後の容器内の酸素濃度変化を示す．オキシガード容器を用いることにより，容器内は長期間にわたって好気性微生物の増殖が不可能な酸素濃度レベルに保たれるが，通常のガスバリヤー性プラスチック容器を用いたのでは，容器内酸素濃度が上昇し，微生物増殖の危険性があることが分かる．

参 考 文 献

1) N. R. Buckenham : Pack Alimentaire '90, Proceedings, May 15-17 (1990)
2) B. Zenner : *J. Packag. Techn.*, **5**(1), 37 (1991)
3) *Packaging Magazine*, Nov. 19, 3 (1998)
4) *Ibid.*, Nov. 19, 5 (1998)
5) *Packaging Strategies*, **16**(21), 1 (1998)
6) 小山正泰：食品包装用複合フィルム便覧, p. 278, 日本食品出版 (1997)
7) 小山正泰：包装技術, **36**(9), 76 (1998)

(葛良忠彦)

4.3 抗菌性包装材料

4.3.1 抗菌性包装材料とは

本節では銀系無機抗菌剤の食品包装分野における新しい用途を紹介する．多数ある銀系無機抗菌剤のうち，一例として銀ゼオライトを取り上げ，それを中心に抗菌性包装材料について説明をする．ここでいう抗菌とは，包材表面での微生物の発生・生育・増殖を抑制することをいい，細菌を対象としたものである．後述するように，抗菌性食品包材製品に対する各国の法的規制は一般用途製品に比べ非常に厳しい．このため現在日本での実績は少ない．しかし，アメリカでは銀ゼオライトと銀リン酸ジルコニウムは既に食品接触物質として認可されており，各種の食品容器包材として使用され始めている．

4.3.2 無機系抗菌剤の特徴

古くから銀や銅の抗菌性は経験的によく知られていた．微量の金属イオンが微生物を殺菌する効果を極微作用 (oligodynamic action) という (表 4.4)[1]．一般に銀は細菌に対し顕著な抗菌効果を発揮し，銅は細菌よりもカビに対して効果がある (表 4.5)[2]．

無機抗菌剤には主に銀イオン，銅イオンなどの抗菌性金属イオンを無機化合物に担持させたものと，酸化チタンのような光触媒物質の 2 種がある．

近年，銀イオンの抗菌作用機作が提案されており，銀イオンの抗菌機作として電子伝達系阻害，細胞膜損傷，DNA との結合などが挙げられている．こ

表 4.4　チフス菌(*Salmonella typhi*)の生存に及ぼす各種金属イオンの濃度(最小発育阻止濃度)[1)]

金属イオン種	MIC(mol/L)	金属イオン種	MIC(mol/L)
Na^+	1.0	K^+	1.0
NH_4^+	1.0	Li^+	0.5
Sr^{2+}	0.5	Ca^{2+}	0.5
Mg^{2+}	0.25	Ba^{2+}	0.25
Mn^{2+}	0.12	Zn^{2+}	1.0×10^{-3}
Al^{3+}	1.0×10^{-3}	Fe^{2+}	1.0×10^{-3}
H^+	1.0×10^{-3}	Pb^{2+}	5.0×10^{-4}
Ni^{2+}	1.2×10^{-4}	Co^{2+}	1.2×10^{-4}
Au^+	1.2×10^{-4}	Cd^{2+}	6.0×10^{-5}
Cu^{2+}	1.5×10^{-5}	Hg^{2+}	2.0×10^{-6}
Ag^+	2.0×10^{-6}		

表 4.5　細菌およびカビに対する最小発育阻止濃度(μg/mL)[2)]

	銀イオン	銅イオン
細　菌		
大腸菌	0.78	400
緑膿菌	0.78	400
サルモネラ	0.78	400
肺炎桿菌	0.78	400
黄色ブドウ球菌	6.3	200
ミクロコッカス	0.78	400
コリネバクテリウム	0.78	200
枯草菌	1.56	400
カ　ビ		
クロコウジカビ	800	200
クラドスポリウム	800	200
ケトミウム	800	200
アオカビ	800	200

の抗菌機作を発揮する本質は銀イオンとタンパク質中の–SH 基（スルフヒドリル基）との反応であるらしいということが分かってきた.

4.3.3　銀ゼオライトの抗菌作用

銀ゼオライトの抗菌効果の特徴は銀イオンと同様，その抗菌スペクトルの広さにある．例えば銀ゼオライト（Ag 2.5 wt%含有）は MIC（最小発育阻止

表 4.6　銀ゼオライトの最小発育阻止濃度(MIC)結果

試験菌株	MIC (ppm)
Bacillus cereus var. *mycoides* ATCC 11778（芽胞） セレウス菌：通常嫌気性桿菌．腐生菌として広く分布する	125
Escherichia coli IFO 3301 大腸菌：食品の汚染指標菌．人間の腸内に常在	62.5
Pseudomonas aeruginasa IIDO 1 緑膿菌：傷化膿部に繁殖しやすい病原性のある菌	62.5
Staphylococcus aureus ATCC 6538 P 黄色ブドウ球菌：細菌性食中毒および化膿性疾患の原因菌	125
Streptococcus faecalis ATCC 8043 腸球菌：連鎖状球菌の一種	125
Vibrio parahaemolyticus IFO 12711 腸炎ビブリオ：魚介類の汚染菌の一種で食中毒原因菌	62.5
Candida albicans IFO 1594 カンジダ菌：病原性酵母でカンジダ症を起こす菌	250
Saccharomyces cerevisiae IFO 1950 パン酵母：パン製造に使用するイースト	250
Aspergillus niger IFO 4407 クロコウジカビ：果実，パンなどに発生するカビ	500
Chaetomium globosum ATCC 6205 ケダマカビ：セルロース分解性を示すカビ	500
Penicillium funiculosum IFO 6345 アオカビ：餅，パン，野菜などを変敗させるカビ	500

濃度）が細菌類では 62.5～250 ppm，酵母類では 250～500 ppm，真菌（カビ）類では 250～1 000 ppm であった(表 4.6)．当然のことながら，銀濃度が高くなれば抗菌力も強くなる．これらの MIC からも，銀イオンの抗菌作用は各種微生物が共通に持つ成分あるいは機能に対する阻害であることが想像できる．また，銀ゼオライトは耐性菌が発生しにくい特徴を有している．銀ゼオライトは従来の有機系の殺菌剤や抗生物質に比べ，短時間での抗菌効果は低いが，抗菌スペクトルが広く，耐熱性に富み，抗菌成分が溶出しにくい剤である．

4.3.4　銀ゼオライトの安全性

食品包材に使用される添加剤は抗菌効果が高く，同時に安全性の高いものでなければならない．次に示すように銀ゼオライト（Ag 2.5 wt%，Zn 14 wt%，NH_4 3 wt%）の安全性が各種の毒性試験により確認されている．

一例としてラット，マウスの慢性毒性／発がん性複合試験[3]，ラット，マウスの亜慢性毒性試験，ラット経口経皮急性毒性試験，ウサギ皮膚一次刺激試験，ヒト皮膚貼付試験，変異原性獲得試験，皮膚感作性試験，細胞毒性試験，吸収および分布・排泄試験，2 世代生殖毒性試験，吸入毒性試験などが実施され，安全性が確認されている．

例えばマウスおよびラットの慢性毒性／発がん性複合試験結果からは，銀ゼオライトの無作用量は 0.011 g/kg 体重・日と算定され，この値を基に ADI（1 日摂取許容量）を計算すると 0.11 mg・kg^{-1} となり，これは既存の化学的合成食品添加物であるジブチルヒドロキシトルエン（BHT：酸化防止剤）[4]の ADI 値 0.125 mg・kg^{-1} やチアベンダゾール（TBZ：かんきつ類防かび剤）の 0.05 mg・kg^{-1} とほぼ同じレベルにある．また，本剤は発がん性および発がん促進が認められない[3]．

4.3.5　食品鮮度保持例

抗菌性能が高く，安全性に優れた銀ゼオライトは食品包装分野および食品加工分野で有効利用できる．本来，抗菌性包材は既に汚染された食品を包装し，食品中の菌数を低減させる目的のために使用されるものではない．抗菌性包材はあくまでも食品に接触する包材表面を清浄に維持するのが目的である．包材表面の清潔性を維持することにより，副次的に食品の鮮度保持効果が期待されるのである．この意味から，HACCP（Hazard Analysis Critical Control Point：危害分析・重要管理点）システムあるいは GMP（Good Manufacturing Practice：適正製造基準）システム中での，容器・包装材の衛生的取扱いといった面で，銀ゼオライト使用資材は微生物制御に適したものということができる．

銀ゼオライト微粒子をポリエチレンやポリプロピレンフィルムに練り込み，均一構造や積層構造とした抗菌性包装材料が製造されている．銀ゼオライトは銀イオンが溶出しにくいため，抗菌成分（銀）がほとんど食品へ移行することはない．樹脂表面に露出した銀ゼオライト微粒子に細菌が直接接触することで，包材表面の細菌増殖が抑制される．

以下に銀ゼオライトを2 wt%添加した最内層ポリエチレン部（10 μm）と，中間層の通常ポリエチレン部（35 μm）と，最外層ナイロン部（15 μm）からなる積層抗菌性包材を使用した食品の鮮度保持試験結果を示す．

ミネラルウオーターの場合[4]，水に直接，大腸菌と腸球菌の混合懸濁液を10^6個/mLになるように接種した．10℃および25℃共に3日目以降，菌は検出されなかった．これは栄養分が少ないこともあって対照の無加工品に比べて顕著な差が出た（図4.8）．

次に市販のウーロン茶を使用した試験を実施した[5]．試験条件は前者と同様とした．大腸菌群について図示したように，ウーロン茶はすでに抗菌性物質である多価フェノール類を含有するため，対照区でも一部に菌数の減少が認められた（図4.9）．

本試験はあくまでも効果の比較試験であり，通常はこの試験条件のように最初から高濃度の菌に汚染されているものではない．

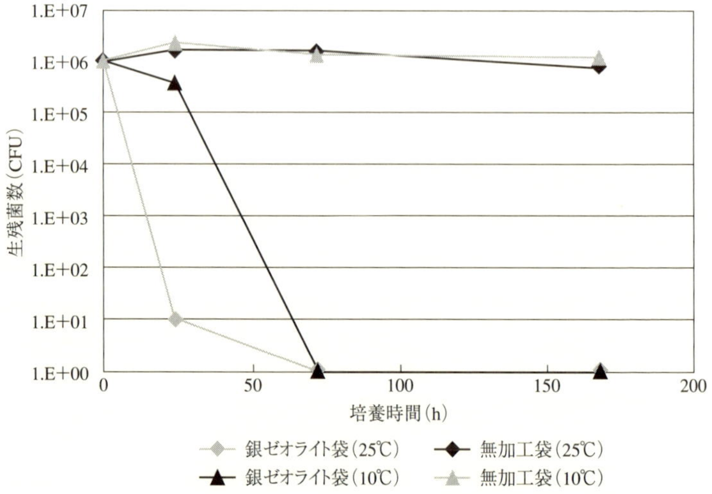

図4.8 ミネラルウオーター保存試験

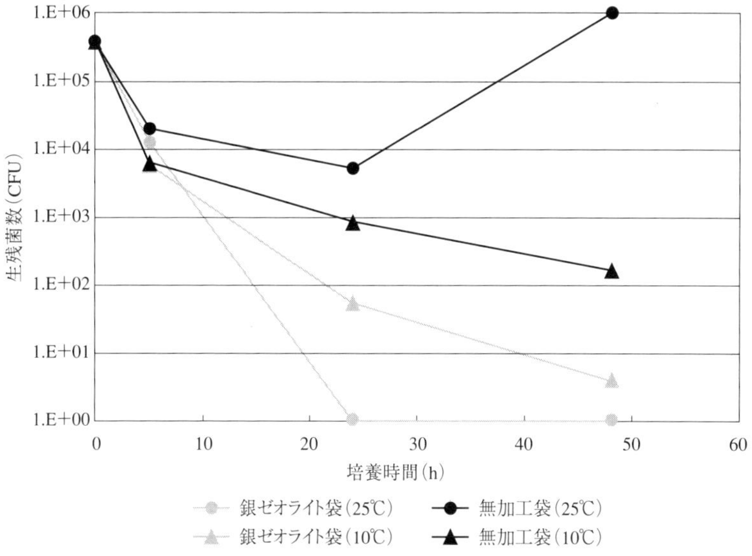

図 4.9 ウーロン茶保存試験(大腸菌群)

一方，スープ，ジュース，コーヒーなどのような栄養分の高い食品では，このような顕著な結果を得ることができなかった．

続いて食パンの保存試験結果を示す[5]．これは市販の食パンを無菌的に一切れずつ，銀ゼオライト 1～4% 添加フィルムで構成される抗菌性袋に入れ，シールし，その後室温で保存したもので，10 袋当たりのカビ発生袋数を比較した．試験の結果，銀ゼオライトを 3% 以上添加した袋には鮮度保持効果が確認された（図 4.10）．

銀ゼオライトを活性炭粒子内部に結合した抗菌活性炭（銀ゼオライト 15 wt%含有）の水処理試験が実施され，卓越した結果[6]が報告されている．抗菌活性炭と現行使用の粒状活性炭を 20 : 80 の比率で混合した充填物は，充填塔内において優れた抗菌性能を発揮し，流出水中の菌数を大幅に減少させることができた．また，水質の官能評価，残留塩素除去能力は従来製品と差がないことが確認された．なお溶出した銀は確認されなかった．続いて実プラントで 1 年間にわたる現場通水試験が実施された．円筒縦型装置にこの混合活性炭 1 000 L を充填し，市水を流速 45 m^3/h で処理した時，導入直後から

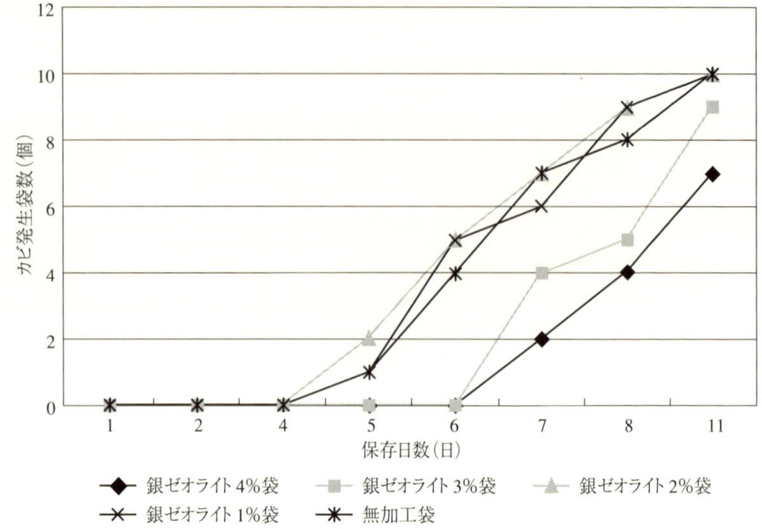

図 4.10　食パンの保存試験

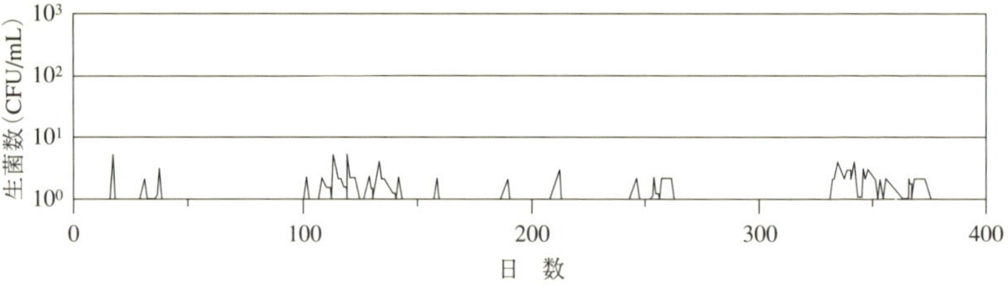

図 4.11　抗菌性粒状活性炭を導入した現場活性炭塔の微生物状況

1年間以上にわたって充填層を熱殺菌処理しなくても，処理水中に微生物は検出されず，水質基準（100 CFU/mL）に適合していることが確認された（図 4.11）．一方，抗菌活性炭を使用していない対照の処理塔では年間で 50 回程度の手間のかかる熱殺菌処理操作が必要であった．

4.3.6　銀ゼオライトの食品・衛生分野における法的環境

日本では，厚生労働省許認可の対象品となるものに医薬品，医薬部外品，食品添加物，化粧品，医療用具がある．

食品用器具，容器に関する衛生法規として基本になる法律は「食品衛生法」である．本法は食品，食品添加物，器具・容器包装，玩具，洗浄剤を対象として，飲食に起因する衛生上の危険発生の防止，公衆衛生の向上・増進に寄与することを目的として制定されている．なかでも，これらの分野に関係するところでは，食品衛生法第6条「化学的合成品等の販売等の制限」があり，食品用途には「人の健康を害う虞のない場合」として厚生労働大臣が定めた剤以外は使用できない．また，食品衛生法第9条「有毒器具等の販売等の禁止」があり，「人の健康を害う虞がある器具若しくは容器包装の販売」を禁止している．

さらに食品用途の容器および容器包装の規格としては，厚生省告示370号が基本になっている．時間の経過に伴いその内容が一部改正され，厚生省告示20号（食品，添加物等の規格基準　第三　器具および容器包装の部改正）として管理運営されている．

すべての合成樹脂製の器具または容器包装は，一般規格として材質試験と溶出試験に適合しなければならない．材質試験規格ではカドミウムと鉛成分はそれぞれ100 ppm以下，また溶出試験でも重金属溶出量は1 ppm以下，過マンガン酸カリウム消費量は10 ppm以下でなければならない．また，それぞれの樹脂の種類に対する個別規格がある．食品包装材料に樹脂添加物を使用する場合，それが食品と直接接触するため，食品に成分が移行しないことを確認しておくことが重要である．

一方，アメリカでの抗菌性食品容器包材について見ると，これら製品は連邦食品薬品化粧品法（FFDCA: Federal Food, Drug and Cosmetic Act）の適用をうける．包材に使用される剤が食品医薬品局（FDA: Food and Drug Administration）の食品添加物の基準に適合し，認可されていなければならない．さらに「抗菌性製品」を標榜するには環境保護庁（EPA: Environmental Protection Agency）の連邦殺虫剤・防かび剤・殺鼠剤法（FIFRA: Federal Insecticide Fungicide and Rodenticide Act）に適合し，食品接触用途の認可をうけていなければならない．近年これらの機関では特に発がん性，遺伝毒性に関するチェックが厳しい．

日本およびアメリカにおける規格基準は上記のとおりであるが，銀ゼオライトはFDAに食品接触物質（food contact substance）のうち「全種の食品接触用樹脂に添加できる抗菌剤」(FCN 000047）として認可されている．また同様にEPAにも登録（No. 71227）されている．

銀ゼオライトは「食品の製造，充填，包装，輸送，保管に用いる部材に添加できる物質，ただし食品の品質には影響を及ぼさないもの」という解釈がなされている．銀ゼオライトは使用樹脂に対して最大5 wt%まで添加することが許されており，食品の種別としては以下の9分類全てを含む．

Ⅰ　pH 5.0以上の塩，砂糖含有食品

Ⅱ　酸性，水溶性食品：塩，砂糖含有，および低/高脂肪含有エマルジョンを含む．

Ⅲ　遊離の油脂を含む水溶性，酸性，非酸性食品，塩および低/高脂肪W/Oエマルジョン含有食品．

Ⅳ　乳製品

A.（W/Oエマルジョン）高脂肪含有品

B.（O/Wエマルジョン）高脂肪含有品

Ⅴ　低水分の油脂

Ⅵ　飲料

A. アルコール濃度8% 未満の飲料

B. アルコールを含まない飲料

C. アルコール濃度8% 以上の飲料

Ⅶ　パン

A. 表面に遊離の油脂があるパン

B. 表面に遊離の油脂がないパン

Ⅷ　乾燥固形食品（表面に遊離の油脂がないもの）

Ⅸ　乾燥固形食品（表面に遊離の油脂があるもの）

また，適用できる食品包装形態の使用条件には制限がなく，以下の8分類A～H（21 CFR 176.170(c) Table 2）までの全食品形態に適応可能である．

A. 100℃以上の高温加熱殺菌

B. 沸騰水中での殺菌

C. 高温の食品の充填，または66℃以上の殺菌

D. 高温の食品の充填，または66℃未満の殺菌

E. 常温の食品を充填し，常温保存

F. 冷蔵

G. 冷凍

H. 冷蔵または冷凍後，食する前に容器ごと加熱される

① 流動状食品，比較的油脂分の少ない食品

② 比較的油脂分の多い食品，W/O型エマルジョン油性食品

4.3.7 銀ゼオライトの今後

無機抗菌剤の食品包装分野における抗菌製品の現状について，銀ゼオライトを中心に概略を説明した．近年，各国とも新規化学物質の審査は，特に発がん性，遺伝毒性などを始めとして安全性に関する項目が非常に厳しくなっている．しかし銀の抗菌性と安全性は歴史的にみても2000年の歴史があり，ほぼ確立されていると思われる．

今後，銀系無機抗菌剤が食品包材分野で定着するためには，安全性の裏付けとなる各種毒性試験の蓄積と実使用における鮮度保持例の積み重ねが必要である．

参考文献

1) 高野光男，横山理雄編：新殺菌工学実用ハンドブック，p.467，サイエンスフォーラム（1991）
2) 高山正彦：防菌防黴，**24**，561-567（1996）
3) 滝澤行雄：日本食品化学誌，**2**，21-35（1995）
4) 総合食品安全事典，p.660，産業調査会事典出版センター（1994）
5) 銀ゼオライト，飲食料品用機能性素材有効利用技術シリーズ，農林水産省食品流通局委託事業 No.5（1993）
6) 国崎伸一：日本工業水協会，436，5-12，第14回論文賞（1995）

（内田眞志）

4.4 鮮度保持包装

野菜や果物などの青果物は，有孔ポリエチレン袋やポリスチレントレーとラップフィルムの組合せなどを使用するのが一般的となっている．また，輸送包装には段ボール箱が使用され，産地で予冷を行って消費地へ送る方式が多く採用されており，鮮度管理が行われている．しかし，1日でも長く鮮度が保持されれば，それだけ流通段階での余裕ができるし，在庫管理も容易となる．また，生産時期と消費時期が異なっている作物では，長期間鮮度保持が可能であれば，非常に有効となる．このため，青果物の鮮度保持期間を延長する包材や包装技法が開発されている．

青果物は，同じ生鮮食品であっても，精肉や鮮魚と異なり，物質代謝を行って生命活動を維持している．したがって，青果物の鮮度保持技術は，精肉や鮮魚の場合とは大きく異なる．青果物の生活活性の程度は，青果物の種類，品種，部位，発達段階や熟度などによって異なっている．また，包装される量が異なれば，当然全体の物質代謝量は異なってくる．このため，青果物の種類と量に応じてテーラーメイドの包装形態を採用する必要がある．

4.4.1 青果物の生理活性

(1) 呼吸作用

野菜や果物は収穫後も種々の物質代謝を行って生命活動を維持するために呼吸活動を営んでいる．この呼吸活動の程度は，青果物の種類，収穫時期，部位の違いによって異なるが，一般に，成長過程にあるものの方が大きい．呼吸作用では，糖や有機酸など味に関係する成分を消費するので，青果物の品質保持には呼吸作用の抑制が重要である．

呼吸作用の程度は，温度が高くなると急激に大きくなる．指標としては，一般に呼吸係数 Q_{10} が用いられている．これは，温度が10℃ 上昇したとき，何倍の呼吸量になったかを表す係数で，通常2～3の値である．したがって，氷点以上の温度で低温に保つことは，呼吸作用を低下させるために有効である．

(2) 成長ホルモン作用

植物が生産する成長ホルモンとして，エチレンガスがある．これは多くの生理作用を示し，成長の促進，果実の熟成促進，緑色の退色促進，呼吸作用の促進の要因となる．エチレンは果実を追熟させるために必要な場合もあるが，一般に青果物の老化促進の原因となるため，エチレンの作用を抑制する包材が開発されている．

(3) 水分蒸散作用

水は青果物の細胞内の重要な溶媒であり，種々の生化学反応に不可欠のものである．植物は生育中は根から水を吸収し，気孔や表皮などから蒸散作用を行い，物質移動や温度調節を行っている．収穫された青果物では水分の供給がほとんどないため，蒸散作用により水分が多く失われる．ジャガイモやダイコンなどの根菜類，タマネギやかんきつ類などは，表皮が厚いために水分損失が少ないが，葉菜類では少しの水分が失われるだけで萎(しお)れ，2～3%の水分損失で商品価値が失われる．

水分蒸散作用は，環境温度が高いと大きくなるので，低温に保つことや包装により蒸散作用を抑制することが必要である．

(4) 栄養成分の変化

青果物は，ビタミン類，ミネラル，糖，食物繊維など，多くの栄養成分を含有している．これらの栄養成分で，収穫後に損失するのものがある．例えば，緑色野菜では黄化の進行と共にビタミンCの減少が見られる．また，未熟な豆類やスイートコーンなどでは，糖からデンプンへ，あるいは遊離アミノ酸からタンパク質への変化が収穫後に起こり，甘味や旨味の減少による品質低下が見られる場合がある．

4.4.2 青果物の鮮度に影響する要因

(1) 温　度

環境温度は，青果物の呼吸量と密接に関係している．温度が10℃上昇すると，呼吸量は通常約2倍となるので，青果物の鮮度保持には低温で貯蔵することが効果的である．しかし，熱帯・亜熱帯原産のものでは，10℃から数℃の低温に保存すると，細胞膜などに異常が発生し，細胞の機能が破壊されて低温障害を起こす．代表的なものはバナナで，12℃程度でも果皮の褐変が生じる．カボチャ，サツマイモ，トマト，オクラ，キュウリ，ナスなども低温障害を起こしやすい．

収穫後に青果物の呼吸作用によって獲得されたエネルギーは，ほとんど熱として放出される．これは呼吸熱と呼ばれており，この熱を収穫後できるだけ早く除去することは，輸送中や貯蔵中の青果物の鮮度・品質保持に極めて有効である．このため，産地で出荷前に低温処理が行われる．この処理は，予冷と呼ばれている．予冷の方法としては，普通冷蔵冷却，差圧通風冷却，強制通風冷却，真空冷却などがある．

(2)　湿　　度

青果物は呼吸作用に伴って気孔や表皮などから水分を蒸散するため，萎れやしわが生じる．このため，環境の相対湿度を高く保つことが青果物の鮮度保持に必要である．一般に青果物の貯蔵最適湿度は90～95% RHである．高湿度条件を維持するためには，フィルムで密封することが有効である．しかし，湿度が高くなりすぎるとフィルム内面に水滴ができて微生物の生育・繁殖の要因となり，青果物の腐敗につながる．このため，防曇(ぼうどん)フィルムを使用したり，調湿シートや調湿剤を封入する包装も行われている．

(3)　環境ガス濃度

青果物の細胞間隙内のガス組成は，酸素が約15%，炭酸ガスが約5%である．大気のガス組成は，酸素が21%，炭酸ガス0.03%であり，この分圧差によりガス交換が進行し，呼吸作用が営まれている．したがって，環境雰囲気の酸素ガス濃度を減少させ，一方，炭酸ガス濃度を増加させると呼吸作用が抑制される．多くの研究結果から，酸素濃度が3～5%，炭酸ガス濃度が3～5%，残りが窒素ガスであるガス組成の雰囲気では，呼吸作用が適度に抑制されることが明らかになっている．この条件は，青果物の種類や熟度その他によってかなり異なる．このように，雰囲気ガス組成を最適にして行う貯蔵は，CA貯蔵（controlled atmosphere storage）と呼ばれ，一般には低温貯蔵との組合せによって行われる．最も普及しているのはリンゴの貯蔵である．包装による方法は，理想的なCA条件を維持することが困難であるため，MA包装（modified atmosphere packaging）と一般に呼ばれている．

MA包装に使用するフィルムとしては，適度のガス透過性をもったフィルム，あるいは微細な孔を多数あけたフィルムが適用される．ガスバリヤー性の高いフィルムを使用すると，フィルムを通じての酸素の供給と呼吸により発生した炭酸ガスの放出のバランスがとれず，包装内が嫌気状態となり，嫌気呼吸に変わる．嫌気呼吸の状態では，発酵が起こり，アルデヒドやエタノールが生成される．これらの物質は，障害や悪臭発生の原因となるので注意する必要がある．

表4.7に，農林水産省食品総合研究所で出している主な青果物の貯蔵最適条件を示す．

(4) 微 生 物

一般に青果物は微生物に汚染されやすい．微生物の発育は低温ほど抑制されるので，低温貯蔵が望ましい．最近，カット野菜やカット果実と呼ばれる加工品を包装した商品が多く見られるようになった．カット野菜は特に外食産業との関係もあり，量が多くなっている．これらは切断という傷を受けているので，特に微生物の汚染を受けやすい．低温下で取り扱うことは当然であるが，その他に種々の方法を工夫する必要がある．

最近，包装材料に抗菌効果を付与したものが各種上市されている．微生物

表4.7 青果物貯蔵の最適条件

種類（品種・系統）	温　度 (℃)	湿　度 (%)	環境気体組成(%)		貯蔵可能期間
			O_2	CO_2	
ウンシュウミカン(普通)	3	85～90	10	0～2	6か月
カキ（富有）	0	90～95	2	8	6か月
ニホンナシ（二十世紀）	0	85～92	5	4	9～12か月
ニホンナシ(菊水，新興)	0	90	6～10以上	3以下	3～6か月
モモ（大久保）	0～2	95	3～5	7～9	4週
青ウメ	0	—	2～3	3～5	—
バナナ（緑果）	12～14	—	5～10	5～10	6週
イチゴ（ダナー）	0	95～100	10	5～10	4週
トマト	6～8	—	3～10	5～9	5週
露地メロン(札幌キング)	0	—	3	10	30日
ホウレンソウ	0	—	10	10	3週
バレイショ（男爵）	3	85～90	3～5	2～3	8～10か月
レタス	0	95～100	10	4	2～3か月
ニンジン	1	95～100	10	6～9	5～6か月

の制御にこのような包材を適用することも1つの方法である.

(5)　物理的要因

青果物は物理的損傷を受けると，変質や腐敗の原因となる．特に，産地から消費地への輸送時の振動や荷扱いに注意する必要がある．果実の場合，その影響が大きいので，緩衝包装などの配慮が行われている.

4.4.3　鮮度保持包材

(1)　防曇フィルム

青果物の水分蒸散作用によって生ずる水が，包材フィルム表面に付着して水滴を形成すると，外観が悪くなって商品性が低下するだけでなく，微生物の生育・繁殖の要因となり，青果物の腐敗につながる．青果物に一般的に使用されるポリエチレン（PE）やポリプロピレン（PP）などのポリオレフィンの水に対する濡れ性は悪く，水が付着すると水滴を形成する．したがって，青果物の水分蒸散によって生ずる水により，フィルム表面に曇りが発生しないようにすることが必要となる.

プラスチックフィルムに防曇性を付与する方法としては，界面活性剤塗布，表面滑性化処理，親水性添加剤の練り込み，表面粗面加工などの方法が考えられる．界面活性剤塗布の方法は最も簡便な方法であるが，塗布された防曇剤が溶解，脱落するので長時間にわたり安定した防曇性を維持することが困難である．コロナ放電処理や火炎処理などによる表面滑性化処理により，フィルムの表面張力をある程度高くすることはできるが，防曇性を得るには十分ではない．また，表面粗面加工の方法は透明性や光沢が失われるため，外観上の問題が生じる．現在，最も実用化されている方法は，界面活性剤をフィルムに練り込む方法である．界面活性剤としては，食品添加物として認められている脂肪酸エステルなどが使用される．現在，防曇フィルムとして一番多く使用されているものは，東洋紡の「FGフィルム」である．これは，TダイでQ製膜された多層二軸延伸PP（OPP）系のものである．同じ防曇剤を同量練り込んだ単層フィルムと，表面が低融点ポリマーからなる多層フィルムとの防曇性を比較した試験によると，多層構成のフィルムの方が優れた防曇性を示す結果が得られている[1),2)]．このため，多層構成が採用されている.

Tダイ OPP 系以外に，無延伸 PP(CPP)系の製品やインフレーション法の IPP 系の製品もある．

(2) MA 包 材

MA 包装は，包装内の雰囲気の酸素ガス濃度を低く，炭酸ガス濃度を高く保つ機能をもつ包材を使用して，包装される青果物の CA 条件（最適な雰囲気ガス組成）にできるだけ近づける包装技法である．青果物は呼吸をしているので，酸素を消費して炭酸ガスを放出している．酸素の供給がなくなると嫌気呼吸に変わるので，酸素の外気からの透過はある程度確保されなければならない．また，呼吸活動で放出される炭酸ガスもある程度外部へ放出されないと，包装内の炭酸ガス濃度が高くなりすぎる．したがって，酸素や炭酸ガスの透過係数はある一定のレベル以上である必要がある．また，包装内の酸素濃度が 3～5%，炭酸ガス濃度が 3～5%，残りが窒素ガスであるガス組成の雰囲気を維持するためには，酸素と炭酸ガスの透過度の比がある条件を満足する必要がある．すなわち，酸素と炭酸ガスの選択透過性が要求される．表 4.8 に，各種のプラスチックフィルムの酸素と炭酸ガスの透過度，炭酸ガスと酸素の透過度の比（P_{CO_2}/P_{O_2}）および水蒸気透過度（透湿度）を示す．

カボスの MA 包装による実験結果によると[3]，鮮度を保持するのに必要な条件として，フィルム包材の炭酸ガスの透過量（Q_{CO_2}）が 33 000 cc/m^2·day·atm 以上で，炭酸ガスと酸素の透過量の比（Q_{CO_2}/Q_{O_2}）が 4.2 以上であることが明らかにされている．この条件を満足するフィルムとしては，超低密度ポリエチレン（VLDPE）と線状低密度ポリエチレン（LLDPE）のブレンドフィルム，酢酸ビニル含有量の多いエチレン·酢酸ビニル共重合体，スチレン·ブタジエンゴム（SBR）などがある．しかし，鮮度保持フィルムとしては，さらに透湿度が低いことが要求される．カボスの包装の場合は，50 g/m^2·day 以下の透湿度が必要で，カボス用のフィルム包材としては，VLDPE と LLDPE のブレンドフィルムが適している[3]．他の青果物の場合でも，程度の差はあるが同様のことが言える．

ガス透過制御フィルムとしては，フィルムに微細な孔を開けた微細孔フィルムがある．代表的なものは，住友ベークライトの「P-プラス」で，20～100 μm 程度の孔が精度良く調整されて開けられている．フィルムの材質として

表4.8　各種プラスチックフィルムのガス・水蒸気透過度

フィルムの種類	フィルム厚 (μm)	ガス透過量 (cc/m²·day·atm) 炭酸ガス P_{CO_2}	酸素ガス P_{O_2}	P_{CO_2}/P_{O_2}	水蒸気透過度 (WVTR) (g/m²·day)
CNY	25	175	40	4.4	300
PET	25	320	110	2.9	22
OPP	25	8 500	2 500	3.4	4
HDPE	25	9 100	2 900	3.1	22
LDPE	30	18 000	4 740	3.8	6
CPP	30	20 000	5 000	4.0	9
PS	30	23 000	5 900	3.9	21
EVA (VA含量 4%)	30	23 000	6 970	3.3	8
VLDPE+LLDPE	30	42 000	7 780	5.4	10
EVA (VA含量 15%)	30	77 000	17 500	4.4	55
TPX	30	201 000	69 300	2.9	13
SBR	30	225 000	48 900	4.6	117

注1) CNY：無延伸ナイロン，PET：ポリエチレンテレフタレート，OPP：二軸延伸ポリプロピレン，HDPE：高密度ポリエチレン，LDPE：低密度ポリエチレン，CPP：無延伸ポリプロピレン，PS：ポリスチレン，EVA：エチレン・酢酸ビニル共重合体，VLDPE：超低密度ポリエチレン，LLDPE：線状低密度ポリエチレン，TPX：ポリ4-メチルペンテン-1，SBR：スチレン・ブタジエンゴム．

2) 測定温度　P_{CO_2}，P_{O_2}：27℃．
WVTR：40℃（CNY，PET，OPP，HDPE），27℃（その他のフィルム）

は，OPP，CPPや多層のOPP/PP，OPP/PE，PET/PE，NY/PEなどがある[4]．単層タイプは万能ネギ，カット野菜，もやしの包装に使用されている．多層タイプは重量野菜用である．

(3)　エチレン吸着包材

エチレン吸着剤をフィルムに練り込み，青果物の追熟を抑制するタイプの包材が今までに種々上市されている．大谷石の微粉末をLDPEに練り込んだフィルムが最初の製品で，その後ゼオライト，クリストバライト，シリカなどを練り込んだ製品が上市された．これらのフィルムは，ガス透過度が元のLDPEフィルムより大きくなるので，ガス制御機能がある程度期待できる．しかし，エチレン吸着については，吸着剤の練込み量からすると青果物，特に果実から出されるエチレンを除去する能力はないものと考えられる．

包装内に封入するタイプのエチレン吸着剤や除去剤も種々開発されている．タイプとしては，大谷石，ゼオライト，炭酸カルシウム，クリストバライトなどの多孔質微粉や活性炭の微粉などを使用する吸着タイプ，過マンガン酸カリウムや臭素塩，パラジウム，鉄触媒を用いるエチレン分解タイプ，酵素によってエチレンを除去するタイプがある．

(4) 鮮度保持段ボール

青果物や切り花の産地から消費地への輸送包装としては，段ボール箱が一般的に使用されている．また，予冷出荷されるものも多い．この段ボールに鮮度保持機能や保冷機能を持たせた鮮度保持段ボールが各社から上市されている．構造としては，①内装ライナーや外装ライナーに鮮度保持フィルムを挟み込んだタイプ，②ライナーに鮮度保持フィルムやアルミ蒸着フィルムをラミネートしたタイプ，③段ボールと発泡樹脂を組み合わせたタイプ，④エチレンガス吸着剤を適用したタイプ，⑤抗菌剤を含浸させたタイプなどがあり，これらを組み合わせたタイプもある．

鮮度保持段ボールの目的とする機能は，保冷，環境ガス制御，エチレンガス吸着，調湿である．保冷段ボールの代表的な製品としては，石崎産業の「クールダン」や「エコクールダン」[5]，レンゴーの「レンクール」や「コルフォームS」[6]などがある．これらは，樹脂発泡体やアルミ蒸着PETフィルムを使用して断熱効果を得ている．図4.12および図4.13に，レンクールとコル

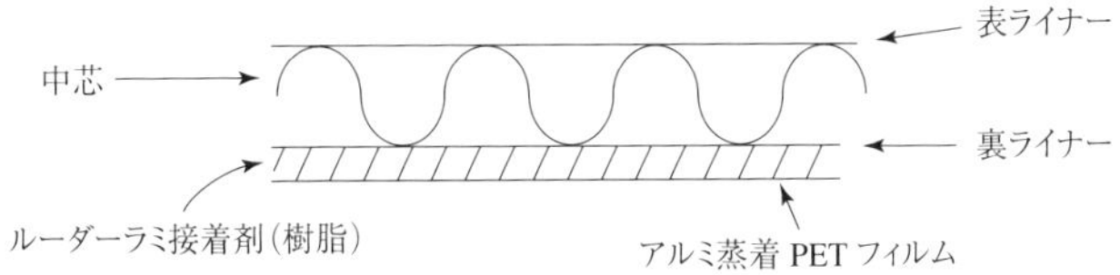

図4.12 保冷段ボール「レンクール」(レンゴー)の構造[6]

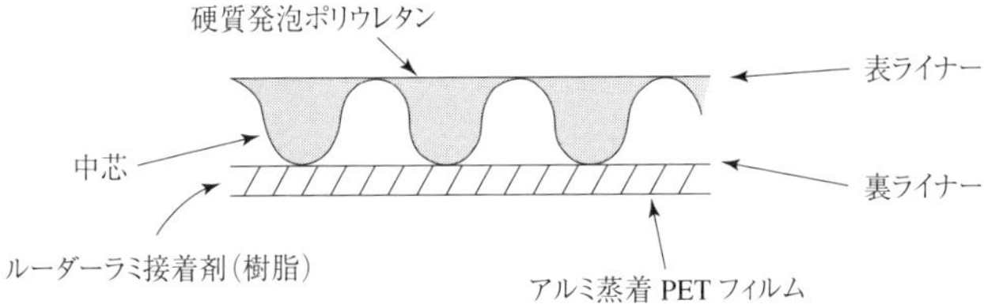

図4.13 保冷段ボール「コルフォームS」(レンゴー)の構造[6]

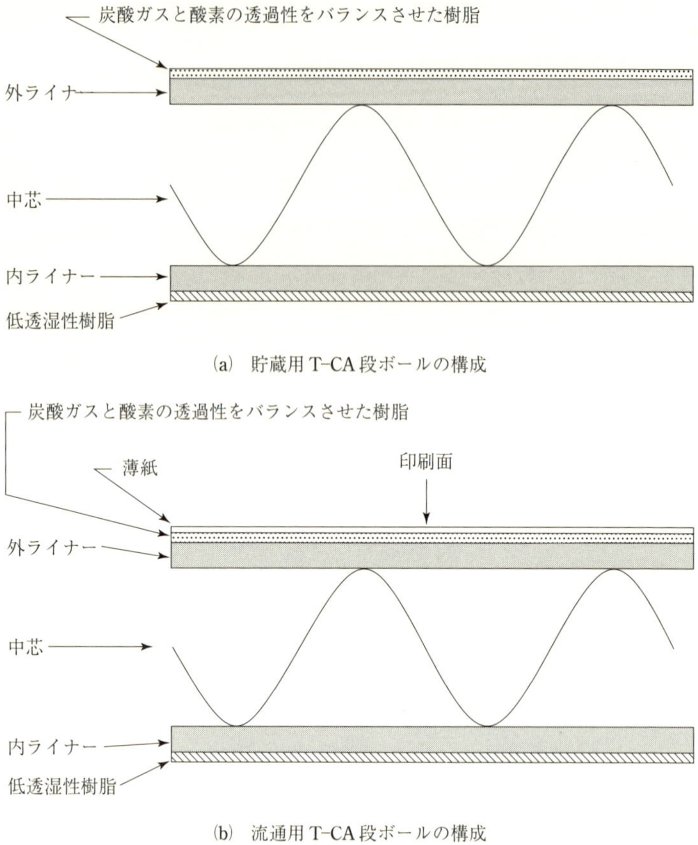

図4.14　鮮度保持段ボール「T–CA段ボール」(東罐興業)の構造[7),8)]

フォームSの構造をそれぞれ示す．コルフォームSは，リサイクルが困難な構造であるため，現在での使用は難しい．

環境ガス制御と調湿を主な目的とした製品としては，トーモクの「バイオフレッシュDAN」，石崎産業の「FH段ボール」，東罐興業の「T–CA段ボール」などがある．これらの製品は，ポリオレフィン系のガス制御フィルムを適用したタイプである．図4.14に，T–CA段ボールの構造を示す[7),8)]．外面ライナーにラミネートされている炭酸ガスと酸素の透過性をバランスさせたフィルムは，VLDPEと低密度ポリエチレン(LDPE)のブレンド系で，表4.8

に示したVLDPEとLLDPEのブレンドフィルムと同系のものである．また，内面ライナーにラミネートされている低透湿性樹脂層はLDPEフィルムが使用されている．T-CA段ボールは主に，リンゴの輸送用として使用されている．

4.4.4 鮮度保持包装の現状

鮮度保持包材は，1990年頃を中心として，防曇フィルム，MAフィルム，抗菌性フィルム，鮮度保持用機能性シート，エチレン吸着剤などの鮮度保持剤，鮮度保持段ボールなどの各種製品が各社から数多く上市された[9),10)]．その後，種々の青果物で適用が試みられ，現在ではかなり整理されている．野菜の包装では，低コストの包材を使用することが必要である．野菜の鮮度保持包材として定着したものとしては，PP系の防曇フィルムと微細孔フィルムがあげられる．PP，PE，PS単体フィルムを使用し，開封部を設けたり，包装形態をいろいろと工夫している例も見られる．鮮度保持段ボールはコスト高となるので，果実や切り花など，高額な産品の輸送用としての適用例が多い．

参 考 文 献

1) 井坂　勤：包装技術，**32**(9)，52（1994）
2) 東洋紡績㈱：特許公報　平3-2332.
3) 川合良岳，平　和雄：日本包装学会誌，**2**(3)，156（1993）
4) 斉藤隆英：包装技術，**35**(5)，27（1997）
5) 長田達明：同誌，**32**(8)，26（1994）
6) 正岡　諭：同誌，**27**(8)，22（1989）
7) 川合良岳，平　和雄：同誌，**32**(2)，18（1994）
8) 東罐興業：「T-CA段ボール」カタログ.
9) 葛良忠彦：フードパッケージング，**34**(6)，42（1990）
10) 葛良忠彦：食品と開発，**25**(10)，6（1990）

（葛良忠彦）

4.5 新しい紙容器

最近スーパーやコンビニエンスストアなどの店頭に多数並んでいる商品の中で，特に食品売り場では惣菜・生鮮食品・加工食品用の容器としてプラスチック製容器に代わって，紙容器が採用されている商品が目に付くようになった．この傾向は今後とも続くことが予想されるので，ここで新しい紙容器の最近の状況を述べる．

4.5.1 紙容器の出てきた社会的背景

なぜ今紙容器なのか．その背景を考えてみると大きく次の2つの要因が考えられる．まず最初の要因としては環境問題である．その中でも特に2000年4月に本格的に施行された「容器包装リサイクル法」が大きく影響している．すなわち，この法律では特定事業者（製造事業者及び利用事業者）は「その他紙製容器包装」および「その他プラスチック製容器包装」に関しては再商品化のための委託料金を指定法人に支払う義務がある．その場合に支払う委託料金は，特定事業者が製造または利用する包装材料の重量によって決まってくる．すなわち重量が大きいほど支払う委託料金が多くなる．しかも平成13年度の委託単価(kg当たりの委託料金)は「その他紙製容器包装」で58.6円であり，一方「その他プラスチック製容器包装」は105.0円である．これから分かるとおり，紙製容器の方がプラスチック製容器より委託単価が安いということが言える．しかも約半分程度なので，容器の原価計算をする場合に委託料金が安いということはコスト低減につながるので，紙容器を採用する1つの動機になる．また，環境面からは別にもう1つの要因を考えることができる．それは2001年4月から施行された法律で「資源有効利用促進法」に関したのもである．

この法律はいわゆる3R（reduce，reuse，recycle）を提言しており，その中でも特に“reduce”すなわち「減量」を最優先に薦めている．このことは，環境問題に対応するためには使用する資材・原料を量的に減らすことをまず第一に考えるべきであると言っている．したがって，紙容器を使用することは結果的にこの法律の趣旨に沿った動きであると言うことができる．

紙容器が見直されてきた2番目の要因としてライフスタイルの変化を挙げることができる．まず「個人化する家族」や「働く女性の増加」あるいは「自立する中高年」などに起因して最近，食マーケットが大きく変化している．ここ数年の食マーケットの動向を見ると「中食（なかしょく）」という分野が伸びている．この中食とは惣菜屋，弁当屋，デリバリーピザなどテイクアウトや宅配によって供給される調理済みの食品や食事を指す．つまり外食でも家庭で作る料理でもない部分である．中食市場において，ここ数年牽引力となっている業態が「デリ」である．「デリ」とは言うならば「欧米型惣菜屋さん」である．明るい店内には惣菜のみならずサラダやメインディッシュ，中にはスープまでも取り揃えている店もある．このデリ業界には多くの外食企業や食品メーカーが参入し，今後さらに市場規模が大きくなることが予想される．さらに最近，食ビジネスで業界が関心を示しているコンセプトにHMR（home meal replacement）とMS(meal solution)がある．HMRはアメリカで発生した概念であり，家庭で作る食事の代替商品や代行サービスを提供するという業態コンセプトのことであり，一方MSは生活者の抱える食に関わる様々な問題解決の提案のことである．これらの業態では店頭に商品を陳列する場合には，必然的に容器に個装化された状態で陳列されることが多く，陳列時の商品価値を高めるための表面印刷が可能な紙容器が特に注目されている．

表 4.9 委託料金の比較(パスタ／焼きそば商品類の容器の例)

品　名	容器構成	容器重量（kg）	分　類	委託料金(円/個)
(1) パスタ(DNP品)	両面PP紙/フィルム蓋	15.1+2.4 ＝17.5	紙／プラ	0.135
(2) パスタ	PPトレー＋PS蓋	20.4+12.5＝32.9	プラ	0.664
(3) パスタ	PPフィラー＋ピロー袋	21.3+6.0 ＝27.3	プラ	0.551
(4) パスタ	発泡PP+PS蓋	10.0+9.3 ＝19.3	プラ	0.391
(5) 焼きそば	PPトレー＋ピロー蓋	9.0+5.3 ＝14.3	プラ	0.289
(6) 焼きそば	発泡PSトレー＋紙蓋	9.4+5.4 ＝14.7	プラ／紙	0.221
(7) 焼きそば	四隅貼り紙容器	28.7	紙	0.165

注 1) この委託料金は食料品製造業で特定容器利用事業者の場合である．
2) この委託料金は平成13年度の簡易算定方式に用いる算定係数により算出．
3) (7)の焼きそばの容器重量は容器と蓋の合計値．
委託料金＝特定容器・包装の重量(kg)×簡易算定係数×委託単価
簡易算定係数は：「その他紙製容器包装」は 0.09786
：「その他プラスチック製容器包装」は 0.19226
委託単価は：「その他紙製容器包装」 58.6円/kg
：「その他プラスチック製容器包装」 105.0円/kg

(1)　容器包装リサイクル法の委託料金について

「その他紙製容器包装」と「その他プラスチック製容器包装」の再商品化の委託料金の例を表4.9に示した．また，この法律では業種により算定係数が異なるので，業種が異なれば重量が同じでも当然委託料金が異なってくる．

(2)　中食（調理済み惣菜）向け容器包装の考え方

一般の生活者が日常行っている食生活の行動を考えた場合，最初に決めなければならないのがメニューであり，それから食材を購入して調理を行い，食べてから後片付けをするという一連の行動が一般的である．

これが最近では，前述したライフスタイルの変化に伴う生活構造の変化により，生活者は食行為連鎖において機能の代行およびサービスの代行を求めている．そして包装もその解決機能を担うようになってきた．このような状況の中で，印刷機能・食器機能・廃棄性などの観点からプラスチック容器よりも紙容器が評価される状況になっている．図4.15は「生活者の食行為連鎖」と「包装に対する機能およびニーズ」の関係を示したものである．

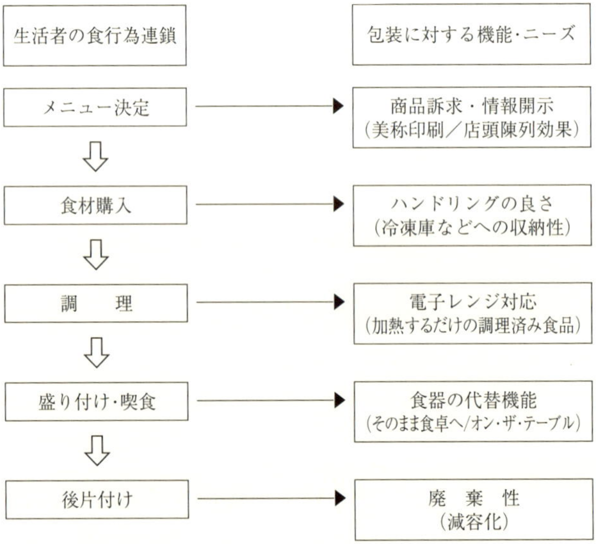

図4.15　中食向け容器包装の考え方

4.5.2 紙容器の種類

紙容器は大きく分けて2種類のタイプに分類できる．写真4.1に示すように1つのタイプは主として四隅貼りをしたタイプの容器であり，他のタイプは板紙の絞り成形タイプの容器である．これらはその目的・用途により使い分けている．すなわち，内容品として中に何が入るのか，固形食品か多少なりとも液体が共存するのか，容器にバリヤー性が求められるのか（その必要性の有無），商品流通時はチルドか冷凍なのか，また使用時の電子レンジ適性の有無とかを考慮して容器を使い分ける必要がある．ここで一般的に言えることは，四隅貼りタイプの容器は内面にラミネートするフィルムにバリヤー性のある素材を使用し，バリヤー性のある蓋材（ふたざい）と組み合わせることにより，比較的バリヤー性のある容器を得ることができる．一方，紙絞りタイプの容器は四角型であれば四隅部分に，また丸型であれば周囲に「しわ」が発生して，蓋材をシールしてもこのしわ部を完全になくすることが難しく，そこからエアーの洩れもあるので，厳密な意味では密閉性の容器を得ることは困難である．

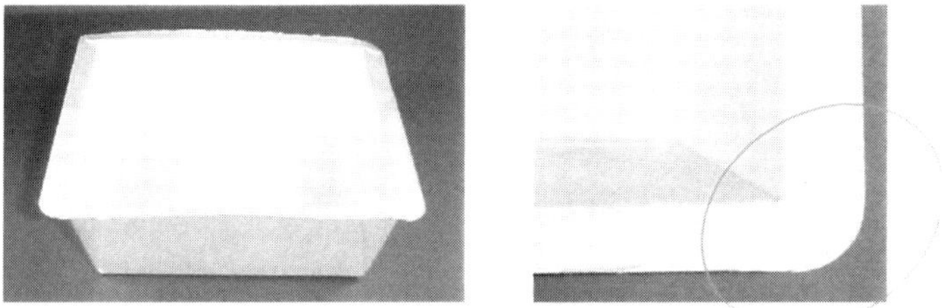

四隅貼りタイプの容器

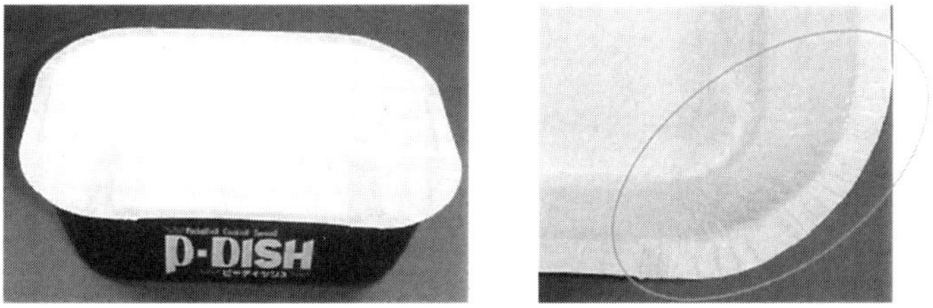

紙絞りタイプの容器

写真 4.1 タイプ別の紙容器の特徴

表 4.10　紙容器の種類

トレー名称	メーカー名	形　状	仕　様	用途例
〈四隅貼りタイプ〉				
フレッシュタイト	古林紙工	上4角・底4角	(印刷) 紙/PE, EVOH・PP	ハム類
トレータイト	凸版印刷	上4角・底4角	(印刷) 紙/PP	冷菓
ヘラウフ	王子製紙	上4角・底4角	PP/紙/PP	冷食
トレーフレッシュ	WV社 (アメリカ)	上8角・底8角	紙/PE/PP	開発中
トレイフィット	VGF社 (ドイツ)	上4角・底4角	紙/PE/PP	開発中
フレッシェル	大日本印刷	上4角・底4角	紙/PE/バリヤーフィルム/PP	開発中
〈紙絞りタイプ〉				
プレスウエア	積水化成品工業	丸型・角型各種形状	紙/PET	惣菜類
ペーパーウエア	東洋アルミホイルプロダクツ	丸型・角型各種形状	紙/PET	惣菜類
P-Dish	大日本印刷	丸型・角型各種形状	紙/PP, PP/紙/PP	惣菜類

注1) 「トレータイト」,「ヘラウフ」および「トレーフィット」は写真4.1の四隅貼りタイプの容器.
　2) 「フレッシュタイト」と「トレーフレッシュ」は写真4.2の四隅部分を突き合せにした容器.
　3) 「フレッシェル」は独自技術の容器.

表4.10に現在開発中のものも含めて代表的な各種タイプの紙製複合容器を掲げておく.

(1)　紙容器の製造方法

四隅貼りタイプの容器の一般的な製造方法は，まず板紙にフィルムをラミネートし，所定の展開寸法にカットし，これを専用の成形機で成形してトレーに仕上げる．この場合，四隅部分の処理の仕方で二通りあり，1つはトレーの水漏れ防止のため四隅にアヒルの水かき部分を設け成形機で圧着してトレーに仕上げる．もう1つは四隅部分を突き合せにしたもので，水漏れ防止

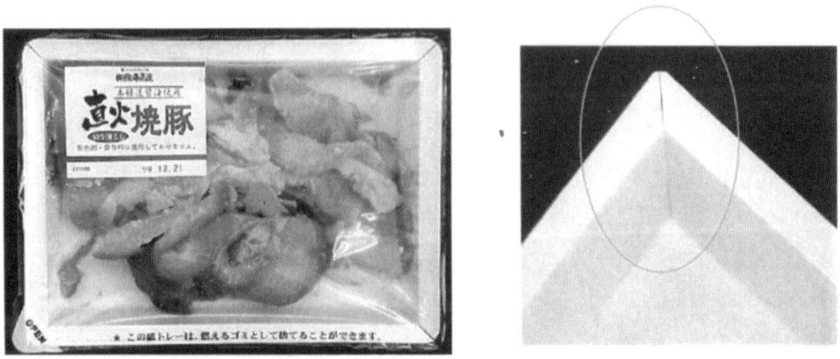

写真 4.2　四隅部分を突き合せにした容器の例

のため成形機でトレーの内面にフィルムを真空（または圧空）で貼着してトレーに仕上げる（写真4.2参照）.

一方，紙絞りトレーの製造方法は板紙にフィルムをラミネートし，所定の展開寸法にカットし成形金型（凹型）に入れ凸型でプレス成形をする.

(2)　フレッシェルの製造方法

「フレッシェル」は大日本印刷が現在開発中の紙製複合容器であるが，他の紙製複合容器と基本的に構造が異なるので若干説明しておく．すなわち，この容器の最大の特徴は容器部分が写真4.3に示すように「底部分」と「フランジ部分」の2パーツから出来ていることである．製造方法としては，この底部分とフランジ部分を組み合わせて成形金型に入れるとトレー形状になり，所定のフィルムを真空（または圧空）成形でこのトレーの内面に貼着することにより容器に仕上がる．出来上がった容器はフランジ部分が平滑なの

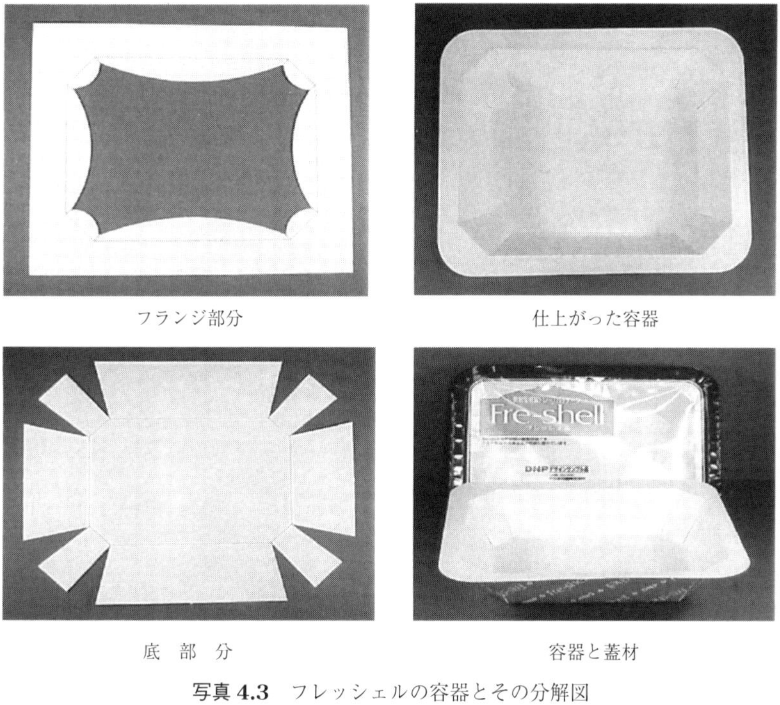

フランジ部分　仕上がった容器

底　部　分　容器と蓋材

写真 4.3　フレッシェルの容器とその分解図

で，蓋材をシールした場合にはエアーの洩れもなく完全密閉型の容器を得ることができる．従来，四隅貼りタイプの容器は，四隅部分で必ずフランジ部に紙の厚み分だけの段差ができ，また紙絞りタイプの容器も四隅部でしわがあり，これらの容器は蓋材をシールしてもエアーが洩れることがある（写真4.1参照）．

表 4.11　紙容器の技術的要求項目

要求項目	内容・現象	原因
〈四隅貼りタイプ〉		
密閉性（要求レベル1）	水蒸気バリヤー	
密閉性（要求レベル2）	酸素ガスバリヤー 5～10 cc．ガス置換可能レベル	
成形時ピンホールがないこと	底面の罫線部に発生の可能性あり	熱履歴のため
容器の剛性	板紙の坪量最低 260 g/m² は必要	
成形時の変形	フランジ部がカールぎみになる	内面フィルムの収縮
耐水性・耐油性	充填時の水・脂分の染み込みで外観不良 冷却時の結露・「保型性がなくなる」 流通時の温度変化で結露・「保型性がなくなる」	表面の耐水・耐油性がない
電子レンジ適性	バブリング・紙臭・樹脂臭がないこと	バブリングはLDPEの発泡
イージーピール性	紙剥けなく蓋の開閉が可能なこと	
印刷適性	本体外側（側面・底面）のみ	
〈紙絞りタイプ〉		
成形時紙割れがないこと	底コーナー部に多く発生する傾向あり	成形条件による
型への樹脂付着がないこと	事前の試作段階では把握できないことがある	型温と樹脂の耐熱性の不一致
耐水性・耐油性	〈四隅貼りタイプ〉に同じ	〈四隅貼りタイプ〉に同じ
ラップ機適性	ラップ時機械のテンションに耐えられず変形	PVDC 仕様機種・直線式は不可
密閉性事前確認	罫線部間隙からエアーは漏れる 罫線部から毛管現象で汁物は上昇，端面にシミ	罫線部間隙を完全に塞ぐのは無理
容器の剛性	数値目標は特になし	容器のサイズ・形状で変わる
電子レンジ適性	バブリング・紙臭・樹脂臭のないこと	紙内部の水分が膨張することあり
印刷適性	容器内外面に印刷することあり	

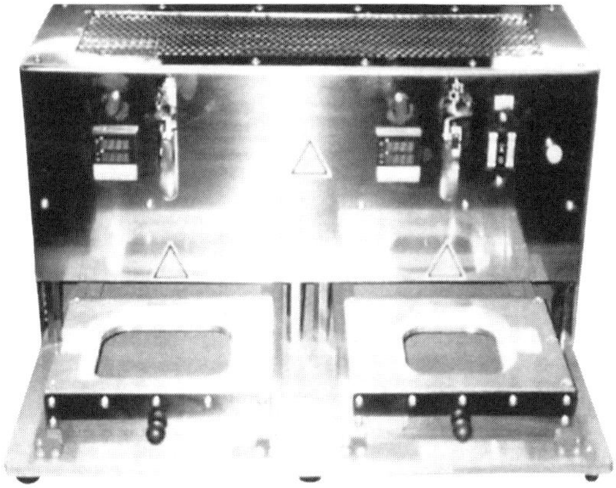

写真 **4.4** トレーシーラー

また，四隅部分を突き合せにした容器（写真4.2参照）では，突き合せ部分でわずかながら溝状の隙間ができ蓋材をシールした場合に，その部分からエアー洩れをする危険性がある．これらの点から判断しても「フレッシェル」は開発中ではあるが理想的な紙製複合容器である．

(3) 紙容器の技術的チェック項目

紙容器はその目的・用途に応じて使用するタイプを選定することは前述したとおりだが，それでは実際にどのような項目に留意すべきか，特に技術的な観点から整理して表4.11にまとめた．

(4) トレーシーラー

紙容器入りの製品を製造するには，まず紙容器に中味を入れて蓋を載せ周囲を熱シールする必要がある．その時に使用する機械がトレーシーラーである．トレーシーラーの種類にはいろいろあるので，生産能力に応じて最適な機種を選定する必要がある．写真4.4に最も簡単なトレーシーラーの例を示した．この機械は手動式のタイプのもので，バケットに中味の入ったトレーを載せて蓋を置き，スイッチを押すと予め蓋をシールするための最適温度に加熱されたシールヘッドが下りてきて，蓋が容器に熱シールされる．

4.5.3 紙容器の将来

平成12年の日本における「包装産業生産出荷統計」によれば，包装資材・容器の総出荷数量は対前年比101.5％であるが，この中で「紙・板紙製品」は104.0％，「プラスチック製品」は101.0％で，これ以外の金属製品やガラス製品は対前年比でマイナスである．これから見ても分かるとおり「紙・板紙製品」の伸び率が最も大きい．この伸び率が大きい理由の1つは，言うまでもなく紙製品が環境問題を重視する現在の一般的な社会の方向性にマッチしているからである．

この方向性は紙容器の分野においても同じことが言える．すなわち，将来は今まで以上に環境問題に対する社会の関心が強くなることが予想されるので，紙容器が一層多く使用されることであろう．そうなれば紙容器に対する技術的要望も今まで以上に高度になることが予想される．プラスチックに比較して紙の劣る点は，物性的には主として強度とバリヤー性であり，加工面では成形加工適性である．しかし，ここに来てある程度の絞り比であれば絞り成形可能な伸び率の良い板紙が数社の製紙会社により開発された．この板紙は従来の紙絞り容器に使用されていた板紙より数倍の伸び率があり，今後の実用化が期待される．逆に板紙はプラスチックに比較して一般的に印刷適性は優れており，美麗な印刷も可能で店頭効果を高めることに役立つ．このプラスチックと紙のそれぞれの長所をうまく利用することにより，従来は紙容器の範疇（はんちゅう）では困難と言われていた高度な密閉型のバリヤー性紙容器がプラスチックフィルムとの複合容器にすることにより開発され，今後はいかに適正な価格で生産できるかが重要な要因になってくる．そのためにも効率の良い生産体制を確立する必要があるが，食品分野を中心に環境面のみならず安全・衛生面からも評価され，技術的にも高度な密閉型のバリヤー性紙容器の出現も近い将来には期待できる．

参 考 文 献

1）平成12年 日本の包装産業生産出荷統計，日本包装技術協会第82回理事会資料（2001）

（菅　　脩）

第５章　包装による食品保全と微生物

5.1　包装食品と微生物

5.1.1　微生物と食品

微生物と食品との関係は２つに大別できる．１つは発酵食品を製造するための微生物で，もう１つは食品を腐敗させる腐敗微生物や，食品を介して食中毒の原因となる病原性（食中毒原因）微生物である．ここで取り扱う微生物は後者であるが，発酵食品に利用される微生物であっても，食品が異なれば腐敗微生物として取り扱われる．したがって，ほとんどの微生物が対象となる．

一方，包装食品には，簡単に調理されたのみで微生物が存在する消費期限の短い食品から，ほぼ無菌状態（商業的無菌）で長期保存が可能であるレトルト食品まであり，様々な形態で出回っている．

ここでは，これら包装食品の微生物汚染と微生物制御について解説する．

5.1.2　包装食品の微生物汚染

(1)　原材料に存在する微生物

食品には，肉類，魚類，根菜類などあらゆる原料が使用されているが，これらは生産される環境から微生物の汚染を受けている(一次汚染微生物)．また，加工品を原料として使用した場合には，加工環境（設備機器・包装容器・人体（特に手指））から汚染を受けている可能性がある(二次汚染微生物)．例えば，もともと肉は無菌であるが，屠殺（とさつ），解体時に中温性の腸内微生物により，魚類は育った環境にもよるが低温性の体表面付着微生物および腸内微生物により，根菜類は胞子を含む土壌微生物により汚染されている．したがって，原材料（一次加工品も含む）は全て微生物によって汚染されているといって

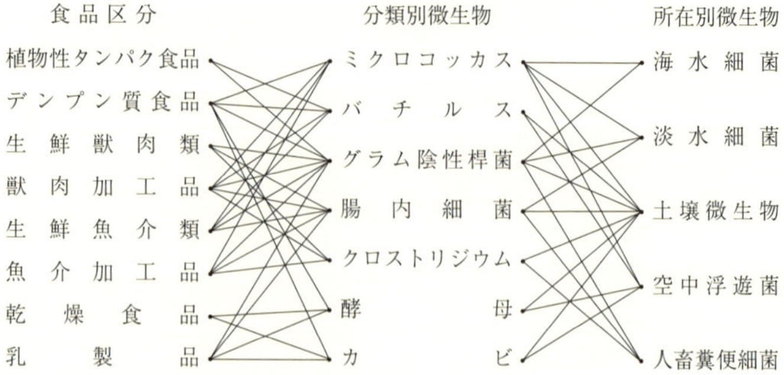

図 5.1　食品のミクロフローラ[1)]

も過言ではない．このように食品には固有の微生物が付着・汚染していることが多く，これらは食品の菌相（ミクロフローラ）と呼ばれている．食品とそのミクロフローラおよびその由来の関係を図 5.1 に示した．

(a)　土壌微生物

場所によって異なるが，土壌には 10^3～10^7/g の微生物が存在し，それも細菌のほか，酵母，カビ，放線菌など多種多様であり，食品の腐敗・変敗の原因菌のほとんどが存在している．また，それらの特徴は，中温および高温微生物が多くを占め，しかも芽胞形成菌が多く，細菌ではグラム陽性菌が多く存在していることである．例えば，深さ 5 cm 程度のところでは，好気性細菌(10^7/g)，嫌気性細菌(10^6/g)，放線菌(10^6/g)，カビ(10^5/g) などが存在している．これらの土壌微生物は，生鮮野菜，穀類，果実などを汚染するだけでなく，河川をも汚染する．また，空中飛散し空中浮遊菌の根源となる．例えば，小麦粉は細菌（3 500～92 000/g），カビ(150～12 000/g)，酵母(50～260/g) で汚染されている．また，香辛料もこれら微生物による汚染度の高い原材料として知られている．

(b)　空中微生物

土壌微生物がほとんどで，そのうち乾燥，紫外線に耐性を持つ胞子の占める比率が高くなっている．場所によって異なるが，通常の室内では 500～1 000/m^3 の細菌・真菌類が存在している．

(c)　水生微生物

淡水と海水（好塩性微生物）ではミクロフローラは異なるが，グラム陰性

表 5.1　所在別腐敗微生物[1)]

土壌細菌	*Acetobacter*, *Achromobacter*, *Bacillus*, *Brevibacterium*, *Proteus*, *Clostridium*, *Corynebacterium*, *Enterobacter*, *Escherichia*, *Leuconostoc*, *Micrococcus*, *Mycobacterium*, *Pseudomonas*, *Serratia*
酵母	*Saccharomyces*, *Torula*, *Torulopsis*
カビ	*Aspergillus*, *Penicillium*, *Mucor*, *Rhizopus*, *Neurospora*
淡　水	*Achromobacter*, *Aeromonas*, *Alcaligenes*, *Pseudomonas*, *Flavobacterium* など（グラム陰性桿菌） *Aerobacter*, *Proteus*, *Escherichia* など（下水，糞便細菌） *Micrococcus*, *Bacillus*, *Corynebacterium*, *Mycobacterium* など（土壌由来菌）
海　水	*Achromobacter*, *Aeromonas*, *Bacillus*, *Micrococcus*, *Photobacterium*, *Pseudomonas*, *Flavobacterium*, *Vibrio*
空　中	土壌菌，球菌類，芽胞性細菌，真菌の胞子
糞　便	*Clostridium*, *Lactobacillus*, *Escherichia*, *Enterococcus*, *Proteus*, *Salmonella* その他の通性嫌気性菌，偏性嫌気性菌

菌，無胞子細菌が多く，低温性または中温性である．これらが魚類の体表(10^2～10^5/cm^2)，エラ（10^2～10^5/g）を汚染している．

(d)　糞便微生物

糞便には10^8～10^{10}/gの通性・偏性嫌気性微生物（中温性）が存在し，屠殺時の畜肉汚染菌となる．畜肉の微生物汚染量は細分化するにつれて多くなり，ひき肉では10^7/g程度にまで汚染が進んでいるものもある．

それぞれに存在する微生物の属名を表5.1に示した．これらの中には，腐敗微生物のみでなく食中毒原因菌も含まれる．

(2)　食品の微生物汚染と腐敗

食品の微生物汚染は，先に示したように一次汚染微生物と二次汚染微生物によって起こる．二次汚染の原因は広範囲であり，施設設備，設備機器，空気などの製造環境や包装容器，従業員などである．汚染された食品（原材料を含む）は，その環境要因により影響を受けながら微生物が増殖し腐敗に至る(図5.2)．その環境要因には，内部要因と外部要因がある．内部要因は食品の持つ化学的・物理学的性質であり，成分組成，pH，水分活性，酸化還元電位などである．また，外部要因は食品が置かれる環境であり，温度，湿度，酸素濃度などである[2)]．

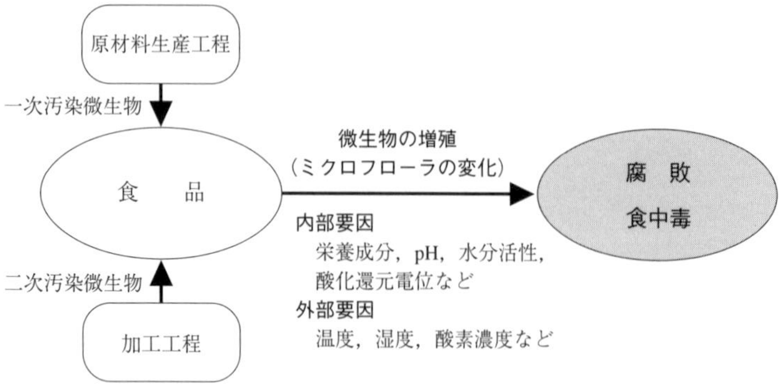

図 5.2　食品の腐敗要因

腐敗とは食品が微生物によって変質，可食性を失う現象を意味し，狭義には食品中のタンパク質の分解（主に嫌気的）される過程を意味している．変敗とは炭水化物や脂肪が微生物によって分解され，品質の劣化が起こった状態あるいは可食性を失ったことを意味している．また，包装食品の品質が異常（化学的な異常も含む）であることを総称して変敗と呼ぶ（ここでは腐敗を使用する）．したがって，腐敗微生物とは，食品の劣化に関与する微生物の総称であり，ほとんどの微生物を含むと考えてよい．

腐敗過程は単純なものではなく，微生物の複雑な代謝作用により食品成分が分解し，その結果，におい成分（アンモニア，アミン類，硫化物，有機酸など）の生成，色調や風味の変化，軟化，ガス発生などの現象が見られる．また，微生物が生産する多糖類などが原因となるロープ（ネト）などの発生も見られる．これらの現象は単独に起こるのではなく，2つ以上の現象が腐敗過程で同時に進行している．

腐敗は，上述したように種々の中間生成物を経て，最終生産物に至るまでの連続した代謝過程であるが，これには多種類の微生物が関与している．腐敗の初期段階では食品の内部要因や外部要因の影響を受け，その環境に最も適した微生物が優先して増殖する．そして，その微生物の増殖に伴って成分，酸化還元電位などの変化が起こり，その環境変化に応じて別の微生物が増殖し，それが優勢となる．このような現象が繰り返され腐敗が進行するが，その間，食品のミクロフローラは分解生成物などの影響により単純化していく．

(3)　微生物の耐熱性と胞子

微生物は種々の方法により分類されるが，細胞学的には，通常の増殖状態にある栄養細胞と，休眠状態にある胞子（細菌の場合には芽胞とも呼ばれる）に分けられる．

微生物と熱との関係を図5.3示したが，栄養細胞は熱抵抗性が弱く，胞子・芽胞は強い耐熱性を持っている．この耐熱性の発現は，胞子・芽胞では細胞が脱水状態になるためと考えられている．すべてのカビは細胞外に胞子（外生胞子）を形成するが，細菌はその一部のみが細胞内に芽胞（内生胞子）を形成する．また，酵母の一部も胞子を形成するが，食品での形成はほとんど見られない．また，胞子は耐熱性のみでなく，物理的（圧力など）・化学的（殺菌剤など）ストレスに対して強い耐性を示す．

グラム陽性菌である *Bacillus* 属（好気性）や *Clostridium* 属（嫌気性）細菌は，ある条件（一般的には栄養条件が悪いときなど）で芽胞を形成するが，その中には食中毒原因菌も含まれていることから，微生物制御の対象となっている．特にボツリヌス菌（*C. botulinum*）のA，B型菌芽胞の熱抵抗性は強く，

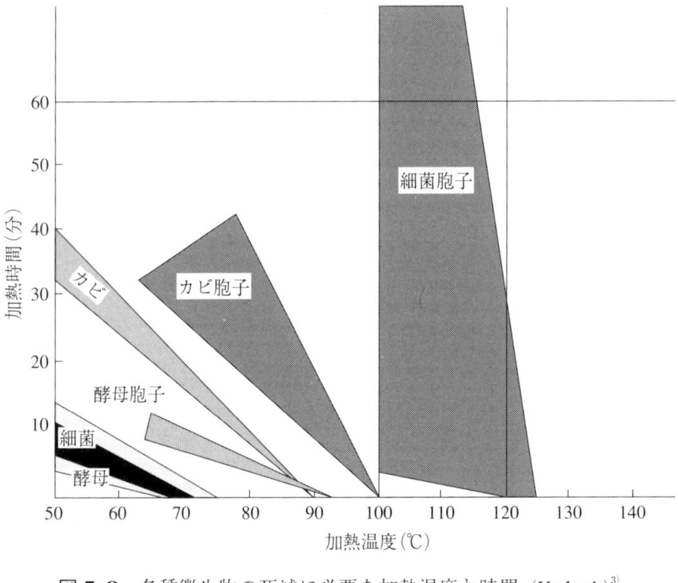

図5.3　各種微生物の死滅に必要な加熱温度と時間（Umbreit）[3]

死滅に要する時間は120℃で約4分（湿熱下）である．それゆえ，この値が容器包装詰加圧加熱殺菌食品の製造基準（そのpHが4.6を超え，かつ，水分活性が0.94を超える容器包装詰加圧加熱殺菌食品にあっては，中心部の温度120℃で4分間加熱する方法またはこれと同等以上の効力を有する方法であること）に取り入れられている．しかし，この殺菌条件においても無菌ではなく，保存条件などにより，腐敗が起こっている．

(4) 微生物の増殖と温度

先に微生物の増殖に関係する環境要因を示したが，最も大きな要因は温度である．なぜならば，内部要因は食品が持っている特性であり，変化させることは容易ではなく，また，ほとんどの食品中には一定の水分（活性），（溶存）酸素があり(特に包装食品では)，湿度，酸素濃度の影響は受けにくいからである．

微生物の増殖温度域は広く，−5〜100℃付近まで生育できるが，その最適増殖温度域によって低温(15〜20℃)，中温(30〜37℃)，高温（50〜60℃）微生物に分けられている．ほとんどの微生物（食中毒菌の全て）は中温微生物に属し，その増殖速度も速い(2倍になるのに20〜30分)．一方，低温あるいは高温微生物はその至適温度域においても増殖速度は遅く，その種類も少ない．これらのことが食品の微生物基準に一般生菌数（通性嫌気性中温微生物数）や汚染指標菌として大腸菌群数が決められた理由である．

高温微生物はレトルト食品や缶詰などで時々問題になっている．その理由は高温で増殖できるだけでなく，その多くが耐熱性の芽胞を形成するためである．高温微生物としては，*Bacillus* 属，*Clostridium* 属，乳酸菌(*Lactobacillus* 属，芽胞を形成しない)，放線菌(*Micromonospora* 属)が知られている．なかでも *F* 値が10分以上である *B. stearothermophilus* 芽胞や，*F* 値が4分以上である *C. thermosaccharolyticum*，*Desulfotomaculum nigricans* 芽胞には注意を要する[4]．このように高温細菌の芽胞はレトルト食品の殺菌条件下でも生残することができるが，これらを撲滅する殺菌条件を設定することは，食品の品質維持上不可能である．したがって，食品製造現場では，これら細菌の芽胞が混入していない原材料を選択使用する必要がある．高温微生物は自然界に広く分布しているが，特に土壌，空気，野菜，穀物，動物の排泄物，熱帯からの輸入原料に多く存在している．

また，酸性食品（pH 4.6 未満）でのフラットサワー型の変敗事例が報告されている *Alicyclobacillus acidoterrestris* は有芽胞好酸性菌で，pH 2.5～5.8，60℃ で生育可能である．芽胞は D_{95}＝2.1～3.2（市販酸性飲料中）で，一般的な酸性飲料缶詰の殺菌条件（90～95℃，15～20 秒）では完全に殺菌できない（脂肪酸エステルなどの添加で増殖しない）．

(5) 食中毒原因菌

食中毒とは食品や水の媒介によって起こる急性胃腸炎および神経障害などの中毒症の総称で，食中毒原因菌(細菌性食中毒)，植物性および動物性自然毒(自然毒食中毒)，あるいは毒性の化学物質（化学性食中毒）によって汚染された食物の摂取により発生する．細菌性食中毒はその発生の機序によって，感染型，毒素型および中間型に分けられている．現在わが国で食中毒原因菌として指定されているのは，サルモネラ，腸炎ビブリオ，下痢原性大腸菌，黄色ブドウ球菌，ボツリヌス菌，ウエルシュ菌，セレウス菌，カンピロバクター（ジェジュニ，コリ）などの 17 種である[5]．一部の食中毒菌の性質を表 5.2 に示した．

感染型は，食品中であらかじめ増殖した菌が食品とともに摂取され，小腸内でさらに増殖したのち中毒症状を起こすもので，サルモネラ，腸炎ビブリオ，腸管病原大腸菌，カンピロバクターなどによる食中毒がこの型に属する．毒素型は，食品中に含まれる菌が増殖するとともに毒素（エンテロトキシン）を産生し，その食品を摂取することによってその毒素で中毒症を起こすもので，黄色ブドウ球菌，ボツリヌス菌などによる食中毒がこの型に属する．中間型は，食品中で増殖した菌が腸管内に定着して毒素を産生し，その毒素によって中毒症状を起こすもので，毒素原性大腸菌，腸管出血性大腸菌，ウエルシュ菌，セレウス菌などによる食中毒がこの型に属する．

食中毒の発生の要因はその原因である微生物（毒素）が目に見えない点であるが，発症菌数（絶対数）がほとんどの場合 10^6/ヒト以下であることと大いに関係がある．微生物が増殖すると，におい成分やネトが発生し腐敗したと官能的に判断できるが，その時には微生物数は 10^6～10^7/g（mL）に達している．一方，ヒトが原因食を 100 g 摂取すると仮定すると，そこに 10^4/g 存

表 5.2 食中毒菌の性質

菌種	汚染源	発症菌数	許容菌数	コントロール要因				
				pH		水分活性		熱抵抗性 (*D* 値)
				Min.	Max	Min.	毒素産生	
腸炎ビブリオ	海水，魚介類	10^6～10^9/ヒト	<10^2/g	4.8	11.0	0.94		サルモネラよりやや弱い 47℃，0.8～6.5 分
黄色ブドウ球菌	ヒト，食鳥肉	10^5～10^6/g	<10^2/g	4.0	9.8	0.86	0.87	60℃，2.1～42.35 分 65.5℃，0.25～2.45 分
サルモネラ	ヒト，動物の糞便 食肉，食鳥肉，卵	1～10^9/ヒト	<1/25 g	4.5	8.0	0.94		60℃，3～19 分 65.5℃，0.3～3.5 分
カンピロバクター	ヒト，動物の糞便 乳，食肉，食鳥肉	5×10^2/ヒト	<1/25 g	5.5	8.0	0.98		50℃，1.95～3.5 分 60℃，1.33 分（ミルク）
病原大腸菌	同　上	10^6～10^{10}/ヒト	<10/g	4.4	9.0	0.45～0.95		60℃，1.67 分 65.5℃，0.14 分
病原大腸菌 (O 157 : H 7)	同　上	10～100/ヒト	<1/25 g	4.4	9.0	同　上		同　上
ウエルシュ菌	同　上	10^6～10^{11}/ヒト	<10^2/g	5.0	9.0	0.93～0.95		100℃，100 分以上（芽胞） 一般的には 98.9℃，26～31 分（芽胞）
ボツリヌス菌	土壌，魚介類 容器包装食品	3×10^2/ヒト	<1/g	4.6	8.5	0.93	0.94	タンパク分解菌：121℃，0.23～0.3 分(芽胞) タンパク非分解菌：82.2℃，0.8～6.6 分
セレウス菌	穀物類，香辛料， 調味料，土壌	10^5～10^{11}/ヒト	<10^2/g	4.9	9.3	0.93～0.95		嘔吐型：85℃，50.1～106 分 下痢型：85℃，32.1～75 分
エルシニア・ エンテロコリティカ	乳，食肉，食鳥肉 カキ，生野菜	3.9×10^7～10^9/ ヒト	<10^2/g	4.6	9.0	0.94		62.8℃，0.24～0.96 分（ミルク）
リステリア	乳，食肉，食鳥肉 魚介類，昆虫類	10^3～10^5/ヒト	<10/g	4.5	9.5	0.90		60℃，2.61～8.3 分 70℃，0.1～0.2 分

在していれば，気付かずに原因食を摂取し食中毒の発生に至る．

食品衛生法には，総合衛生管理製造過程の承認制度が示されているが，容器包装詰加圧加熱殺菌食品（レトルト食品，缶詰，瓶詰など）もその対象となっている．本食品は厳密な殺菌工程を有するにもかかわらず，危害原因物質として17種が示され，微生物関係として黄色ブドウ球菌，*Clostridium* 属菌（ウエルシュ菌，ボツリヌス菌），セレウス菌，腐敗微生物およびアフラトキシンが対象となっている．その理由は *Clostridium* 属菌とセレウス菌は耐熱性の胞子を形成し，黄色ブドウ球菌は耐熱性の毒素を生産するからである．低温殺菌食品においては，これらの微生物のみではなく他の微生物も生残している可能性があり，それらに対しても注意が必要である．

5.1.3 包装食品に用いられる微生物制御

（1） 微生物制御

食品の安全性を保持する原則は，食品自体の持つ品質を損なうことなく，食品の微生物汚染を防止すること，微生物の増殖，代謝活性を抑制することである．そのために用いられているのが微生物制御技術（表5.3）であり，殺

表5.3 微生物制御法の分類

殺菌	加熱殺菌	高温殺菌，高周波加熱，赤外線加熱，通電加熱，低温加熱，乾熱殺菌，マイクロ波
	冷殺菌	薬剤殺菌：液体殺菌剤，ガス殺菌剤 光殺菌：紫外線，パルス光線 放射線殺菌：γ線，電子線，X線
	その他	超音波，超高圧，電気パルス，電気分解水
除菌	ろ過，沈降，洗浄，電気的除菌	
遮断	包装，コーティング，クリーンベンチ，クリーンルーム	
静菌	低温保持	冷蔵，冷凍
	水分低下	乾燥，濃縮
	酸素除去	真空，脱酸素，ガス置換
	微生物利用	発酵，乳酸菌
	抗菌性物質	アルコール，塩，酸，糖，抗菌性物質

各項目を組み合わせて実施することが多い．放射線殺菌は，日本では，未だ許可されていない．また，殺菌剤，抗菌性物質，包装材料なども，食品衛生法により認可されたものしか使用できない．

菌(熱殺菌と冷殺菌)，静菌（微生物が存在しても，その増殖や代謝活性を抑制すること)，除菌，遮断の4つに大別することができる．実際には，これらは単独で使用されることはなく，食品に応じて組み合わせて使われている．

一方，食中毒防止3原則として，微生物を，「殺す」，「付けない」，「増やさない」があるが，これらは基本的には，殺菌，洗浄，静菌で対処できる．そこで代表的な方法である加熱殺菌，洗浄，化学物質添加について食品を対象に述べる．包装方法，包装材料に関しては他の章で述べられているので省略する．

(2)　加熱殺菌

加熱殺菌とは，食品に存在している微生物の生存可能な温度よりも高温に保持し，迅速に殺菌する方法であり，加熱温度と加熱時間の設定が必要である．そのためには対象とする食品に存在し，最も高い耐熱性を示す指標微生物を定め，その耐熱性を知ることが重要である[7)-9)]．

微生物の（加熱による）死滅は一般には時間に対して対数的に起こることが知られている．食品に加熱殺菌を適用する場合には，目標とする有害微生物を効率的に死滅させるとともに，食品の品質劣化を最小限にとどめる加熱条件を採用しなければならない．熱殺菌だけでなく熱による食品成分の変化（分解）を数値的に示すために，D（decimal reduction time）値（処理温度で供試菌(食品成分)の90% を死滅(分解)させるのに要する時間)，F 値（加熱の工程を通じて生ずる殺菌効果が 121℃ で加熱したときの何分間の殺菌効果に相当するかを示す数値)，F_0 値（Z 値を 10 と仮定した F 値)，Z 値（D 値の 10 倍の変化に相当する加熱時間の変化）などが使われている[10)]．

図 5.4 は D 値が 5 分である場合の微生物の熱死滅を示している．すなわち，100 個の菌が存在した場合，菌は 10 分間の殺菌（加熱処理）で死滅（実際には 1 個存在）するが，10 000 個の場合，菌を死滅させるのに 20 分を要することがわかる．言い換えると，製造環境や食品の原材料に多数の微生物が存在した場合，長時間の（加熱）殺菌処理が必要であることを意味している．ここでは加熱殺菌を例に示してあるが，他の殺菌方法（薬剤殺菌；薬剤の濃度，電子線殺菌；線量）においても同様である．D 値の多くは緩衝液中で測定されているが，微生物の熱履歴，食品成分，pH，添加物などの影響を受

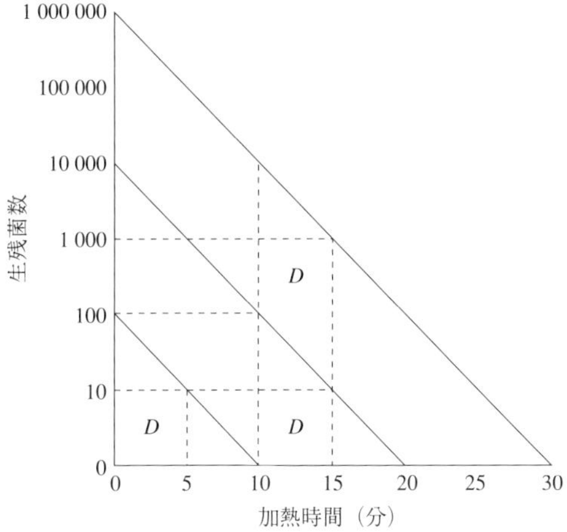

図 5.4 微生物の熱死滅曲線（D 値を 5 分と仮定）

けるために，食品に適用するにはこれらの影響を考慮しなければならない．食品を殺菌する場合，一般細菌を対象とする場合には 5 D（D 値の 5 倍），ボツリヌス菌（芽胞）を対象とする場合には 12 D が熱死滅時間として採用されている．

加熱殺菌は簡便で経済的であるが，過度の加熱により品質が劣化する欠点を持っている．そこで，より高温，短時間で殺菌できる技術の開発が進められている．その理由は，加熱による微生物の死滅と品質劣化の速度（温度依存性，Z 値）が異なるためである．すなわち，高温では微生物の死滅速度よりも品質劣化速度が小さいからである（表 5.4）．それゆえ，加熱殺菌は低温

表 5.4 微生物の熱死滅と食品成分の熱破壊

種　　類	Z 値 (°F)	D 値* (分)
ビタミン	45～ 55	100 ～1 000
色素，組織，香味	45～ 80	5 ～ 500
酵　素	12～100	1 ～ 10
栄養細胞	8～ 12	0.002～ 0.02
胞　子	12～ 22	0.1 ～ 5

* D 値は 121℃ における値．

保持殺菌(62～65℃，30分)，高温短時間殺菌（72～85℃，20～30秒）から，超高温短時間殺菌（UHT, ultra high temperature : 120～150℃，1～3秒）へと発展してきている．

(3) 洗　　浄

食品工場では，持ち込まれるほとんど全ての物体を通じて有害物質が持ち込まれると同時に，そのものが製造環境（施設設備，機械器具）を汚染することを考慮しなければならない．例えば，食品の原材料からは，微生物などの生物的危害物質，残留農薬などの化学的危害物質，異物などの物理的危害物質が，作業従事者からは，微生物や異物（毛髪など）が持ち込まれる．化学的危害物質や物理的危害物質は製造施設での増加は考えられない．一方，原材料などで汚染されたところには，微生物にとって増殖に必要な栄養成分が存在することから，環境（温度，湿度など）が整えば，微生物が増殖し生物的危害の増大が予想される．

洗浄とは，物体（被洗浄体）の表面に付着した有害・不要物質を，物体になるべく悪い影響を与えずに取り除く操作である．被洗浄体には，施設，設備（機械・器具)，包装資材，作業従事者，食品（原材料・製品）などが，有害・不要物質には，微生物，残留農薬，被洗浄体に付着した食品・原料残渣，土砂，塵埃(じんあい)，さびなどがある．特に洗浄は微生物を対象とした場合には，除菌と呼ばれる．

製造現場における洗浄の目的は，微生物対策，異物混入対策，環境対策であり，これらの実施は，製品の品質・安全性向上につながる．

微生物対策における洗浄の目的は，食品原料由来微生物（一次汚染微生物）の除去，設備機器・容器・人体（特に手指）付着微生物（二次汚染微生物）の除去である．すなわち，汚染微生物の絶対数の減少である．また，微生物の増殖原因となる栄養源の除去，殺菌効果の増強も目的に含まれる．

異物混入対策における洗浄の目的も微生物対策と同じく，原材料に付着している一次汚染物質（残留農薬，土壌など）および製造現場で付着あるいは混入する二次汚染物質（ねじ，毛髪など）の除去である．

環境対策における洗浄の目的は，製造環境の清潔さ保持であり，異臭発生防止，昆虫発生防止につながる．

すなわち，1) 製造環境の洗浄は微生物，異臭，昆虫の発生，2) 設備機器，容器類の洗浄は微生物汚染（腐敗微生物，大腸菌群汚染など）や異物汚染（食品残渣：微生物の栄養源，焦げ，毛髪，昆虫など），3) 手指の洗浄は微生物汚染（黄色ブドウ球菌，大腸菌群など），4) 原料の洗浄は微生物汚染（耐熱性菌，大腸菌群，サルモネラなど）や異物汚染（虫，毛髪，石など），の防止に役立つ．

食品を対象に使用される洗剤はほぼ中性洗剤に限られているが，その選択に当たっては溶解性，腐食性，浸透性，食品成分の溶解性，すすぎ性などが重要で，特に残留性を考慮しなければならない[11]．

以上，洗浄について示したが，これらを実施することにより，設備機器の異常の早期発見や保守点検ができその維持向上を，また清潔な環境維持は従業者の衛生管理に対する意識向上をもたらす．

(4) 化学物質添加

食品に利用できる化学物質の中には微生物を死滅させる物質（殺菌料：次亜塩素酸塩，過酸化水素）と，微生物の増殖および代謝活性を抑制する物質(保存料，防かび剤など）が存在する．食品への利用は食品衛生法により保存料，防かび剤として分類指定されているものは，食品別にその使用基準が定められ，同時に使用した食品に表示することが義務づけられている[12]．

保存料としては安息香酸とそのナトリウム塩，ソルビン酸とそのカリウム塩，パラオキシ安息香酸エステル類（エチル，プロピル，イソプロピル，ブチル，イソブチル），デヒドロ酢酸とそのナトリウム塩，プロピオン酸とそのナトリウム塩とカリウム塩が，防かび剤としてはオルトフェニルフェノールとそのナトリウム塩，ジフェニル，チアベンダゾール，イマザリルが許可されている．保存料の抗菌性を表5.5に示したが，それぞれ抗菌スペクトルが異なるので，使用に際しては注意が必要である．保存料，防かび剤以外の食品添加物，アミノ酸(グリシン)，酸味料(有機酸)，発色剤（亜硝酸ナトリウム）などや，脂肪酸エステルも抗菌活性を示す．

天然物質の中にも，化学保存料と同様に抗菌性を示す物質が多く存在する．そのうち抗菌性の強い保存料と，抗菌性が弱く保存性の低い食品の保存期間延長を目的として利用される日持向上剤とに区別され，「化学合成品以外の食品添加物リスト」[14]に，前者は8品目（エゴノキ抽出物，カワラヨモギ抽出物，

表 5.5 食品保存料の抗菌性[13]

保存料	カビ	酵母	好気性胞子形成菌	嫌気性胞子形成菌	乳酸菌	グラム陽性菌(無胞子)	グラム陰性菌(無胞子)	備考
安息香酸	○	○	○	○	○	○	○	酸性ほど有効 pH 6 以上で実用性なし
ソルビン酸	●	●	○	×	×	○	○	酸性ほど有効 pH 7 以上で実用性なし
デヒドロ酢酸	●	●	○	△	△	○	○	酸性ほど有効 カビ，酵母に強力
パラオキシ安息香酸エステル	●	●	●	○	○	●	○	pH の影響なし 固形物の存在で効力低下
プロピオン酸	○	×	○	×	×	○	○	酸性ほど有効 効力は全般に弱い

注）●：強力，○：普通，△：微弱，×：無効.

しらこたん白，ヒノキチオール，ペクチン分解物，ホオノキ抽出物，ε-ポリリジン，レンギョウ抽出物）が，後者は26品目が日持向上剤製剤として掲載されている．保存料としての天然物質は物質名と用途名が，日持向上剤は物質名の表示が義務づけられている．

このほかにもキチン，キトサン[15]やバクテリオシン[16]などが注目を浴びている．

(5) ハードル理論

食品中の有害な微生物を完全に殺菌することは非常に難しい．長期保存が可能なレトルト食品の殺菌条件においても商業的無菌が達成されているのみで完全に無菌ではない．

無菌にするためには過度の殺菌（加熱）が必要であるが，それにより食品の品質が劣化することは避けられない．先に微生物制御方法と，それら単独では実際の食品に適用することは難しいことを示した．そこで食品の安全性・保存性確保や品質確保のためには，いくつかの微生物制御方法が利用されている．ハードル理論とは，「食品中で微生物を増やさない」ことを目的として，微生物の死滅や微生物の増殖を抑制するこれらの方法を障害（ハードル）と考えるところが特徴である．そのハードルの1つ1つは小さくても，それを組み合わせることによって相加的あるいは相乗的効果が現れ，最終的に微生物の増殖を抑制できれば，安全な食品が製造できるとの考えに基づいている．すなわち，微生物の増殖や殺菌，静菌などにかかわる要因を穏和な条件で，意識的，意図的に組み合わせることにより，品質を確保しながら安全性を保証する方法であり，低温加熱あるいは非加熱食品の製造方法として注目されている[17),18)]．

ハードル理論は，1970年代後半にLeistnerによって提唱されたものである[19)]が，現在も注目を浴び，常温保存食品の開発に利用されている．その概念は図5.5にも示してあるが，ハードルとしては，加熱を始めとする殺菌方法，低温などの微生物の増殖にかかわる外部要因，水分活性・pH・酸化還元電位などの内部要因，保存料の添加などが利用され，それぞれの利用度，微生物増殖抑制にかかわる貢献度（ハードルの高さ）は異なっていても，食品中の微生物が最終的に超えることができなければ，食品は安全に保たれる．

(6) 予測微生物学

予測微生物学とは，微生物の増殖・死滅を数学モデルを用いて解析する学問である．その目的は，食品の製造・流通・保管から消費者までの全ての過

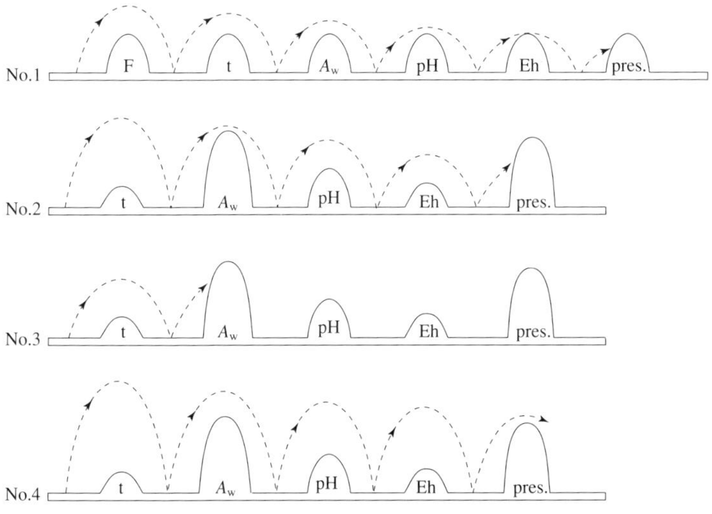

F：加熱，t：冷却，A_w：水分活性，pH：酸性化，Eh：酸化還元電位，pres.：保存料

図5.5 ハードル理論による微生物抑制要因の効果[17)]

程で食品の微生物学的安全性（病原性および腐敗微生物の制御）に対する評価，すなわち食品およびその原材料を汚染している有害微生物の増殖・死滅の予測を，より客観的で迅速に，また繁雑な検査なしに行うところにある[20]．その結果，食品製造に関して資源の節約と時間の短縮化に役立つと期待されている．この考え方は，繁雑な微生物検査よりも，食品の物理化学的性状，製造工程条件および温度などの環境要因を重視するHACCPの概念と共通点が多く，また相補的な関係にあることから，微生物制御にとって重要な研究分野であり発展が期待されている．

現在，安全な食品を製造するシステムとして，HACCP（危害分析および重要管理点）が注目され，食品製造業では本システムの導入が行われている．本システムの特徴は，製造ライン上で起こりうる危害因子を全て予測し，その危害因子に対する防御対策をたて，実行することによって衛生管理を行うことにある．このシステムの中で，微生物危害を防止するための管理点は，今までに蓄積されたデータによって示されている微生物の死滅条件などを利用し，その管理基準が設定されている．加熱殺菌については多くのデータがあるが，非加熱殺菌を実際に使用するためには，データの積み重ねが必要であると思われる．加熱殺菌については，欧米で食中毒菌の生育，腐敗，保存中の生残，熱死滅などについてデータが取られ，フードマイクロソフトが開発され食品業界で使用されている[21]．また，わが国では土戸らがデータベース「Termokill　Database」の作成に取り組んでいる[22]．これからは，これらと同様に，非加熱殺菌についてもデータベースの構築が必要と思われる．

5.1.4 安全な食品製造のために

食品の安全性は多くの消費者が注目している問題であり，微生物の抑制技術も進歩しているが，まだまだ多くの問題点を有している．安全な食品を製造するためには，1つの制御技術に頼ることなく，他の微生物制御技術との組合せも必要である[6)-8),23)]．また，これらの操作は従業員が行うものであり，従業員の衛生教育により，その効果が現れるものと考えられる．

参 考 文 献

1)　村尾澤夫，藤井ミチ子，荒井基夫：くらしと微生物，p. 85，培風館（1987）
2)　清水　潮：食品微生物 I，基礎編，食品微生物の科学，p. 84，幸書房（2001）
3)　木村　光：食品微生物学，p. 171，培風館（1988）
4)　岸本　昭，堤陽太郎，山口尹通：レトルト食品，p. 11，光琳（1994）
5)　総合食品安全事典編集委員会編：食中毒性微生物，産調出版（1997）
6)　横山理雄，里見弘治，矢野俊博編：HACCP 必須技術，p. 12，幸書房（1999）
7)　芝崎　勲：新・食品殺菌工学，p. 5，光琳（1983）
8)　高野光男，土戸哲明：熱殺菌のテクノロジー，サイエンスフォーラム（1997）
9)　土戸哲明：食品工業，**41**(10)，16（1998）
10)　清水　潮，横山理雄：レトルト食品の基礎と応用，p. 58，幸書房（1995）
11)　井上哲秀：食品機械装置，**36**(1)，81（1999）
12)　松田敏生：食品微生物制御の化学，幸書房（1998）
13)　河端俊治：食品微生物学，p. 162，医歯薬出版（1976）
14)　厚生省生活衛生局食品化学課：化学合成品以外の食品添加物リスト（1989）
15)　菅原久春：食品工業，**36**(16)，34（1993）
16)　森地敏樹，松田敏生編：バイオプリザベーション，幸書房（1998）
17)　日本食品衛生協会編：食品衛生における微生物制御の基本的考え方，p. 122，日本食品衛生協会（1994）
18)　清水　潮：食品微生物 I，基礎編，食品微生物の科学，p. 172，幸書房（2001）
19)　日本食品保全研究会編：食品微生物制御技術の進歩，p. 10，中央法規（1998）
20)　矢野信禮，小林登史夫，藤川　浩編：食品への予測微生物学の適用，サイエンスフォーラム（1997）
21)　P. J. McClure *et al.*：*Int. J. Food Microbiol.*，**23**，265（1994）
22)　土戸哲明，中村一郎，横原恭士：防菌防黴，**28**，657（2000）
23)　高野光男，横山理雄：食品の殺菌，幸書房（1998）

（矢野俊博）

5.2　真空・ガス置換包装による品質保持

近年，食品の自然な風味を生かし，ヒトの健康に配慮した添加物の少ない食品が求められている．また，これまで常温流通されていたレトルト食品の殺菌条件も緩和され，低減加熱チルド流通食品が増え，さらに，調理済み食品も急速に普及している．一般に食品の品質向上や微生物学的安全性確保のためには，食品に存在する腐敗菌や食中毒菌の除去や混入阻止，pH，水分活性や防腐剤による調節，温度による制御，ならびに包装気相コントロールなどが必要である．このうち，温度と包装気相の制御法については，食品への適用範囲が最も広い．本節では，真空包装やガス置換包装の概要，およびその基本となる微生物学側面ならびに具体的な応用面の一端について述べることとする．

5.2.1 真空包装と各種ガス置換包装

ガス置換包装には窒素（N_2）ガスや二酸化炭素（CO_2）ガスが用いられる．N_2 ガスは大気中に 80% も含まれる無毒ガスであり，また CO_2 ガスもすでに炭酸飲料，ビール，ドライアイスなど広く食品分野に用いられており，安全性については問題がない．N_2 ガスを用いる目的は，第1に酸化防止であり，また，防虫・防カビ効果である．酸素を除去するという点で真空包装と同じ効果となるが，両者の違いは，真空包装では脱気包装のため食品が圧縮され，食品からの液汁が蓄積しやすい点が挙げられる．真空包装が最も早く普及し，現在でも精肉のプライムカットや調味肉，チーズ，コーヒーなど，広く普及している．一方，N_2 ガス置換包装では脱気後に包装気相を不活性の N_2 で置換する．このために食品の物理的外観が保たれ，ドリップも少ない．また，CO_2 ガスを用いる目的は，主として静菌効果（好気性菌，嫌気性菌）にある．さらに，酸素（O_2）ガスを用いる場合もあるが，肉類の変色防止が主な目的となる．脱気の方法として，物理的にガス置換する方法と脱酸素剤などを用いた化学的な方法がある．物理的にガス置換する方法は，ガスの吹き付けによる置換方法と真空引き後に目的のガスで置換する方法がある．ガス吹き付けによる方法では包装速度が速い利点がある反面，2～5% の O_2 が残存するという欠点もある．

5.2.2 包装気相と微生物の増殖

好気性微生物は酸素が存在しないと増殖できない．したがって，酸素除去包装ではこれらの微生物活動を理論的には停止できる．事実，好気性微生物であるカビ防除に対しては真空包装や窒素包装が大きな効果を上げる．しかし細菌の場合，目に見えるほどの増殖の有無を問題とするカビの場合と異なり，わずかな増殖でも食品の品質に大きな影響を及ぼし，また，そもそも好気性細菌であっても微量の酸素が存在すれば増殖が起こりうる．一般に好気性細菌はわずか0.1%，すなわち空気中の1/20の酸素の存在下でも，緩やかではあるが増殖すると考えてよいだろう．例えば鳥肉を比較的酸素の通りやすいフィルムで簡易真空包装し，4℃，7日間貯蔵すると，代表的好気性腐敗細菌のシュードモナスは2オーダー近くの増殖を示すという報告もある[1]．また，実際の食品はさまざまな菌の混在する混合微生物生態系であるため，純粋培養の実験結果や理論から推測されるようにはならない．図5.6はマッシュルームの輸送に真空包装を導入した場合における危険性評価結果である[2]．黄色ブドウ球菌数は包装フィルムに穴をあけ通気した場合では減少している．一方，真空包装では顕著な増殖を示している．黄色ブドウ球菌の増殖速度は本来，他の腐敗菌より遅く，栄養吸収などをめぐる競争に勝てないために，好気的環境の食品中では優占的増殖をしにくい．しかし，酸素除去により好気性菌と十分対抗できるようになったとものと推察される．以上のように実際の食品における好気性細菌や通性嫌気性菌の増殖は，真空包

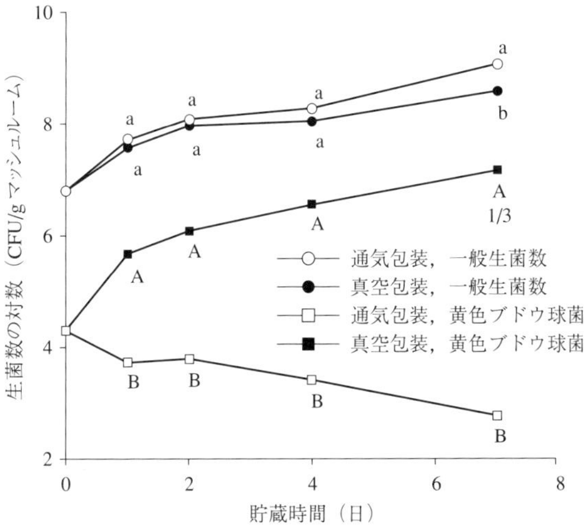

図5.6　マッシュルームを通気包装および真空包装し，25℃で貯蔵した場合の一般生菌数と黄色ブドウ球菌数の変化[2]

装時の残存酸素レベルや共存微生物との競合などの複合的な要因で決まる．

CO_2 ガスを用いたガス置換包装の最初は，1922年に果物の変敗カビの増殖に及ぼす CO_2 の影響をみた研究に始まる．1970年代に入り，鶏肉の CO_2 ガス置換包装がアメリカで商業的に導入され，シェルフライフの延長に寄与した．一般に，低温になるほど CO_2 による微生物の増殖抑制率は高くなる(図5.7)[3]．魚肉や畜肉の保存性向上に関する研究でも，CO_2 ガスによる微生物増殖抑制効果が明確に出るのは10℃以下の低温であり，20℃以上では CO_2 の静菌作用はほとんど認められていない[4]．CO_2 ガスによる細菌増殖抑制効果の低温依存性の理由として，低温になるほど微生物の CO_2 ガス感受性が

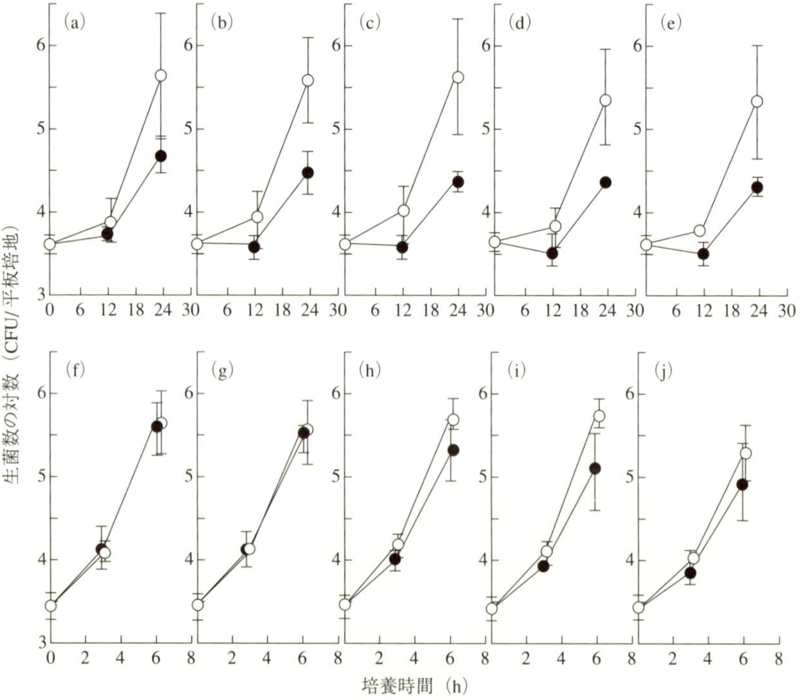

図5.7　各種二酸化炭素濃度(●)の大腸菌の平板培地上での増殖に及ぼす影響(○：対照，100％窒素)[3]

(a)～(e)：15℃，(f)～(j)：30℃．
(a)(f) 20％ CO_2，(b)(g) 40％ CO_2，(c)(h) 60％ CO_2，(d)(i) 80％ CO_2，(e)(j) 100％ CO_2．
二酸化炭素の平板培地への溶解による pH 低下を考慮し，対照区では各濃度の二酸化炭素溶解による pH 低下に相当する pH にあらかじめ緩衝剤で調整．

高まると考えるより，CO_2 ガスの溶解性が低温になるほど高くなり，その結果，周辺環境の pH 低下率あるいは，微生物細胞の遭遇する CO_2 ガス量が多くなるからであるとする考えが有力である．CO_2 による微生物の増殖抑制のメカニズムについては，まだ未解明な部分が多く，今後の研究の発展が待たれるところである．いずれにせよ，CO_2 下で静菌された細菌は CO_2 ガスから開放されると比較的すみやかに増殖を開始することから，CO_2 の細菌に対する作用は致死的な作用ではないと推定されている[5]．

5.2.3　代表的食品でのガス置換包装適用例

ここではガス置換包装適用の主な例として，肉および肉製品，魚，果物・野菜類について要点を述べ，その他の各種加工食品や惣菜などについては他の成書[6]にゆずる．

(1)　肉および肉製品

ブロックカット肉を100％CO_2ガス下で貯蔵(－1.5±0.5℃)するとCO_2とチルド管理の相乗効果による著しい微生物の増殖抑制効果が期待でき，9～15 週間の長期保存が可能であるため，食肉の国際間の輸送に広く用いられている．小売用ショーケースに陳列する際には，このように流通されたブロックカット肉の表面をトリミングし，色調劣化や菌の汚染の心配がある表

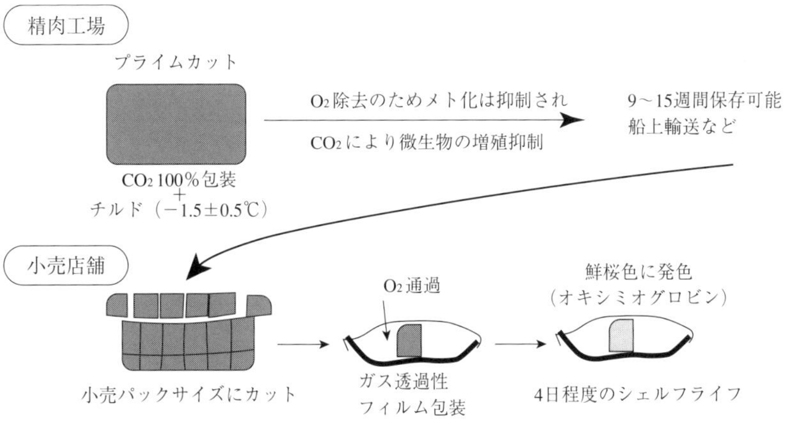

図 5.8　精肉の流通における包装パターンの代表例

面肉を取り除いた後，小さくカッティングする．カッティングされた肉は酸素透過フィルムでパックされ，小売用ショーケースに並べられる（図5.8）．長期貯蔵期間中には酸素を遮断しているため赤紫色であるが，小売パックで酸素に触れた食肉のミオグロビンはオキシ化*され，鮮桜色に発色する．一度小売用にパッケージされた肉はミオグロビンのメト化により色調の劣化がおきるため，シェルフライフは通常4日程度である．肉の種類にもよるが，通常，色調の劣化は，微生物の増殖による劣化より早くおきるため，小売パックのシェルフライフは多くの場合，色調の劣化速度により決まる．

最近，これらの現行システムでは人件費，小売店舗での加工設備やバックヤードスペースの確保あるいは，食中毒菌での二次汚染の確率が高くなるなどの欠点を持つことから，世界的にセントラルパッケージ化が進んでいる．代表的なセントラルパッケージングシステムの概要を述べると以下のように

---

*肉は本来，新鮮時は鮮桜色をしている．死後空気に触れ，変色し，商品価値を失う．この色の変化は，味や微生物による腐敗とは無関係なものである．魚肉や畜肉の肉色変化の原因物質は，筋肉中に多く含まれるミオグロビンである．ミオグロビンは，ヒト，家畜類，魚類などの高等動物に共通して血液中に存在し，酸素を運搬する役目を持っているヘモグロビンの類似物質である．ヘモグロビンは赤紫色であるが，酸素と結合するとオキシヘモグロビンに変わり，鮮桜色になる．傷口から出てきた瞬間の血はやや黒っぽいが，数秒すると真っ赤に変化するのは空気中の酸素と結合したオキシヘモグロビンのためである．同じことが筋肉中のミオグロビンでも言える（図5.9）．魚肉でも畜肉でもオキシミオグロビンができた状態では色がよく，新鮮な感じがする．しかし，空気中ではオキシミオグロビンの鮮やかな赤色の寿命は短く，魚肉や畜肉を死後さらに長い間空気中に放置しておくと，今度はオキシミオグロビンの生成とは全く別の化学反応がおきて，ミオグロビンは暗褐色のメトミオグロビンに変化し，商品価値を落とす．これはミオグロビン構造の中心にある鉄イオンが酸素により2価から3価に酸化されるためである．このように酸素の存在の有無と畜肉や魚肉の色には密接な関係があるので，ガス置換包装は色の観点からみて重要な商品価値の決定要因といえる．

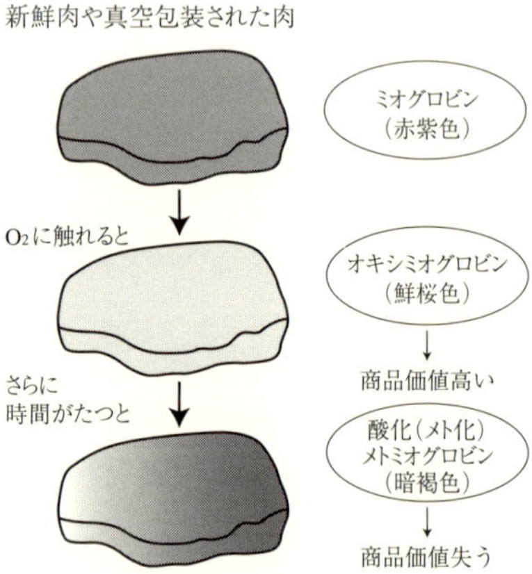

図5.9　食肉のミオグロビンの変化

なる．セントラルパッケージ工場で肉を酸素透過性フィルムでパックし，これらの小売パックをまとめて大きな包材で二重包装する（マスターバッグ方式）．このマスターバッグでのガス置換包装に用いられるガス組成は，100% CO_2，100% N_2，あるいは30% CO_2/70% N_2などのガス組成となる．メト化による変色を防ぐため，いずれも酸素を完全除去したガスである必要がある．このようなマスターバッグで，小売店舗まで流通する．このシステムでの小売パックのシェルフライフは，セントラル工場からの小売りの物流状況を考慮し，通常20～30日は必要となる．また，小売店のバックヤードからパッケージを取り出し陳列するが，一度陳列したパッケージ肉の賞味期限は少なくとも2日は持たせる必要がある．通常，肉はセントラル工場でのパック時に酸素透過性フィルムで包装されているので，ショーケースに出した時点で酸素と触れ，肉が発色する仕組みにする．以上のようなセントラルパッケージングシステムはイギリスのテスコ社や，オーストラリアのグレース社などで実用化されている．しかし，セントラルパッケージングシステムでは，小売パックがブロック肉より化学的・微生物的に劣化しやすいため，セントラル工場から小売店舗のショーケースまで一貫したチルド温度領域（−1.5±0.5℃）での厳密な維持確保が必要になるなど，技術的障壁も残されている．

食肉では色調変化の他に微生物の増殖によりシェルフライフが決まる場合もあるが，それは低温増殖性乳酸菌による場合が多い．したがって，食肉や食肉製品をパックする前の初発菌数が最も重要な管理項目となる．表5.6[7]に食肉製品を真空包装やガス置換包装した場合の主な変敗菌を示した．真空包装やガス置換包装した食肉製品の変敗は，乳酸菌が主な原因微生物であることは多くの研究結果で示されている．真空包装は乳酸菌が生育するには好適環境であり，特に変敗原因の主要菌である *Leuconostoc* 属はソーセージやハムなどの保存基準と定められている10℃以下でも十分に生育することが可能である．このように乳酸菌は CO_2 による静菌作用に強い耐性を示すグループと考えられているので，ガス膨張やネト（slime）の発生，あるいは微生物が原因の変色（緑変）の原因菌として畜肉製品の包装製品で問題となることが多い．現在，乳酸菌による汚染をできるだけ少なくするために，加熱殺菌後の二次汚染源の究明（原材料由来株やラインからの分離株と比較検討な

表 5.6　畜肉製品を真空包装およびガス置換包装した場合における細菌数とミクロフローラに及ぼす影響[7]

	薫製豚肉			
	0日	真空包装 48日	二酸化炭素包装 48日	窒素包装 48日
生菌数の対数（g当たり）	2.5	7.6	6.9	7.2
pH	5.8	5.8	5.9	5.9
主な細菌相（%）	*Flavobacterium*(20) *Arthrobacter*(20) Yeasts(20) *Pseudomonas*(11) *Corynebacterium*(10)	乳酸菌(52)	乳酸菌(74)	乳酸菌(67)
	フランクフルトソーセージ			
	0日	真空包装 98日	二酸化炭素包装 140日	窒素包装 140日
生菌数の対数（g当たり）	1.7	9.0	2.4	4.8
pH	5.9	5.4	5.6	5.9
主な細菌相（%）	*Bacillus*(34) *Corynebacterium*(8) *Flavobacterium*(8) *Brochotrix*(8)	乳酸菌(38)	乳酸菌(88)	乳酸菌(88)

ど）が必要とされている．

(2)　魚

生鮮魚のチルド流通にガス置換包装を組み入れ保蔵性を高めようという試みが，北欧を中心に活発に行われ，すでに生鮮魚介類についてCO_2，N_2，O_2ガスなどを種々の割合で混合したガス置換包装が広く普及している[8]．しかし，日本では魚を刺身として生で食べる習慣があることや，従来，鮮魚をラウンドで流通し，専ら家庭で調理を行う習慣であったことなどの理由から，これまでガス置換包装は広く普及していなかった．しかし最近では，魚を産地で一次処理して，可食部分のみを鮮度の良いまま消費地に輸送し，スーパーなどで切り身として販売されるケースも多くなっている．現状では切り身流通から小売りまでのブロック肉にガス置換包装が導入されるケースが多い．例えば，ハマチのブロック肉を水揚げ港に隣接した切り身工場で真空包装した後，小売店まで流通し，小売店で刺身カットし販売する流通形態などが普及している．小売パックでは，酸素透過性のフィルムで簡易包装されるため，肉はO_2に触れオキシミオグロビン化により発色する．色調の劣化と微生物学的劣化のため，これらの刺身パックは1～2日で売り切る場合が多い．一方，これらの小売パックを店頭に並べてからのシェルフライフを1日でも延長させるメリットは大きく，微生物学的見地からみた鮮度保持期間をガス置換包装により改善する効果は大きい．そこで，筆者らは数種海産魚を用いたガス置換包装の一連の研究により[9)-11)]，鮮魚のガス置換包装，特にCO_2置換包装の有効性について検討してきた．魚の場合は魚体表面に付着している多くの海洋性腐敗細菌は低温性（0℃でも活発に増殖する）であるので，これらの微生物群の発育をいかに抑制するかが最大の課題となる．図5.10[9)]は，マアジフィレーを，それぞれ含気包装，N_2包装ならびにCO_2とN_2の混合ガス包装（CO_2 20%/N_2 80%：CO_2 40%/N_2 60%：CO_2 60%/N_2 40%）で5℃，4日間貯蔵した場合における生菌数を示したものである．CO_2濃度が高くなるにつれ静菌効果が認められている．ただし，CO_2混合比60%以上では，試食

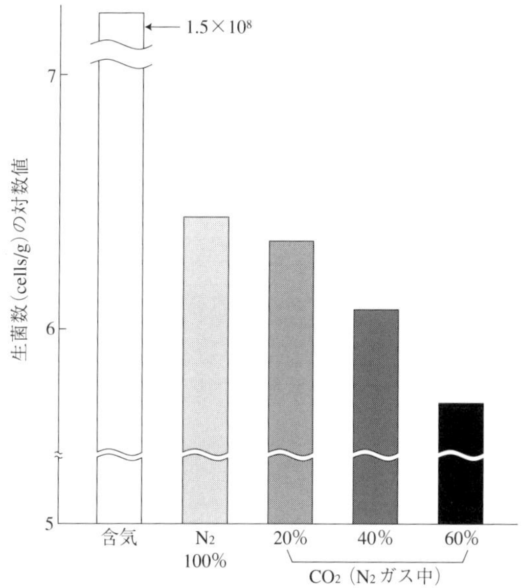

図5.10　マアジフィレーを種々のガス置換包装で貯蔵(5℃，4日)した場合における生菌数[9)]

すると渋味が感じられるようになる．これは，鮮魚は水分含量が高く，高濃度の CO_2 ガスが水に溶解し炭酸となったためと考えられる．したがって，刺身で食べる鮮魚のガス置換包装については実用的観点からみると，高濃度の50% 以上の CO_2 混合ガスは避けた方がよいであろう．これまでの多くの研究結果を総合すると，魚種，温度は違っても，CO_2 40% でも十分な静菌効果が認められている．したがって，実用的には，CO_2 40% のガス組成を用いるのが鮮魚のガス置換包装には最適と考えられる．

ガス置換包装により食肉製品の主要な細菌相が乳酸菌へと変化することを前述したが，魚介類でも長期貯蔵するとやはり乳酸菌が主要な腐敗細菌相となる．ただし，日本では真空包装やガス置換包装した魚介類を長期保存するケースはサケの薫製などに限定されている．表5.7[12]に真空包装したニジマス薫製の細菌相を示した．食塩のみを保存料として用いた場合で約50%，硝酸塩や亜硝酸塩を保存料として加えた場合では80% 以上が乳酸菌となっている．ブドウ球菌のマッシュルームでの増殖と包装気相の関係を前述したが，乳酸菌の場合も同様で，本来，O_2 が豊富な環境では好気性のシュードモナスなどとの競合に勝てず，優占種になりえないが，酸素が除去されることにより好気性の競合菌に勝てるようになるものと考えられる．また，CO_2 を用いたガス置換包装では，乳酸菌は CO_2 に対する抵抗性が強いため，優占種となるものと考えられる．

(3) 野　　菜

現状では，野菜や果物は包装せず流通する場合が多いが，これらの世界的規模での流通やカット野菜，サラダなどの新しい流通形態の登場とともに，包装によるシェルフライフの延長の必要性も高まってきている．新鮮な野菜は肉や魚などと異なり，生死の境界があいまいで，収穫後も長期間呼吸活動

表5.7　ニジマス薫製の真空包装製品の細菌相[12]

保存料	調べた菌株数	菌の占める割合（%）		
		乳酸菌	その他のグラム陽性菌	グラム陰性菌
食塩のみ（2.2%）	99	51	12	37
食塩＋硝酸塩（686 ppm）	110	86	8	6
食塩＋亜硝酸塩（166 ppm）	100	79	1	20

が停止せず，さまざまな酵素活動が行われ，流通時にもさまざまな代謝活動により時間をかけて熟成，腐敗へと向かっていく．したがって，肉や魚に比べて，商品価値の低下に及ぼす要因に占める微生物の役割は明確でない場合が多く，自身の生化学的変化の占める割合が大きい．このような熟成過程を制御する方法としてガス置換包装は有効である．一般に O_2 濃度を低下させ，代わりに CO_2 濃度を上昇させることにより野菜，果物の呼吸活動を低下させることが可能である．図 5.11[13]はブロッコリーの呼吸活動に及ぼすガス置換包装の影響を見たものである．O_2 濃度を 2% まで下げ，CO_2 濃度を 5% にまで上げると，空気中保存に比べ呼吸活性は 1/10 以下に低下している．このように呼吸活性を低下させることにより野菜，果物の熟成速度を低下させることが可能であり，シェルフライフの延長が可能となる．もちろん，野菜，果物のガス置換包装は，害虫による侵食防止，微生物の増殖抑制，さらには熟成促進物質であるエチレンへの感受性の低下などのメリットもある．しかし，O_2 濃度の極端な低下や CO_2 の極端な増加が熟成のバランスをくずし，また色調の変化をもたらし商品価値を下げる場合も報告されている[13]ので，野菜・果物でガス置換包装を行う場合，それぞれのアイテムごとに最適

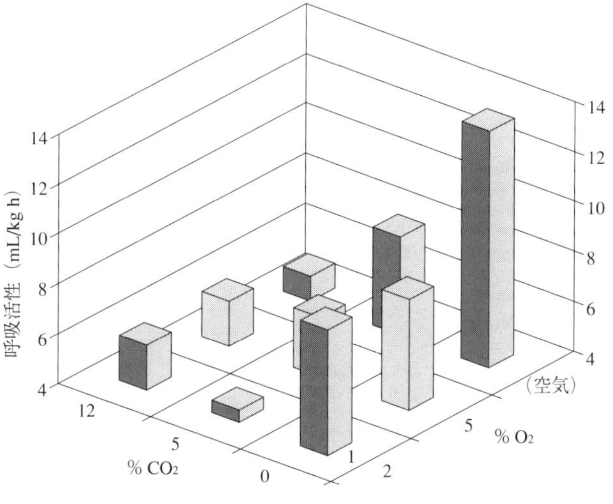

図 5.11 ブロッコリーの呼吸活性に及ぼすガス置換包装の影響[13]

ガス組成をきめ細かに設定，制御する必要性がある．

5.2.4　包装食品で心配される食中毒菌

最近，ガス置換包装下における新たな危害菌として，リステリアが注目されている．リステリア菌は食肉，魚介類，野菜など広範な食品に分布しており，低pH，低水分活性，低温など逆境に強い．このため，冒頭に述べたように，自然風味を残した低減加熱食品や調理済み包装食品において特にその危害が心配されている．また，レトルト食品の殺菌条件を緩和しチルド流通を行う食品（低減加熱チルド食品）のほとんどが真空包装かガス置換包装されているため，ボツリヌス菌による危害が心配されている．これらの食中毒菌は特に21世紀型の新たな包装食品の安全性を考える上で重要であるので，以下に詳説することとする．

(1)　リステリア

リステリア菌はすでに欧米では大規模な食中毒を引き起こし，注目されている低温増殖性食中毒菌である．幸い日本ではリステリアによる食中毒は発生していないが，他の多くの食中毒菌と異なり，10℃以下の低温性食中毒菌であり，また，一度食中毒にかかったら致命率が極めて高い．1980年代にカナダやアメリカで，野菜やチーズで一度に数十人もの死者が出る中毒が多発している．真空包装やガス置換包装した食肉製品やスモークサーモンなどの魚肉製品で本菌による危害が想定され，アメリカ，ヨーロッパで多数の研究が行われている．

図5.12[14]は食肉製品でのリステリア汚染の実態と汚染原因について検討したものである．まず，生ハムなど非加熱食肉製品では，ハム，ソーセージなどの加熱食肉製品より汚染率が高い（図5.12-a）．したがって，食肉製品のリステリアは原料肉由来であることが分かる．リステリアは健康な家畜類の糞便から恒常的に検出されるので，原料肉での汚染を避けるのは容易ではない．また，ハムなどのスライス肉製品に比べ，製造工程のより複雑なソーセージなどの練り製品の方がリステリアの検出率が高く（図5.12-b），スライス後のハムがスライス前のハムより汚染率が高い（図5.12-c）．以上のことから，これらの製品でのリステリア汚染は工場内での交差汚染によるもので

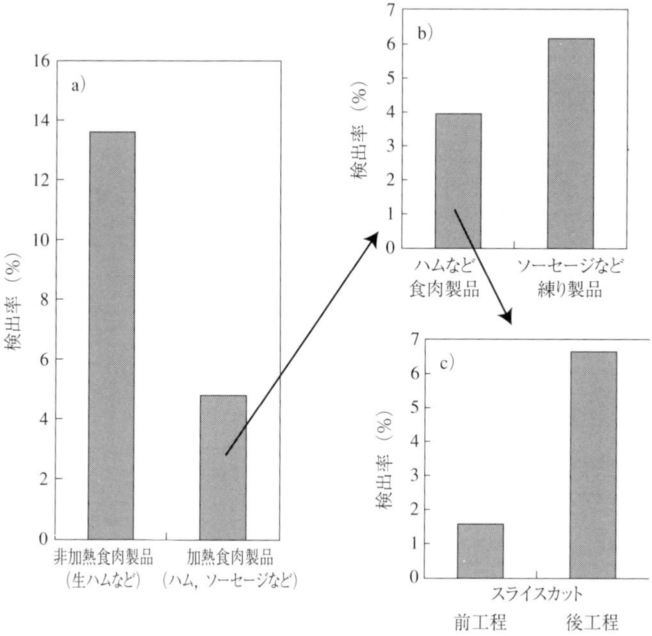

図 5.12　食肉製品でのリステリア汚染と汚染原因（文献 14）のデータから作図）

あることが分かる．このように食肉加工工場では，原料からのリステリア汚染は避けられない実情があるので，その後の製造ラインでどのように交差汚染を防ぐかが安全管理のポイントとなる．

表 5.8[15] は真空包装したスモークサーモンでのリステリアの汚染実態を調べたものである．調査対象となった 3 社の原料や製法は同じであるにもかかわらず，1 社の製品のみがリステリアの汚染が著しいことから，リステリアは原料由来ではなく，製造工場での二次汚染が原因と推察される．二次汚染箇所としてはフィレーのカッティング工程などが考えられる．魚介類の包装食品のリステリア汚染源についてはまだ十分解明されているわけではないが，スモークサーモンでのリステリア汚染源はサケの肉や海水由来ではなく，加工工場での二次汚染であることを示すデータは多く提示されている．

また，本菌は排水溝に生息している危惧も指摘されている．排水溝の中はラインや床に比べるとブラシなどによる物理的な洗浄頻度が少ないので，

表 5.8　真空包装のスモークサーモンでのリステリア汚染（CFU/g）

貯蔵温度	製品	貯蔵日数	サンプル				
			1	2	3	4	5
2℃	A社	20	nd	nd	nd	nd	nd
		30	nd	nd	nd	4	nd
		40	nd	nd	4	nd	nd
		50	nd	9	4	4	nd
		60	4	7	nd	＞1 100	nd
	B社	20	nd	nd	nd	nd	nd
		30	nd	nd	nd	nd	nd
		40	nd	nd	nd	nd	nd
		50	nd	nd	nd	nd	nd
		60	nd	nd	nd	nd	nd
	C社	20	nd	nd	nd	nd	nd
		30	nd	nd	nd	nd	nd
		40	nd	nd	nd	nd	nd
		50	nd	nd	nd	nd	nd
		60	nd	nd	nd	nd	nd
10℃	A社	20	nd	nd	nd	nd	nd
		30	nd	15	7	nd	nd
		40	20	nd	1 100	290	nd
	B社	20	nd	nd	nd	nd	nd
		30	nd	nd	nd	nd	nd
		40	nd	nd	nd	nd	nd
	C社	20	nd	nd	nd	nd	nd
		30	nd	nd	nd	nd	nd
		40	nd	nd	nd	nd	nd

nd：非検出.　（文献15）のデータから作成）

種々の細菌がバイオフィルムを壁面につくって生存しやすい．したがって，高圧ホースにより排水溝を水洗するとエーロゾルとして，微小な水滴が工場空気中に巻き上げられ，この中に含まれた細菌が食品を二次汚染する可能性もある．図5.13[16]に人工的にリステリア菌の入ったエーロゾルを空気中に散布し，果たしてどれくらいの時間エーロゾルが空気中に滞留し，食品を汚染する可能性があるのかを調べた結果を示した．一度，空気中にエーロゾルとして散布されたリステリア菌は，なんと3時間もの間空気中に滞留しており，包装食品での二次汚染源としての重要性を示している．

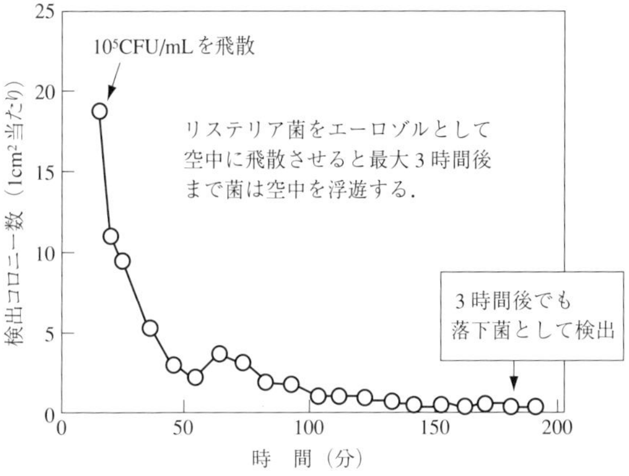

図 5.13　リステリア菌のエーロゾルの浮遊滞留実験[16]

冷凍，チルド工場の排水溝などから洗浄ホースによって巻き上げられたエーロゾルに含まれるリステリア菌は，空気中に最大 3 時間も滞留し，食品の二次汚染源となる可能性がある．

このように食肉製品やスモークサーモンではリステリア汚染の完全防除は現状では容易ではないこと，また，健常人では極少量のリステリアが食品として体内に取り込まれたとしても，必ずしも食中毒を発症するわけではないことから，ヨーロッパ諸国では食品でのある程度のリステリア汚染は許容すべきであるとの考えもある．いずれにせよ，包装食品の安全上，流通時での増殖阻止が重要となる．一見非腐敗食品のようにみえてもリステリアが増殖し食中毒を引き起こす可能性が危惧されている．これに対しては CO_2 ガス置換包装が有効である．図 5.14[17] はリステリアを植菌した牛肉（pH 6.0 以上）を用い，CO_2 ガス置換包装の効果を検討している．その結果，10℃の真空包装区，CO_2 区（CO_2 100%）および 5℃の真空包装区では増殖したが，5℃の CO_2 区では全く増殖を示さなかった．また，2℃では真空包装区ではやはり増殖したが，CO_2 区では全く増殖しなかった．

このようにガス置換包装（特に CO_2 包装）のみでも，低温との組合せによりリステリアの増殖抑制効果が期待できる．しかし，温度管理不備や長期間貯蔵を想定すると，別のハードルを設定することが必要となる．図 5.15[18] は真空包装したスライスハムに乳酸と酢酸を保存料として添加した場合のリス

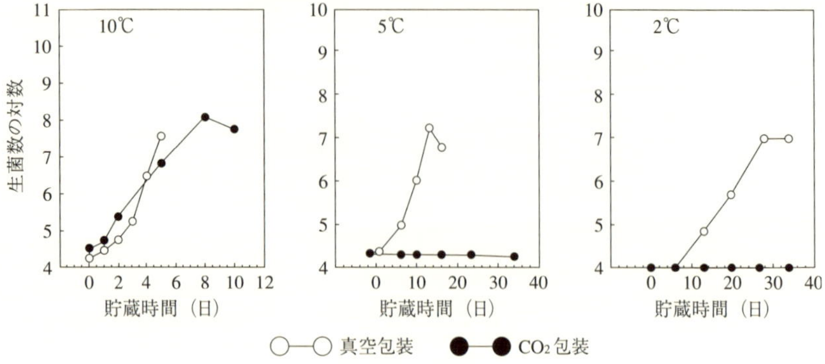

図 5.14　リステリアを植菌した牛肉を真空包装と CO_2 包装(100%)後，低温貯蔵した場合における増殖[17]

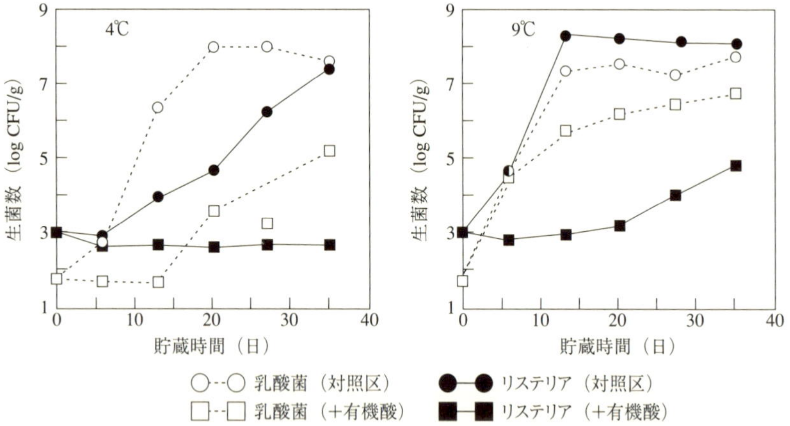

図 5.15　真空包装したスライスハムに乳酸(2.5%)と酢酸(0.25%)を保存料として添加した場合の変敗乳酸菌とリステリア(*L.monocytogenes*)の増殖[18]

テリアの増殖を見たものである．この図に示した真空包装スライスハムは水分活性 0.97 以上，pH が約 6.2，塩分 3% であるので，低温貯蔵だけではリステリア菌の増殖を抑制できない．この試験では，保存料として乳酸と酢酸をそれぞれ 2.5%，0.25% 添加し，本菌の増殖を抑制しようとした．その結果，4℃貯蔵区ではこれら有機酸を添加しなかったハムではリステリアの増殖を阻止できなかったが，有機酸を添加したハムでは 5 週間にわたりリステリアの増殖を完全に抑制できた．一方，温度管理不備を想定した9℃貯蔵区では，非添加のハムでは貯蔵13日でリステリアは10^8CFU/gに達した．しかし，乳酸/酢酸添加ハムでは貯蔵20日目以降ゆるやかなリステリアの増殖が認められたものの，非添加区に比べると顕著な抑制効果が認められた．これらの結果から，仮にハム製造工程でリステリアが加熱生残もしくは二次汚染により真空包装ハムに存在した場合，たとえ低温貯蔵したとしても，塩分，水分活性，pH以外の何らかの防除ハードルを設定しない限りリステリア菌の増殖は速やかにおきること，また，一方で乳酸/酢酸添加（2.5%/0.25%）ではリステリア増殖抑制効果があることが分かる．なお，消費者によるパネルテストも行った結果，乳酸/酢酸添加ハムの方が美味であると回答した者が85人，無添加ハムの方が美味であると回答した者が86人とほぼ同等の成績であったことから，乳酸/酢酸添加ハムは実用的に有望としている[18]．

また，図5.16[19]は真空包装やガス置換包装（CO_2 70%/N_2 30%）したスモークサーモンのチルド貯蔵（5℃）時にバクテリオシンであるナイシンを保存料として添加した場合のリステリアの増殖を見たものである．まず，ナイシンを添加しなかった場合について見ると，真空包装で8日間貯蔵で速やかな増殖（5 log）が認められているが，CO_2ガス置換包装では8日目までリステリアはほとんど増殖せず，その後は緩やかに増殖するものの，貯蔵44日

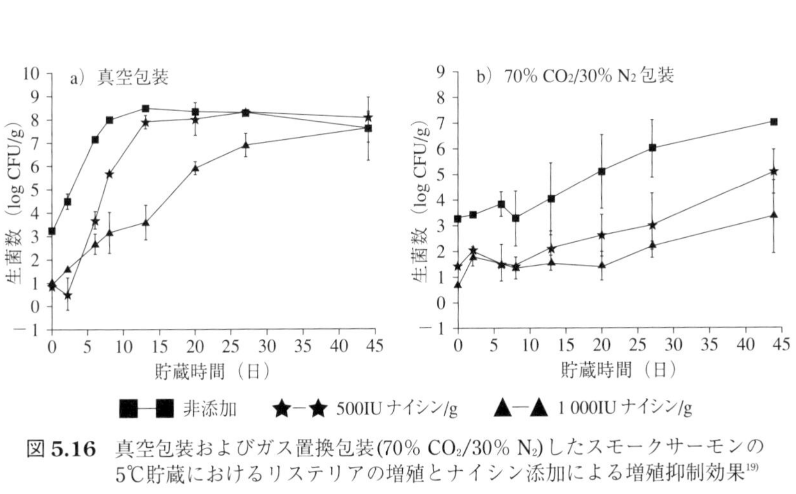

図5.16　真空包装およびガス置換包装(70% CO_2/30% N_2)したスモークサーモンの5℃貯蔵におけるリステリアの増殖とナイシン添加による増殖抑制効果[19]

でも真空包装8日間での増殖より低いレベルとなっている．このように真空包装よりCO_2を配合したガス置換包装の方がリステリアの増殖の抑制に効果的であることがここでも確認できる．一方，ナイシン添加効果については，真空包装，CO_2ガス置換包装ともに認められている．例えば，真空包装区ではナイシン添加とともに2 logの殺菌効果が瞬時に観察され(図5.16の貯蔵0日目)，この際に生残したリステリア菌のその後の増殖は，ナイシン添加量が500 IU/gでは無添加と同程度の増殖を示しているが，ナイシン添加量が1 000 IU/gでは明らかに増殖抑制効果が認められている．CO_2ガス置換包装区もナイシン添加効果はほぼ同様に観察されている．

以上，リステリア菌危害の防除にはCO_2ガス置換包装と低温の組合せが真空包装に比べて効果的であるが，さらに乳酸などの有機酸やナイシンなどのバクテリオシンの添加との組合せが大きな効果を示すといえよう．

(2)　ボツリヌス菌

従来，F4のレトルト条件で殺菌していた食品の加熱条件をF3，F2などのように緩和する場合，ボツリヌスA型菌が新たな想定危害菌になるが，これは，常温流通からチルド流通に切り替えることにより防除できる．一方，急速な家庭調理のアウトソーシング化にともない調理済み食品の流通が増えているが，これらの食品の加熱殺菌条件（60～80℃，数分から数十分）では低温発育性ボツリヌスB，E型菌胞子の殺菌が不可能の場合が多く，これらのボツリヌス菌胞子の生残を前提として流通せざるを得ない．調理済み食品は家庭の食卓にのるほとんどすべての食品が対象となるが，風味を残すという観点から食塩や保存料の添加が制限され，ほとんどのものが真空包装やガス置換包装されている．このような理由から，低温発育性ボツリヌスB，E型菌によるリスクが21世紀に向けての食品業界の新たな危害菌として国際的に心配されている．

包装の観点からボツリヌス菌を考える際に重要なことは，本菌は土壌生息菌であることから，あらゆる食品原料を本菌胞子が汚染している可能性を否定できない点である．この点が，サルモネラや病原性大腸菌などの腸管感染性食中毒菌と異なる点である．したがって，本菌のリスク防除には包装での二次汚染による混入に注意を払ってもあまり意味がなく，もっぱら包装後の

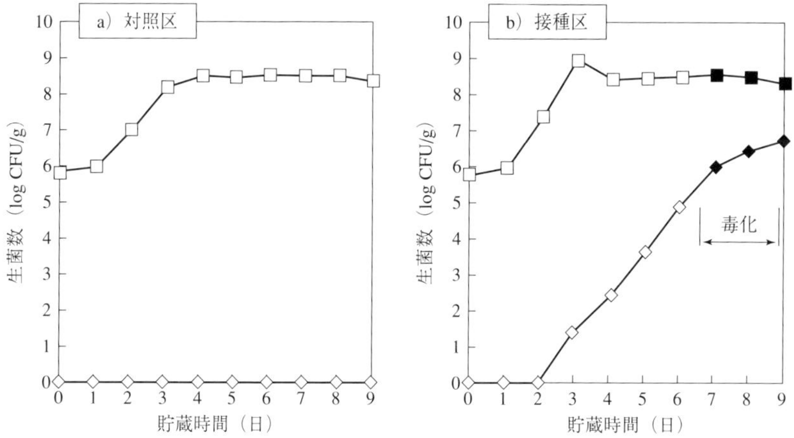

図 5.17 魚肉(マアジ: *Trachurus japonicus*)の切り身にボツリヌス菌(E 型菌 4 種混合)を 50×10^2CFU/g 植菌し，10℃で貯蔵した際の本菌の増殖[20]
◇：ボツリヌス菌（*Cl.botulinum* type E）の PCR 法による換算値.
□：一般生菌数（viable cell number）.
黒塗りは毒化したサンプルを示す（マウスアッセイ法による）.

胞子死滅条件（レトルト）や発芽，増殖の防止がポイントとなる．

図 5.17[20] にマアジフィレーをガス置換包装し，温度管理不備を想定した場合（10℃）のボツリヌス菌（E 型菌）の増殖を示した．10℃，3 日間貯蔵でボツリヌス菌は増殖を開始し，7 日でマウスアッセイによる毒化が認められている．しかし，この時点ではすべてのフィレーは腐敗していることが分かる．ガス置換包装下でボツリヌス菌による毒化が認められる事例はいくつか報告されているが，そのほとんどで毒化の認められる時点ではすでに消費に耐えられないほど鮮魚の腐敗が著しくなっている．現在，CO_2 ガス置換包装とボツリヌス菌による毒化については，種々の矛盾する報告があり決着が得られていない．このようにボツリヌス毒化と包装ガス気相との関連について統一的な結果が得られていない理由として，CO_2 濃度，貯蔵温度，ヘッドスペース容量，共存腐敗細菌の挙動などの影響に加えて，CO_2 ガスにより *Clostridium* 属胞子の発芽が促進されると同時に，逆に栄養細胞の増殖は抑制される可能性があること，また O_2 を含んだ包装との比較では，好気性や通性嫌気性腐敗細菌による O_2 消費による酸化還元電位の低下や産生された CO_2 が

Clostridium 属の挙動に影響を及ぼし，比較的解析が複雑になることなどが考えられる．これらの点については，さらに今後の研究により，この分野での情報の混乱を整理する必要があるであろう．

前述したように，現在，食品の世界的潮流として，食品本来の自然な風味を残した低減加熱・低減添加物・チルド食品への需要が急速に増加しつつあり，この傾向は高度な流通管理技術の発達した先進諸国を中心に今後さらに広まってゆくだろう．これまでのレトルト食品の概念から脱却し，必ずしも殺菌が完全でなくとも，食卓までの流通でボツリヌスリスクを制御しようという考え方が国際的に支配的になりつつある[21]．そこで，各食品におけるボツリヌス菌の増殖の予測が重要になってくる．現在，予測微生物学的手法の研究が活発である．現在，ボツリヌス菌のリスク評価法としてのマウスアッセイ法では，動物実験にともなう倫理的な問題や施設の必要性と操作の煩雑性が問題となっている．包装食品は飛躍的に増加傾向にあり，ボツリヌスのリスク評価試験ニーズがあるにもかかわらず，依頼された分析機関では分析可能試料数が限定され，多くの潜在的に発展可能な包装食品がありながら，

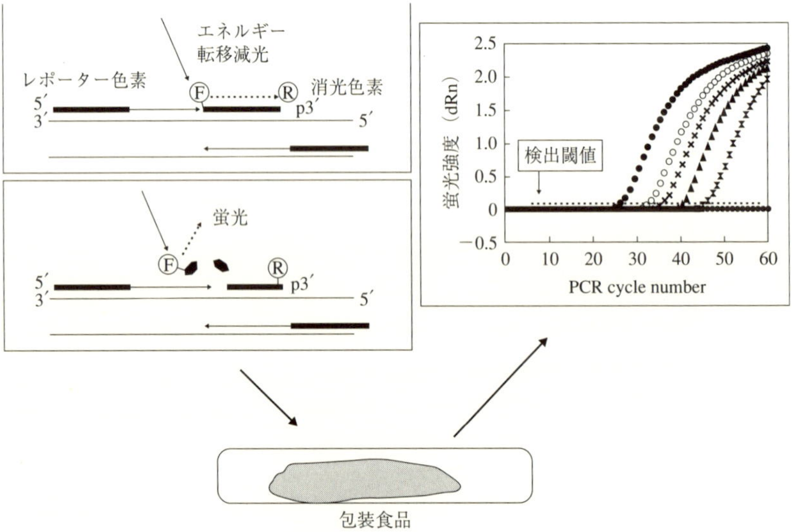

図 5.18　蛍光プローブ PCR 法(TaqMan 法)による包装食品のボツリヌスリスクアセスメント[20]

ボツリヌスのリスクを恐れるあまり，開発が断念されている場合が多い．筆者らは，蛍光プローブPCR法（TaqMan法）を用いたリアルタイムPCR定量法により，多様な腐敗菌の中からボツリヌスE型菌のみを選択的に迅速，定量する技術開発に取り組んでいる（図5.18）[20]．今後，このような迅速リスク評価技術を確立し，多量の食品を迅速簡便に分析することが可能になれば，これらの包装食品の開発が促進されるであろう．

参考文献

1) S. M. Jimenez *et al.*：*J. Appl. Microbiol.*, **83**, 613 (1997)
2) S. T. Martin and R. B. Beelman : *J. Food Prot.*, **59**, 819 (1996)
3) B. Kimura *et al.*：*J. Food Sci.*, **64**, 367 (1999)
4) N. M. Dixon *et al.*：*J. Appl. Bacteriol.*, **65**, 119 (1988)
5) M. J. Eyles *et al.*：*Int. J. Food Microbiol.*, **20**, 97 (1993)
6) 木村　凡：食品危害微生物ハンドブック，清水　潮他編，p.346，サイエンスフォーラム (1998)
7) J. M. Jay : Modern Food Microbiology, p.57, Chapman and Hall, New York (1996)
8) A. P. Menabrito and J. M. Regenstein : *J. Food Quality*, **13**, 129 (1990)
9) 木村　凡他：水大校研究報告，**37**，129 (1989)
10) 木村　凡，村上正忠：同誌，**40**，69 (1992)
11) B. Kimura and M. Murakami : *Nippon Suisan Gakkaishi*, **57**, 573 (1991)
12) U. Lyhs *et al.*：*Int. J. Food Microbiol.*, **45**, 135 (1998)
13) J. H. Hotchkiss *et al.*：*J. Food Prot.*, **55**, 815 (1992)
14) M. Uytttendaele *et al.*：*Int. J. Food Microbiol.*, **53**, 75 (1999)
15) M. L. Corteshi *et al.*：*ibid.*, **37**, 209 (1997)
16) A. T. Spurlock *et al.*：*J. Food Prot.*, **54**, 910 (1991)
17) C. O. Gill and M. P. Reichel : *Food Microbiol.*, **6**, 223 (1989)
18) H. Blom *et al.*：*Int. J. Food Microbiol.*, **38**, 71 (1997)
19) L. Nilsson *et al.*：*ibid.*, **38**, 217 (1997)
20) B. Kimura *et al.*：*Appl. Environ. Microbiol.*, **67**, 206 (2001)
21) M. W. Peck : *Trends Food Sci. Technol.*, **8**, 186 (1997)

（木村　凡）

5.3 無菌包装における品質保持

1804年のニコラ・アペールによる缶瓶詰法や1852年のレトルトオートクレーブの発明と，1950年代に開発され始めたレトルトパウチなどの耐熱性包材の登場により，食品の微生物学的安全性が飛躍的に向上した結果，食品を長期にわたって保存することが可能になった．しかし，これらの技術では微生物を高温で殺菌するため，風味やビタミンなどの栄養分の損失および変色などが避けられない．より高品質で長期保存が可能な食品に対する欲求を満足すべく登場したのが，無菌包装や無菌化包装と呼ばれる技術である．ここでいう無菌とは，食中毒菌や病原菌が存在せず，常温流通下において腐敗や経済的損失をもたらすような微生物が存在しない状態と定義され，商業的無菌ともいわれている．また，無菌化包装でいう無菌化とは，無菌性のレベルが商業的無菌には至らないが，冷蔵などで保存期間を延長させるための無菌化処理を施した状態と定義される．

微生物学的観点から見た場合，無菌包装において注意すべきポイントは，次の3点に集約される．すなわち，

① 殺菌工程：殺菌不足，または充填工程へ移行する配管などからの再汚染

② 充填工程：充填環境からの菌汚染

③ 包材の菌汚染：殺菌不足，または保管時の菌の混入

である．

ここでは，③の包材の菌汚染をいかにクリーン化するかについて焦点を当ててみる．

5.3.1 充填工程における包材のクリーン化

無菌包装用に特別に製造された包材ではなく，ごく一般的な包材を312検体集めて，それらの付着菌数を調べた結果を図5.19に示した．100 cm^{2}当たりの菌数をみると，全検体の半分以上の57%で菌が検出されず，90%以上の包材で10個以下であり，10個以上の菌が付着していたのは9%に過ぎないことが分かる．例えば，100個の菌が付着している包材に50 gの内容

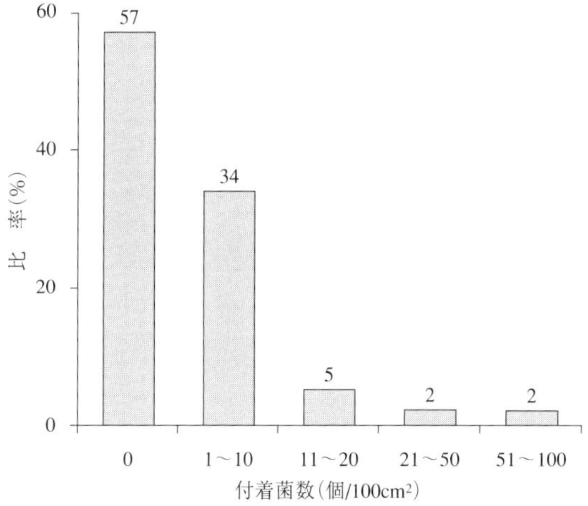

図 5.19　通常のプラスチック包装材料に付着している細菌数の分布(サンプル数＝312)

表 5.9　プラスチック製包装材料から検出された菌の性状

	形態	大　き　さ (μm)	グラム染色性	備　考
A	球菌	0.5～0.7	陽　　性	
B	球菌	0.6～0.8	陽　　性	
C	球菌	0.6～0.8	陽　　性	
D	桿菌	(0.5～0.7)×(1.5～3.0)	陽　　性	芽胞形成
E	桿菌	(0.5～0.7)×(1.5～3.0)	陽　　性	芽胞形成
F	桿菌	(0.5～0.7)×(1.5～3.0)	陽　　性	芽胞形成
G	桿菌	(0.5～0.7)×(1.5～3.0)	陽　　性	芽胞形成
H	桿菌	(0.5～0.7)×(1.5～3.0)	陽　　性	芽胞形成
I	桿菌	(1.0～1.2)×(2.0～3.0)	陽　　性	芽胞形成
J	桿菌	(0.3～0.4)×(1.5～3.0)	陽　　性	

物を包装したと仮定すると，包材から内容物に汚染する菌数は 2 個/g に過ぎない．また，プラスチック製包材から検出された 10 種類の微生物の性状を調べた結果，表 5.9 に示すように，すべてがグラム陽性の細菌であることが分かった．そのうち 3 種類が球菌で残り 7 種類はすべて桿菌で，その 6 種類に芽胞が認められた．一般にプラスチックは乾燥状態にあることから，水を好むグラム陰性菌は生育しにくく，乾燥に耐性のある球菌や芽胞形成菌が大勢を占めたのもうなずける．通常，プラスチック製包材の製造環境は，食

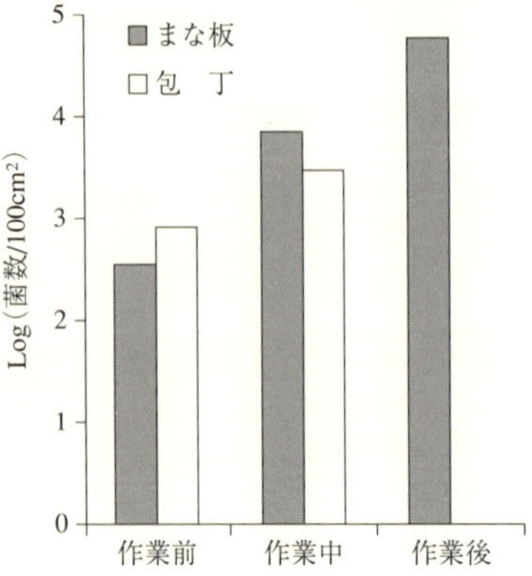

図 5.20　食肉工場のまな板と包丁の付着菌数の変化

品製造環境と比べると乾燥状態にあり，付着する微生物は空中浮遊菌がメインと考えられる．つまり，包材を汚染しているのは，土壌由来菌である可能性が高いと言えよう．

一方，ある食肉工場で用いられているまな板と包丁における付着菌数を調べた結果を図 5.20 に示したが，肉のカッティング作業により，100 cm² 当たり 100 個から数万個のオーダーに付着菌数が跳ね上がることが読み取れる．つまり，内容物や作業環境のクリーン化がおざなりの状態では，包材からの菌汚染は無視できるほど少ないと考えられる．

ところが，内容物の滅菌と作業環境のクリーン化を経て実施される無菌包装においては，包材の無菌性を確保することが非常に重要になる．

包材に必要な殺菌条件として，

① 殺菌効率が高いこと：高い生産性を得るためには，短時間で連続的な殺菌方法が望ましい．芽胞菌であれば D 値が 1 秒以下でなければならない．

② 包材との反応がないこと：包材と反応して包材に損傷を与え，性能の低下を招いたり，包材中の添加物を抽出したりするような方式は好ましくない．

③ 包材に残存しないこと．

④ 無害であること：製品のみならず，製造従事者の健康や環境への配慮も不可欠である．

⑤ 安価であること．

無菌包装に用いられる包材のクリーン化には，物理的方法と化学的方法がとられている．よく使用されているクリーン化方法について以下にまとめてみた．

(1) 包材の物理的クリーン化技術

(a) 熱

物理的方法として熱を用いるのが最も簡単であるが，無菌包装機で高速で移動している包材を殺菌するためには，熱風や過熱蒸気などを用いる乾熱殺菌では180～230℃という高温が要求される．つまり，汎用のプラスチックでは耐熱性が問題となり，適用しがたい．したがって，主として耐熱性のある金属容器に使用されている．Dole社のシステムでは，コンポジット缶の殺菌にドライホットエアーが採用されているが，最高使用温度が127℃にとどまるため，芽胞菌の殺菌には不十分である．そのため，充填される食品は果汁などの高酸性食品に限定されている．一方，飽和蒸気などを用いた湿熱殺菌の場合は，130～140℃の殺菌が可能である．Gasti社で開発されたシステムでは，147℃で6～7 D の殺菌効果が確認され，ポリプロピレン製のカップを厚くすることによって耐熱性を保証している[1]．

(b) 紫 外 線

紫外線のエネルギーは，γ線や電子線の10万～1 000万分の1に過ぎないため，分子や原子を電離させるほどのものではなく，DNA分子などを励起させる程度にとどまる．しかし，励起されたDNAは，分子内で主として隣接したチミン塩基の間に共有結合を生じ，二量体（チミンダイマー）を形成する．チミンダイマーが生じた部分ではDNAの水素結合が前後4塩基にわたって切断されるため，DNAの複製が不可能となる．その結果，細胞分裂が阻害され，微生物が死に至るものと考えられている[2]．

紫外線殺菌は熱を伴わない冷殺菌の代表として多くの利点をもっているが，光である以上，表面殺菌に限定され，陰になった部分には十分な線量の紫外線が照射されず菌が生残する現象，すなわち図5.21に示すような隠蔽効果（shadow effect）が生じるという欠点がある．つまり，菌が密集して折り重なっている場合や，菌に汚染された塵埃が包材に付着した場合，あるいは紫外線を透過しない牛乳や血液のような飛沫が付着しこれに菌が含まれているような場合は，殺菌効果が低下する．そのため包材の殺菌という目的で，単独で使用されるのは高酸性食品の無菌包装にとどまっている．通常はこのような欠点を補うため，過酸化水素水と併用して利用される場合が多い．紫

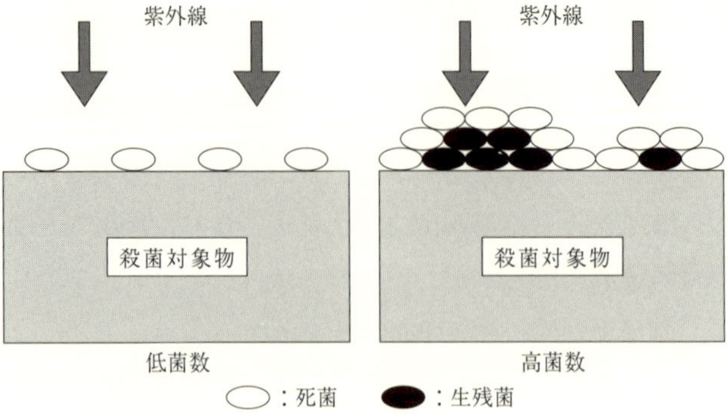

図 **5.21**　表面付着菌数と隠蔽効果(shadow effect)[2)]

外線は過酸化水素の殺菌効果を著しく高めることが知られており，過酸化水素単独では35% の溶液が必要なのに対し，紫外線と併用した場合は，0.1～2.5% で同等の殺菌効果が得られる．フランスの Thimonier 社の無菌充填包装システムに使用されている業務用スープ用のプラスチックパウチの殺菌にこの併用方式が採用されている．

(c)　放　射　線

食品などの処理に用いられている放射線はX線（γ線を含む）と電子線に限られている．食品に使用が認められているエネルギーの放射線では，食品が放射化することはなく，放射線のエネルギーは最終的には熱エネルギーとして消えてゆく．すなわち可視光線や紫外線では原子核外電子を励起するのに対して，X線や電子線は原子核外電子を弾き飛ばしてイオン化する働きがある．しかしイオンの寿命は極めて短く，10^{-10} 秒くらいしかなく，その後フリーラジカル（活性種）に変わってしまう．食品は水分が多いため，フリーラジカルの多くはOH基（ヒドロキシルラジカル）であり，これが生物体内でDNA鎖の切断を引き起こす．微生物の細胞に対する障害は，主に細胞分裂能の損失として現れ，殺菌作用のメカニズムは基本的には紫外線と同じである．そして食品などに用いられる放射線による突然変異率は著しく低いことが知られている．

食品業界では，PL法や HACCP の普及に伴い，無菌包材の需要が増加しつつある．代表的な製品はBIB（bag in box）で熱融着したキャップ付注ぎ口を閉めたものをγ線滅菌したものである．液状食品，自動販売機の製品貯蔵などに使用される．残留薬剤がないこと，常温滅菌ができることなどの長所のため，ここ数年，市場は年率15％で増加した．今後は5Lなど小容量製品の新規需要が予測され，さらに増加することが期待される[3]．国立医薬品食品衛生研究所は平成7～10年度の研究において，わが国で実用プラスチックに添加可能な酸化防止剤および紫外線吸収剤の大部分について，放射線分解や食品への移行の有無，また，プラスチックからの揮発性物質の発生の有無を検討した．その結果，非照射および30 kGy照射のいずれの添加物も食品疑似溶液に溶出せず，総合判定としても問題ないと報告している[4)-6)]．

γ線や電子線照射によるプラスチック製包材の殺菌においては，プラスチックの初期強度や硬度の低下，色相やヘイズ（haze）といった美観の喪失が問題視される．最近は，照射によるストレスを和らげるための安定剤が開発され，ポリプロピレンランダムコポリマーでは，フェノールフリーの酸化防止剤が有効であったと報告されている[7]．

(2) 包材の化学的クリーン化技術

(a) ガ ス

ガス殺菌に用いられる薬剤としては，エチレンオキサイド(EOG)，プロピレンオキサイド，メチルブロマイド(臭化メチル)，リン化水素などがある．包材の殺菌に用いられるガスとしては，エチレンオキサイドがよく知られている．エチレンオキサイドは爆発性，引火性，腐食性，毒性をもつ無色透明の液体である．通常，不燃性の炭酸ガスを混合して反応性を抑えたものが殺菌剤として使用される．プロピレンオキサイドと炭酸ガスの混合ガスを用いた実験では，常圧50℃ 180分で*Bacillus*や*Clostridium*の10^6個の芽胞が死滅したことが報告されている[8]．ガスの浸透性がよく，冷殺菌が可能なことから医療用具，容器，包材などの殺菌に用いられるようになった．ただし，密閉された殺菌室内で処理するため，連続殺菌ができないこと，毒性があるため排ガス処理に厳重な注意が必要であることを認識しておかねばならない．アメリカではエチレンオキサイドの残留に対する規制が強まっているが，これをうけ，日本でも規制対象薬剤として自主規制が始まっている．1998年に厚生省から,「エチレンオキサイドガス滅菌法以外の滅菌法が適用可能な場合は，当該滅菌法を用いることが望ましい」という内容の通達が出されている.

(b)　過酸化水素

一般に液体殺菌剤は常温では殺菌効果が弱いとされているが，過酸化水素もその傾向を示す．しかし，水溶液の状態にある過酸化水素は，高温下でもきわめて安定であり，分解されず，むしろ濃縮されるため，殺菌効果が増すといわれている．過酸化水素の殺菌力と温度の関係を調べた結果を図5.22に示した．この図から明らかなように，過酸化水素の殺菌力は温度が高くなるほど強くなる．また，図5.23に示すように殺菌力は濃度にも依存し，10～41%の範囲では，濃度が高いほど強くなる．Cerny[9]も過酸化水素の濃度と殺菌力との関係を調べており，20～70%の範囲で濃度が高いほど殺菌力が強くなることを報告している.

このように，過酸化水素の殺菌効果は，濃度と温度が高いほど大きくなることが分かったが，微生物の種類によって耐性が異なることにも注意が必要である．Toledo ら[10]によれば，過酸化水素に対する耐性は *Bucillus* 属や *Clostridium* 属の芽胞で最も強く，*B. subtilis* SA 22の芽胞に24℃で25.8%の過酸化水素を作用させたときの D 値は7.3であったとしている.

過酸化水素は常温で分解し，水と酸素になるが，その際に活性酸素が生じ，ヒドロキシルラジカルを発生するといわれている．ヒドロキシルラジカルは微生物の細胞壁表層のタンパク質や脂質を酸化し，細胞壁を破壊して細胞内に侵入する．その結果，酵素活性の阻害，タンパク質変性，核酸損傷などを引き起こし，死に至るとされている.

過酸化水素の最も基本的な使用方法としては，浸漬法があげられる．これは，コーヒーフレッシュのポーションパック用無菌包装機のようなフォーム・フィル・シール（FFS）タイプの無菌包装機で使用されている．FFSシステムでは，シート状の蓋材（ふたざい）と底材を過酸化水素槽に一定時間浸漬させ，乾燥させた後，容器を成形して内容物を充填し，蓋をするという流れになっている．殺菌から蓋をするまでの工程は，無菌エアーで陽圧に制御された無菌チャンバー内で行われる．テトラパック（Tetra Pak）社のシステムでは，シ

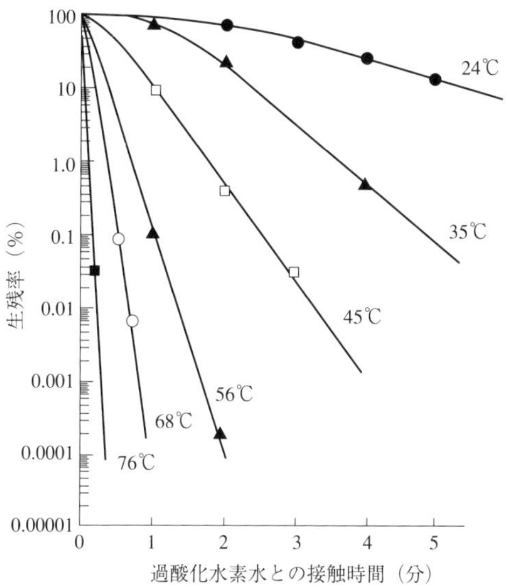

図 5.22　25.8% 過酸化水素による *Bacillus subtilis* var. *niger* の芽胞の殺菌に及ぼす温度の影響[1)]

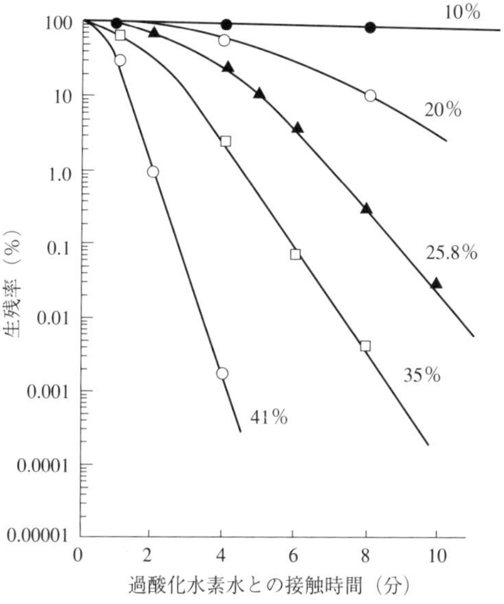

図 5.23　*Bacillus subtilis* var. *globigii* の芽胞の殺菌に及ぼす過酸化水素水濃度の影響（24℃）[1)]

ート状の包材を35％の過酸化水素の水槽内に導き，80℃で8秒間処理している．その後，絞りローラーで余分な過酸化水素を除去し，120℃のホットエアーを噴射して包材内面への残留を基準値以下にしている．

シート状の包材の殺菌に多用されている浸漬法は，あらかじめ成形されたカップやカートンなどの容器では過酸化水素の除去がむずかしくなる．そこで，成形容器の場合は，霧状にした過酸化水素を内面に吹き付けた後，熱風で乾燥させる方法が用いられている．過酸化水素のミストだけでは殺菌効果が不十分であるが，熱風によるミストの温度と濃度の上昇およびガス化などの相乗効果により，実用化できるようになった．この場合，容器の形状や大きさに合わせた過酸化水素の噴霧量と熱風の温度や風量の設計が必要になる．また，ミストを均一に容器内面に付着させねばならないので，特殊な微噴霧ノズルや超音波霧化装置が開発されている．成形容器の中には，深さのあるものもあるので，ミストを均一に付着させるため，ノズルが挿入された状態で容器を上げ下げして過酸化水素を噴霧するような機構が用いられている．さらに安定した微小ミストを得るため，凝結ミスト法という技術が考案されている．これは，過酸化水素を完全に気化させて大気中に放出し，そこで一気に凝結させて微粒子のミストを形成させ，そのミストを容器に吹き付ける方法である．既存のスプレーノズルではミストの粒径が5～25 μm程度であるが，この方法では3 μm前後で安定する．粒径が小さいのでミストの乾燥が速くなり，高速化と低残留性が得られること，ミストが漂うように吹き出されるので凹凸部にも均一に付着し，成形容器を上げ下げする機構が不要になること，間欠噴霧からより安定した連続噴霧が可能になることが利点とされている．さらに過酸化水素をガス化させ，使用量を抑制する技術なども考案されている[11]．

(c)　過　酢　酸

過酢酸は酢酸分子に酸素原子が1つ加わった物質である．強い酢酸臭があり，希釈すれば刺激臭は低下するとはいえ，使用後は無菌水による洗浄が必要である．過酸化水素より酸化力が強いため，殺菌効果が高く，0.001～0.005％で細菌の栄養細胞やカビが死滅し，芽胞にも効果がある．反応性が高く，110℃に加熱すると爆発的に分解する．また，爆発濃度に温度依存性があり，

35% では90℃ で爆発するので，取扱いには注意が必要である[12]．さらに，重金属やアルカリが過酢酸の分解に触媒として作用するため，安定剤として金属キレート剤が用いられる．通常の水溶液中では過酢酸，酢酸，過酸化水素が平衡状態で存在している．40% 程度の水溶液に安定剤を加えたものが市販されている[13]．無菌包装システムでは，包材の殺菌に過酸化水素と温過酢酸を併用して使用している．

(d) オゾン水

オゾンの殺菌効果は，その強い酸化力に基づく．オゾンガスは水分と反応して活性酸素の中でも最も強い酸化力をもつヒドロキシルラジカルを生成する．オゾンガスを水に溶解させると殺菌効果と洗浄効果を併せ持つオゾン水になる．細菌においては，膜構造の違いから，大腸菌などのグラム陰性菌の方が黄色ブドウ球菌などのグラム陽性菌よりも影響を受けやすい．必ず酸素に戻り，残留しないことから，食品業界で広く用いられるようになったが，図5.24に示すように半減期が10℃ で148分，20℃ で40分，30℃ で20分と高温では分解しやすいこと，pHが高いほど分解が促進されることなどを知っておく必要がある[14]．また，有機物との反応性が高いため，有機物でオゾンが消費され尽くしてしまい，微生物まで効果が及ばないことがある．

オゾンは残留性がないという利点を生かし，オゾンとオゾン水を併用した無菌充填包装システムの例を図5.25に示した．本システムでは，無菌充填機をクリーンブースで囲い，ブース内のプレ殺菌に高濃度のオゾンガスを吹き込んで作用させた後，無菌空気を送り込むことによりオゾンを分解部に導いて完全に除去している．また，包材はオゾン水に浸漬後，無菌の熱風で乾燥されて充填部に供給される．カップな

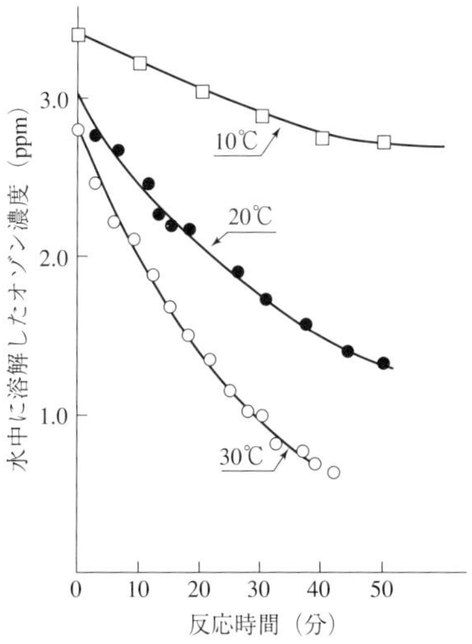

図5.24 オゾン水活性の崩壊速度に与える水温の影響[14]

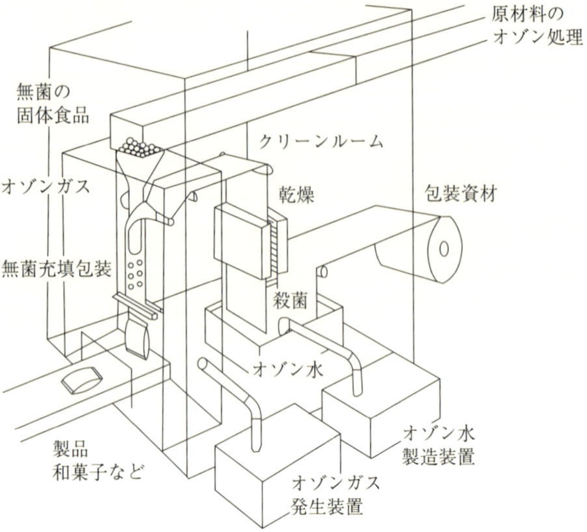

図 5.25　オゾンを利用した無菌充填包装システムの例[15]

どの容器の場合はオゾン水を噴霧する方式がとられている．

また，包装内にオゾンガスまたはオゾン水を封入するオゾンパック法が開発され，大腸菌対策として，果実，生野菜，生海藻，漬物などに利用されている[15]．

(e)　次亜塩素酸

次亜塩素酸は水溶液中で微生物の呼吸系酵素を阻害することにより，殺菌効果を発揮する．その効果は温度が高いほど，また pH が低いほど高い．また，有機物と反応して有効塩素濃度が低下するので濃度管理が重要で，有機物による汚染度の高いものの殺菌には向かない．表 5.10 に次亜塩素酸ナトリウムの殺菌効果を示した[16]．この表から，細菌の栄養細胞や酵母には有効であるが，細菌の芽胞は高い抵抗性を示し，短時間で殺菌するためには，1 000 ppm 以上の塩素濃度が必要になることが分かる．したがって，芽胞をも殺菌しなければならない無菌包装には用いられず，無菌化包装における洗浄殺菌剤として使用されることが多い[17]．

(3)　包材の無菌性の確認

殺菌効果を評価するための指標菌としては，評価しようとする殺菌法に耐

表5.10 次亜塩素酸ナトリウムの殺菌効果[16)]

微 生 物	温 度 (℃)	pH	塩素濃度 (ppm)	殺菌時間
Bacillus cereus NCDO 577	21	6.5	50	3 *1
B. cereus NCDO 577	21	8.0	100	5 *1
B. subtilis NCDO 1919	21	8.0	100	60 *1
B. subtilis NCDO 736	室温	4.5	4 000	0.18 *1
B. cereus	25	7.0	100	0.88 *2
B. cereus	25	7.0	150	0.4 *2
B. cereus	25	5.2	150	0.18 *2
B. stearothermophilus	25	7.0	1 000	1 *2
B. stearothermophilus	25	7.0	2 000	0.78 *2
B. coagulans	20	4.5	20	2.5 *2
Escherichia coli	25	5.1	3.0	15 *3
Streptococcus lactis	25	5.0	3.0	15 *3
Lactobacillus plantarum	25	5.0	3.0	15 *3
Pediococcus cerevisiae	25	5.1	3.0	15 *3
Saccharomyces cerevisiae	25	5.2	3.0	60 *3

＊1：$2D$（分），＊2：$1D$（分），＊3：死滅時間（秒）

性が強く，内容物のpHや水分活性などに影響されない菌種を選択しなければならない．通常，包材は乾燥しているため，汚染が心配される菌種としてはグラム陽性の芽胞菌もしくはカビなどの糸状菌と考えられる．芽胞菌や糸状菌の胞子は化学的殺菌に最も抵抗性が高く，芽胞菌は耐熱性も高い．したがって，指標菌としては芽胞菌が適していると考えられる．Fraunhofer Institute of Food Process Engineering and Packagingの研究者たちは，芽胞菌である枯草菌（*Bacillus subtilis* SA 22）を指標菌として過酸化水素の殺菌効果を調べている．本菌を液体培養した後，ヒートショックを与えて10^8～10^9/mLの芽胞のみからなる菌液を調製し，包材にスプレーして乾かした後，殺菌工程に流し，工程の前後の菌数を比較して，10^4/mL以上の減菌が達成された場合に効果ありとしている[18)]．アメリカでは，表5.11に示すように，熱殺菌の指標として，乾熱殺菌では*B. polymyxa*，湿熱殺菌では*B. stearothermophilus*を使用し，γ線殺菌の指標としては，*B. pumilus*を使用している．また，過酸化水素殺菌では，熱と併用する場合は*B. stearothermophilus*を，紫外線と併用する場合は*B. subtilis* strain Aを用いるなど，それぞれの殺菌手段に最も抵抗性の高い菌種を指標菌に選択している[19)]．

表 5.11 アメリカにおいて包材の無菌性確認に用いられる指標菌[19)]

殺菌媒体	指標細菌
Superheated steam	*Bacillus stearothermophilus*（1518）
Dry heat	*B. polymyxa*
H_2O_2 and heat	*B. stearothermophilus*（1518）
H_2O_2 and UV	*B. subtilis* strain A
Ethylene oxide	*Clostridium sporogenes*（PA 3679）
Heat of formation（assumed to be dry heat）	*B. stearothermophilus*
Gamma irradiation	*B. pumilus*

5.3.2 無菌および無菌化包装技法の実際

(1) 無菌包装

あらかじめ滅菌処理された食品を滅菌された包材に微生物汚染が生じない状態で充填し，二次殺菌することなく，概ね2か月程度の賞味期間をもって常温流通ができる食品を無菌包装食品という．

1940年代にアメリカのAvoset Food社が卓上クリームをガラス瓶に無菌充填して以来，食品業界では無菌包装に積極的に取り組み始め，1950年代に無菌缶詰システムが登場，1961年にはテトラパック社により紙容器の無菌包装システムが実用化され，ロングライフ（LL）ミルクなどの乳製品や果汁飲料のような液状食品を中心に，その応用範囲は依然として拡大し続けている．最近では，クッキングソースやミートソースといった高粘性食品や固液混合食品にまで対象が広がりつつある．

無菌包装の利点は，

① 高温で殺菌しても冷却が速やかで低温で充填できるので，製品の熱履歴が少なく，風味，栄養分，色調の損失を抑制できる．

② 無菌であることから常温で流通や保存ができる．

③ 大型容器にも適用できる．

④ シェルフライフが長いので，計画生産ができる．

⑤ 耐熱性のない包材でも使用できる．

などである．

一方，欠点としては，

① 一般的にシステムが大型で高価であるため，初期投資が必要である．
② 操作と管理に多大の注意が必要で，一旦汚染されると回復に手間と時間がかかる．
③ 小ロット生産には不向きで汎用性に欠ける．
④ 15 mm 角以上の固形物を含む食品用のシステムはまだ開発途上にある．

などがあげられる．

無菌包装されている食品としては，牛乳，清涼飲料，清酒，トマト加工品，スープ，カップ入りデザート，豆腐などが知られているが，代表的なものについて以下に紹介する．

(a) 液状食品の無菌包装

(1) 牛　　乳

牛乳は，水分が 85～88% で，11～14% のタンパク質，脂肪，乳糖などの固形分を含む，pH 5.6～6.6 の中性食品である．豊富な栄養分と豊かな風味を保持するため，表 5.12[20] に示すように様々な殺菌方法が開発されてきた．

無菌包装においては，UHT（超高温短時間殺菌）が用いられている．UHT は牛乳の滅菌を目的として開発された技術であるが，現在では，一般の液状食品にも応用されている．UHT には，表 5.13[20] に示すように，直接加熱法と間接加熱法とがあり，前者は牛乳に加圧蒸気を直接噴射するインジェクシ

表 5.12　生乳の殺菌方法と作用効果[20]

牛乳の殺菌方法		加熱処理条件	加熱処理の作用効果		備　考
保持式殺菌	LTLT 殺菌法 (low temperature long time) 低温長時間殺菌法	62～65℃ 30 分間保持	殺　菌 pasteurization	病原微生物を殺菌し，食品衛生法の安全を確保	1992 年代～
瞬間殺菌	HTST 殺菌法 (high temperature short time) 高温短時間殺菌法	75～85℃ 15 秒間保持			1950 年～ 均質機 1952 年～
	UHT 殺菌 (ultra high temperature) 超高温殺菌法	120～135℃ 2～3 秒間保持		殺菌効果は高いが，無害な細菌まですべて殺菌するものではない	1957 年～
瞬間滅菌	UHT 滅菌 (ultra high temperature) 超高温滅菌法	135～150℃ 2～4 秒間保持	滅　菌 sterilization	微生物を殺滅し無菌の状態にする 酵素をも失活する	1965 年～

表 5.13 国内外で使用されている主な UHT 滅菌装置[20]

方式		滅菌装置	会社	国名
直接加熱法	インジェクション式	Uperizer	APV	イギリス
		VTIS	Alfa-Laval	スウェーデン
		Thermodule	Alfa-Laval	スウェーデン
		Aro Vac	Cherry Burrell	アメリカ
		A UHT 1	岩井機械	日本
		クレハ式 UHT	呉羽化学工業	日本
	インフュージョン式	Pranisator	Passch & Silkeborg	デンマーク
		Thermo Vac	Brell & Martel	フランス
		Vro-Heat	Creamery Package	アメリカ
間接加熱法	プレート式	Ultramatic	APV	イギリス
		VTSA	Alfa-Laval	スウェーデン
		Ahlborn	Ahlborn	ドイツ
		Ster-in 3 UHT	Eran	イタリア
		Sordi	Sordi	イタリア
		Sterideal	Stork	オランダ
		A UHT 2	岩井機械	日本
	チューブラー式	Thermulator	Cherry Burrell	アメリカ
		Spirathein	Cherry Burrell	アメリカ
		Steripart	Stork	オランダ
		CREPACO	APV	イギリス
	かき取り式	Contherm	Alfa-Laval	スウェーデン
		Votator	Votator	アメリカ
		Rototherm	Tito-Manzini	イタリア
		Thermo Cylinder	岩井機械	日本

ョン式と蒸気中に牛乳を噴射するインフュージョン式に分けられ，後者はステンレス板の熱伝導性を利用して熱交換するプレート式，チューブに流した牛乳を蒸気で加熱するチューブラー式に分けられる．一例として，図 5.26 にアルファラバル（Alfa-Laval）社の直接加熱法の殺菌システムを示した[21]．

殺菌前の原料乳には，耐熱性のある芽胞菌が存在する．とりわけ，*Bacillus stearothermophilus* は 120℃ で 10 分間加熱しても芽胞が生き残ることから，130～150℃ という超高温で 1～3 秒間と瞬間的に加熱することによって無菌性を得ており，ロングライフ（LL）ミルクとして流通している．

包材には，紙容器，ガラス瓶，PE 製正四面体容器が用いられる．紙容器の成形には，スリーブ状またはカットされたカートンを充填機内で底シールし，充填後トップシールするタイプと，原紙をロールで供給して充填機内で

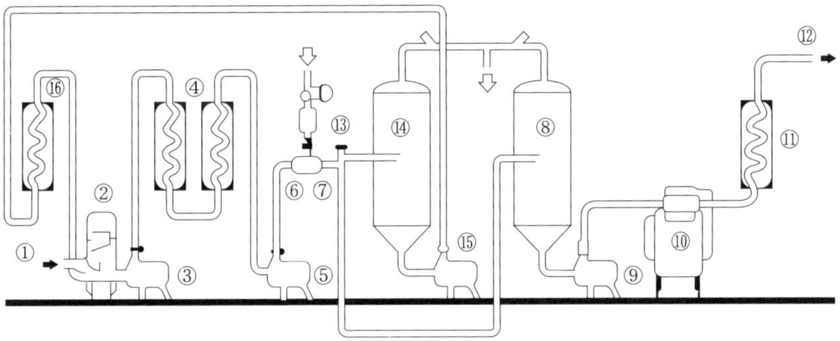

①原料牛乳　②フロートタンク　③ポンプ　④予熱器　⑤ポンプ　⑥蒸気噴射ヘッド
⑦ホルダー　⑧真空室　⑨ポンプ　⑩ホモジナイザー　⑪無菌冷却器　⑫牛乳出口
⑬流れ転換バルブ　⑭流れ転換乳真空室　⑮ポンプ　⑯冷却器

図 5.26　アルファラバル社 VTIS 殺菌機の工程図[21]

カートンに成形するタイプの二通りの方式が用いられている．ロールで供給された原紙は，図 5.27 に示すように，過酸化水素水槽を通る間に滅菌され，ローラーにより過剰の過酸化水素が除かれ，筒状に成形された後，加熱される．加熱により残存する過酸化水素を完全に蒸発させた後，牛乳が充填され密封される[22]．

(2)　清涼飲料

清涼飲料水は，

①　ミネラルウオーター類を除く殺菌を要しない炭酸飲料

②　果実飲料（果汁飲料・果汁入り飲料など）などの比較的殺菌条件のゆるい高酸性（pH 4.0 未満）飲料

③　トマトジュース・野菜ジュー

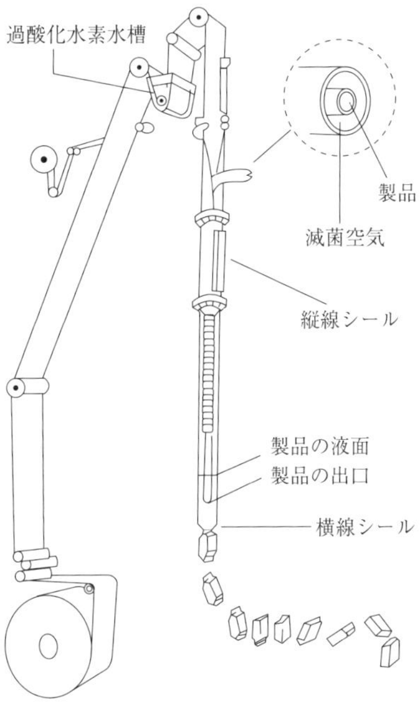

図 5.27　無菌充填方式の例（テトラ・アセプティック・ブリック充填包装工程）[22]

スなどの中高酸性（pH 4.0 以上 4.6 未満）飲料

④　お茶・コーヒーなどのきつい殺菌条件が必要な低酸性（pH 4.6 以上かつ水分活性 0.94 を超える）飲料

に分けられる[23]．

食品衛生法においては，「pH 4.0 未満のものにあっては中心部の温度を 65℃で 10 分間加熱する方法若（も）しくはこれと同等以上の効力を有する方法で殺菌すること又は pH 4.0 以上のものにあっては，その中心部の温度を 85℃で 30 分間加熱する方法若しくはこれと同等以上の効力を有する方法で殺菌すること」と規定されている．それぞれの殺菌条件と保存基準を表 5.14 に示した[24]．紙カートン入りの清涼飲料の場合は LL 牛乳と同様のシステムで無菌充填されている．

PET ボトル用の無菌充填包装システムとしては，フランスの Serac 社，ドイツの Bosch 社，イタリアの Procomac 社，三菱重工，東洋製罐グループ，

表 5.14　清涼飲料の pH と殺菌[24]

<table>
<tr><th>微生物の発育可能pH域</th><th>各飲料のpH分布</th><th colspan="3">食品衛生法による飲料の製造基準</th><th>保存基準</th></tr>
<tr><td rowspan="5">カビ・酵母・無胞子細菌
有胞子細菌
ボツリヌス</td><td rowspan="5">pH 2
pH 3　炭酸飲料
果実飲料
スポーツドリンク
果汁入り豆乳
レモンティー
pH 4
野菜ジュース
トマトジュース
ミネラルウオーター
pH 5　コーヒー
紅茶・緑茶
ウーロン茶
ミルクコーヒー
しるこ・ココア
pH 6　ミルクティー
麦茶
豆乳
pH 7</td><td>殺菌不要</td><td colspan="2">二酸化炭素分圧 1.0 kgf/cm^2（20℃）以上かつ，植物または動物の組織成分を含まないもの</td><td rowspan="3">なし
紙栓をつけたガラス瓶詰 10℃以下</td></tr>
<tr><td rowspan="4">殺菌の必要なもの</td><td>pH 4.0 未満</td><td>65℃
10 分間
同等以上</td></tr>
<tr><td>pH 4.0 以上</td><td>85℃
30 分間
同等以上</td></tr>
<tr><td rowspan="2">pH 4.6 以上かつ，水分活性が 0.94 を超えるもの</td><td>85℃
30 分間
同等以上</td><td>10℃以下保存</td></tr>
<tr><td>120℃
4 分間
同等以上
発育しうる微生物を存在させない方法</td><td>なし</td></tr>
</table>

大日本印刷などのシステムがあげられる．清涼飲料の無菌包装においては，6 *D* を保証しなければならないため，内容物のみならずボトル，キャップ，クリーンルーム，クリーンチャンバーなどの清浄度も厳しく追及されている．内容物の殺菌にはHTST（高温短時間殺菌）もしくはUHTが用いられ，130℃で所定の時間保持することにより6 *D* を達成している．内容物が酸性である場合には，93～95℃で殺菌することにより，風味の保持が図られる．

清涼飲料の無菌包装の成功を左右するのは，包材の無菌化であり，包材メーカーで成形されたボトルを持ち込むのではなく，PETをペレットのまま受け入れて，工場内で成形することによって菌汚染の低減を狙ったシステムが多くなっている．殺菌方法にも工夫がなされ，過酸化水素と温過酢酸を混合した殺菌剤を用いたり，ジェットスプレーでボトルの内外面を殺菌したりと様々である．ボトルと同様にキャップも6 *D* で殺菌されている．この場合も過酸化水素あるいは過酢酸系の殺菌剤が用いられている[25)]．

一例として，Serac社のシステムの充填フローを図5.28に示した．PETのペレットを紫外線で殺菌してからボトルを成形するという徹底した菌対策が施されている．ボトルは殺菌剤を満注することにより殺菌され，135℃で殺菌された無菌水でリンスされる．ボトルとキャップの殺菌はクラス10 000のクリーンルームで行われ，リンス工程から充填さらにはキャップ巻締めまではNASAクラス100のクリーンブースで実施される．クリーンブースやクリーンルームが無菌エアーにより陽圧に保たれていることは言うまでもない．

(b) 高粘性食品の無菌包装

スープやケチャップなど固形分を多く含み粘度が高い食品の殺菌には，チューブラー式の間接加熱法が用いられてきた．構造が簡単で，分解や組立てが容易なので洗浄しやすいという利点があるが，伝熱面が焦げ付きやすく，内部を流れる高粘性食品が混ざりにくいことから，温度が不均一になりやすいため，厳密な温度コントロールが必要な食品には適さない場合があった．また，かき取り式では伝熱面の焦げ付きを羽根でかき取り，チューブ内の食品を撹拌できるように改善されたが，焦げ付きがなくなるわけではなく，撹拌による食品物性への影響も懸念される．

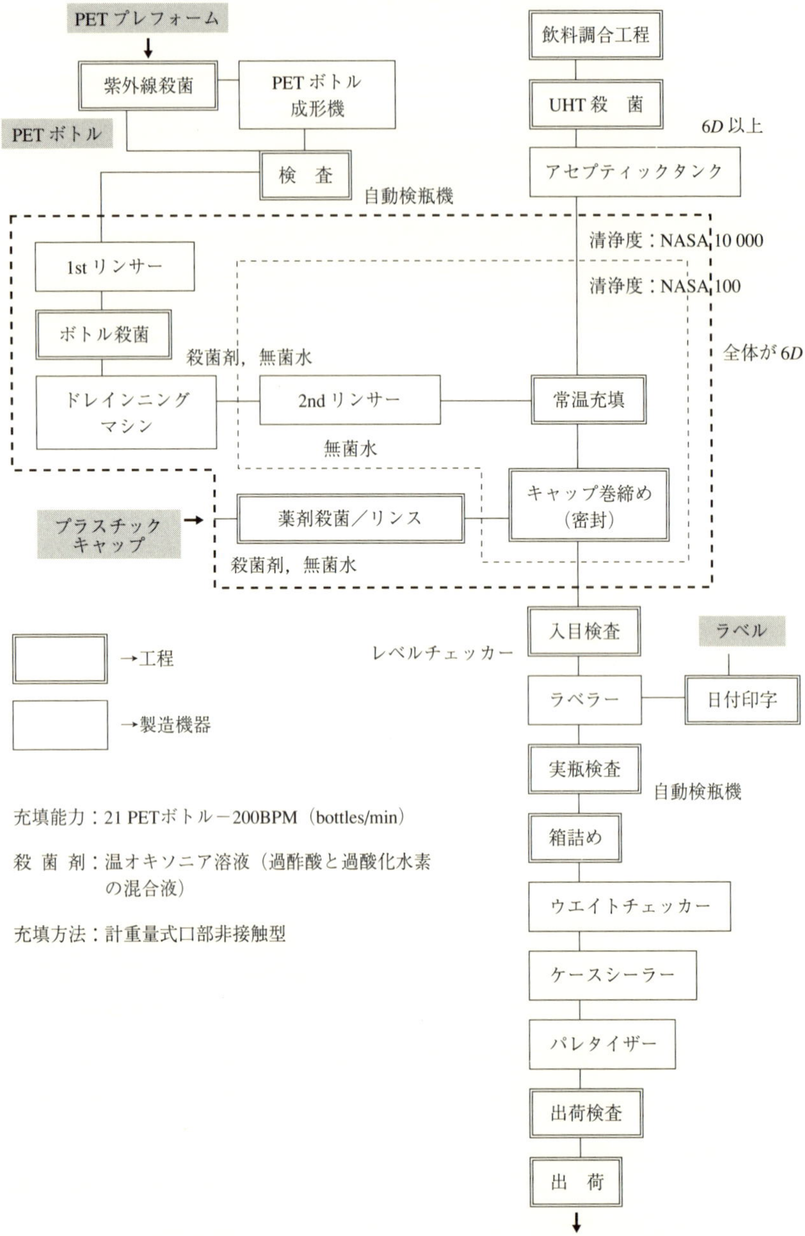
PETプレフォーム
紫外線殺菌
PETボトル成形機
PETボトル
検　査
自動検瓶機
1stリンサー
ボトル殺菌
殺菌剤，無菌水
ドレインニングマシン
2ndリンサー
無菌水
プラスチックキャップ
薬剤殺菌／リンス
殺菌剤，無菌水
飲料調合工程
UHT殺　菌
6D以上
アセプティックタンク
清浄度：NASA 10 000
清浄度：NASA 100
全体が6D
常温充填
キャップ巻締め（密封）
入目検査
レベルチェッカー
ラベル
ラベラー
日付印字
実瓶検査
自動検瓶機
箱詰め
ウエイトチェッカー
ケースシーラー
パレタイザー
出荷検査
出　荷
→工程
→製造機器
充填能力：21 PETボトル－200BPM（bottles/min）
殺 菌 剤：温オキソニア溶液（過酢酸と過酸化水素の混合液）
充填方法：計重量式口部非接触型

図5.28　PETボトルのSeracシステムでの無菌充填工程[25]

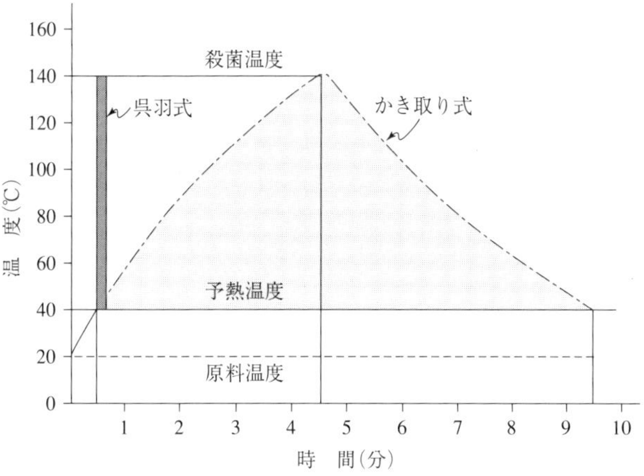

図 5.29 かき取り式間接加熱方式と呉羽式直接加熱方式における高粘性食品の熱履歴の比較

一方，直接加熱方式では，殺菌対象食品とスチームを効率的に混合することにより短時間に昇温でき，所定の温度に一定時間維持して滅菌した後は，減圧によりスチームを蒸発させ，元の温度に瞬時に冷却することができる．したがって，図 5.29 からも分かるように，殺菌対象物の熱履歴が最小限に抑えられるため，品質変化を最小限にとどめることができる．加熱方式としては前述のように，インジェクション式とインフュージョン式の 2 種類あるが，いずれも狭いクリアランスからスチームや殺菌対象物を高速で吹き出す必要があるため，これまで 1 000 cP を超える高粘性食品には対応できなかった．最近，この問題を解消するため独自のスチーム混合器を備えたインジェクション式 UHT が開発された．図 5.30 に本システムのフローを示したが，これによりカスタードクリームや味噌，トマトペースト，各種スープ類など数十万 cP の高粘性食品の殺菌が可能になった．

(c) カップ入りデザート

内容物としては，ゼリー，プリン，ムース，クリーム，スープなどがあり，殺菌機としては，主に UHT が使用されている．最近では，固液混合物用の殺菌機の研究が精力的に行われ，オーミック・ヒーティング，パルス殺菌，高圧処理，ソフトエレクトロンなどが期待されている[26]．

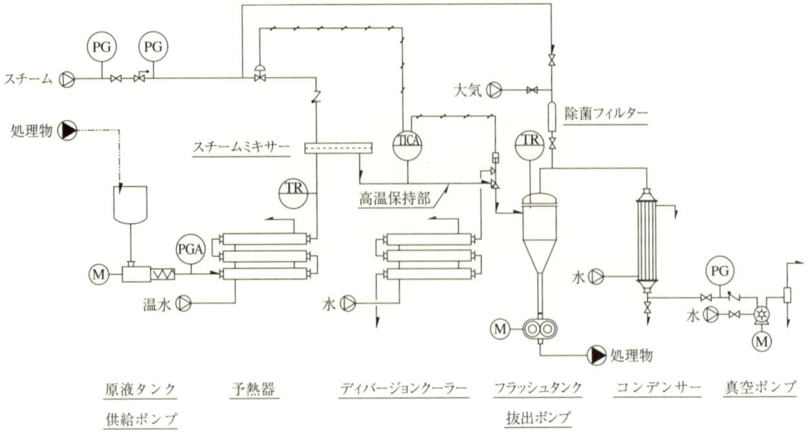

図 5.30　呉羽式直接加熱方式 UHT のフロー

無菌カップ充填機としては，1970年代にプラスチックロールを充填機内で滅菌，成形，充填，密封ができるFFSタイプが最初に登場し，その後，成形済みカップを供給するタイプが現れた．図5.31および図5.32にドイツのGEA Finnah社が販売している両タイプの充填機を示した．包材の殺菌にはいずれも過酸化水素が用いられている[27]．

通常，FFSタイプでは，ロールから供給されたシートは過酸化水素槽をく

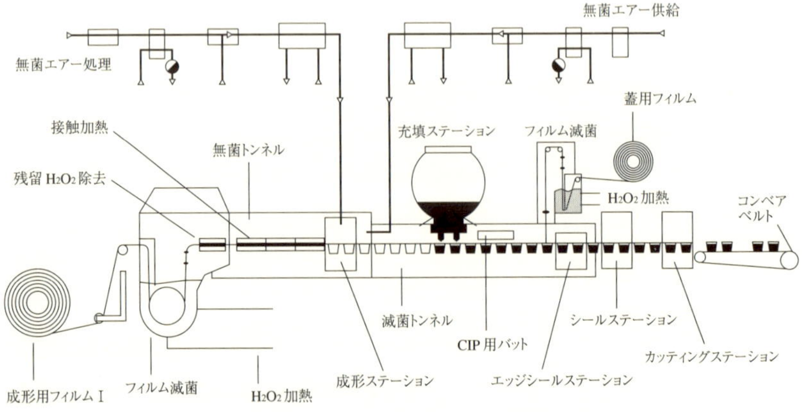

図 5.31　FFS タイプ無菌充填包装システムの例[27]

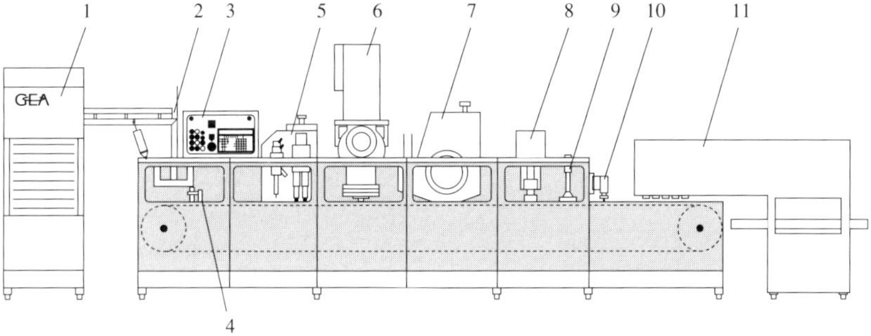

1：自動カップ･カラム･マガジン
2：カップ装着機
3：制御盤
4：カップコントロール
5：過酸化水素によるカップ滅菌
6：フィラー
7：カップリッドステーション
過酸化水素によるカップ滅菌とリッドコントロール
8：シールステーション
9：カップリークチェック
10：コーディング
11：トレーパッカー
無菌空気トンネル部

図**5.32**　成形済みカップ供給タイプ無菌充填包装システムの例[27]

ぐった後，5か所に設けられたコンタクトヒーターで徐々に加熱されて殺菌に最適な温度に到達し，無菌エアー雰囲気中でカップに成形される．蓋材も加熱された過酸化水素をくぐることによって殺菌される．

カップ供給タイプでは，シートよりも殺菌がむずかしいため，過酸化水素の殺菌効率を高める工夫がなされている．超音波を応用したウルトラソニック渦式噴霧装置により過酸化水素を直径3 μm以下のマイクロミストとし，無菌エアーでカップに吹き付ける装置や，カップ内部に陰極針を挿入し，針先からマイナスに帯電した過酸化水素のマイクロミストを吹き出させて，陽極のホルダーに保持されたカップに均一かつ薄く膜状に付着させる装置がドイツのLeifert & Lemke社により開発されている．これにより，過酸化水素の使用量が削減され，乾燥も迅速に行われるようになったという[28]．

(2)　無菌化包装

本技術は，食品自体が滅菌されているわけではなく，温度管理やクリーンルームおよびその付帯設備，包材や機械，流通などに関する周辺技術，微生物制御技術，衛生管理技術など，ハードとソフトを合わせた総合技術で成り立っている．また，製造従事者の衛生教育が重要な位置を占め，パートやアルバイトを含めた計画的かつ継続的な教育と訓練が製品の安全性確保の鍵になっている．つまり本技術は，「厳しい管理基準のもとで殺菌処理された固形食品を滅菌またはそれに近い包材を用いて微生物汚染のない状態で包装し，10℃以下の冷蔵条件で流通させれば数週間の保存性が得られ，微生物による問題が生じない」という確証のもとに実施されているといえよう．

現在行われている無菌化包装の例を以下に述べる．

(a)　ハ　ム

スライス前の原木の無菌化，表面殺菌，一次包材の無菌的剥離，無菌的スライス，無菌包材の製造・充填・真空包装，5℃以下の流通からなる．わが国では1972年プリマハムが1960年代初期にアメリカのOscar Mayer社により開発された包装システムを導入したことに始まり，1973年に日本ハムが同様な方法を独自に開発した．同年末，大森機械工業がスキンパック成形充填機を，呉羽化学工業が無菌包材を開発し，伊藤ハム栄養食品，丸大食品，雪印食品がこれを採用し，わが国独自の無菌化包装技術が確立した．図5.33にスライスハムの無菌化包装システムの概観を示した[29]．

生ハムなどを除くとハムやソーセージは製造工程に加熱工程が含まれ，中心温度を63℃で30分以上保持する加熱食肉製品に分類される．芽胞菌以外はほとんど死滅するため，二次汚染がない限り，冷蔵で30～50日間の品質保持が可能である．加熱後の冷却工程と包装工程，スライスなどの加工工程が伴う場合はそのクリーンルーム化を必須とする．ハム，ソーセージは色素の退色を防止するために，酸素透過度の低い包材が使用されているので，フィルム内部が嫌気的条件になる．そのため，乳酸菌などの微好気性菌が汚染した場合は，退色や緑変の原因になるだけではなく，酸敗やガス発生を引き起こすため，特に注意が必要である[30]．

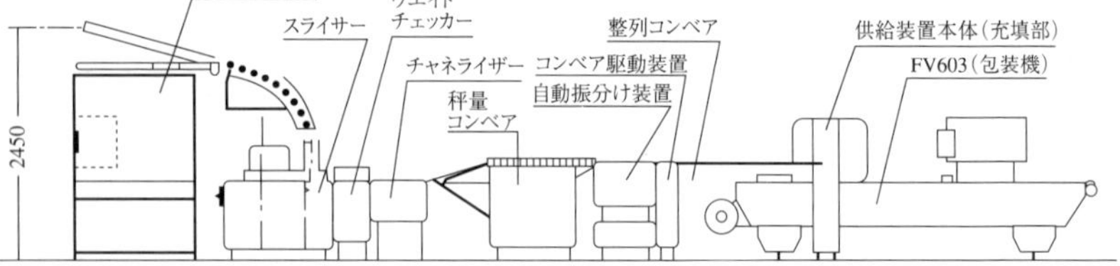

図5.33　スライスハムの無菌化包装システム[29]

(b) 米　　飯

炊飯工程で米飯にかかる温度は100℃以下であるため，原料米由来の耐熱性菌を完全滅菌することはできない．したがって，できる限り二次汚染を防止して，無菌的に充填し密封することで長期保存を可能にした米飯を無菌(化)米飯と定義できる．

無菌化米飯は1987年に佐藤食品工業が開発したが，従来の冷凍米飯に比べ，常温流通ができて利便性が増したこと，レトルト米飯に比べて色，味，食感などが優れること，常温で6か月以上の賞味期限をもち，電子レンジで3分間加熱するだけで炊き立てのご飯が食べられるという簡便性のため消費者に評価され，外食産業などの業務用としても利用が拡大している．

米飯を無菌化包装するためのポイントは，

① 原料米の選定：高品質米を使用し，玄米の初発菌数レベルを合わせ，ブレンドを行わない．

② 精米・研米工程における付着菌の除去：耐熱性菌をできるだけ除去し，糠(ぬか)の付着を避ける．

③ 精米・研米工程における冷却：工程中の米の温度上昇により耐熱性菌の繁殖を惹起しないよう冷却し，連続して洗米工程に移るようにする．

④ pH調整：洗米後，pHを4.2以下に調整する．

⑤ 炊飯後の米飯の充填：炊き上がり後，包材に充填されるまでの工程はNASAクラス100以下のクリーンブースで実施する．

⑥ 包材の無菌化：トレーと蓋材を事前にEOG殺菌し，充填機内では紫外線照射を行う．

⑦ 脱酸素剤の無菌化：あらかじめγ線照射で殺菌されたものを使用し，充填機内では紫外線照射を行う．

⑧ 包装工程のクリーン化：包装環境はNASAクラス10 000以下のクリーンルームとし，米飯部分はNASAクラス100以下のクリーンブースとする．

⑨ 製造環境のクリーン度の維持：原料米，製品の菌検査およびクリーンルーム内の落下菌検査などをマニュアル化して実施する．

などである[31)]．

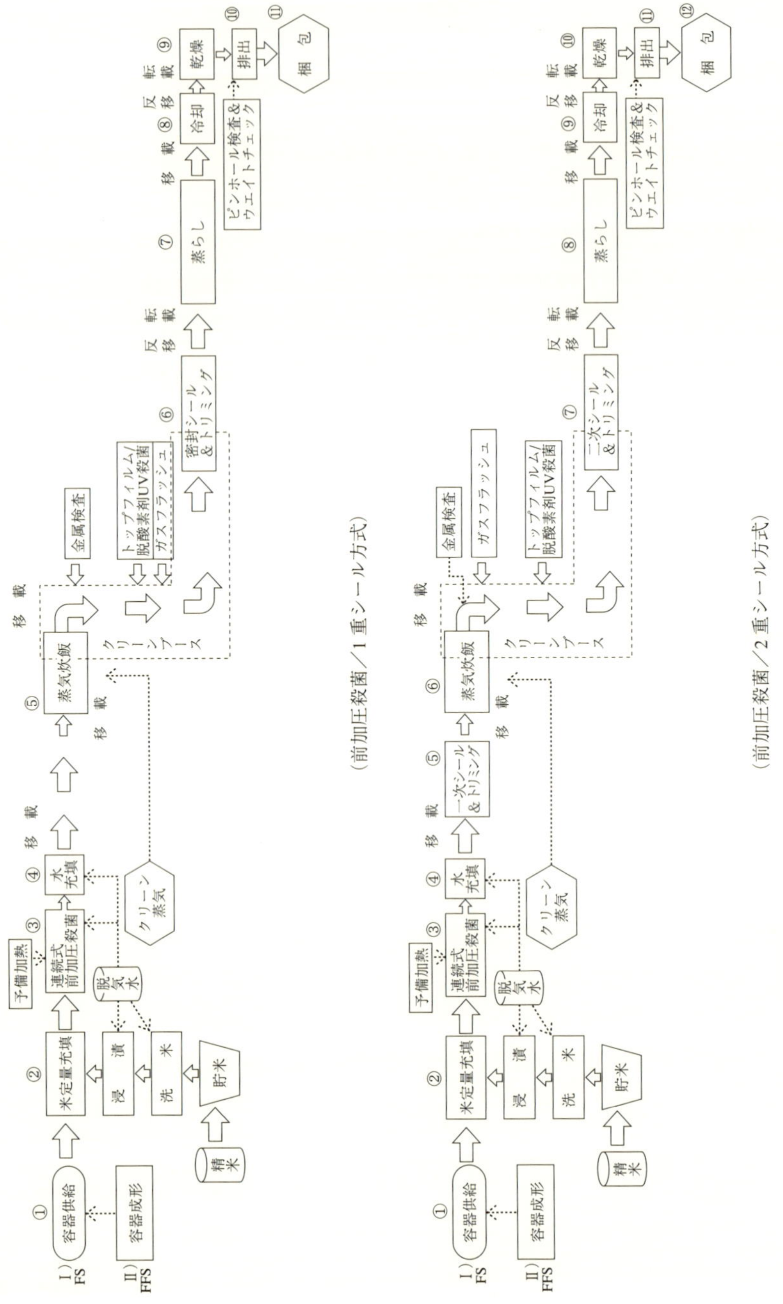

図5.34　連続式前加圧殺菌機を導入した米飯の無菌化包装システムの例[32]

最近では，図5.34に示すような耐熱性菌の殺菌を意図した連続式加圧殺菌機を組み込んだシステムが開発されたり，米飯を容器に入れてそのまま炊き上げげ，クリーンルーム内でシールすることにより，冷却とともに容器内が真空になることを応用した，脱酸素剤を使用しない方式が考案されたりしている[32]．

(c) 生 菓 子

ある製菓会社では，水分50～55％の生菓子の脱酸素剤封入包装を試みたが，蒸し上げ直後に10^2/g程度の微生物が存在したため，30℃で保存した結果，7日後から酵母の増殖による膨張袋が多数発生した．そこで蒸し上げ以降の工程にクリーンルーム（NASAクラス5 000）を導入して二次汚染防止に努めた結果，この2年間微生物によるクレームはなくなったという．冷却をオゾン雰囲気下で実施することにより二次汚染の防止と付着微生物の殺菌に効果が認められ，脱酸素剤使用により保存性はさらに向上したと報告されている[33]．

また，焙焼後のカステラをクリーンルーム内で冷却し包装している例もある[34]．

(d) 餅

餅は常温での周年流通が可能であり，無菌包装に近い．汚染度が高いのは，洗米機，浸漬タンク，蒸し機周辺と考えられるので，これ以降の工程への汚染の拡大を防ぐことが肝要である．蒸煮されたもち米に残存するのは*Bacillus*属の芽胞などに限定される．これら生残菌の増殖を防止するために，餅の味を変えない程度のpH調整（5.0前後）がなされている．

蒸し上がったもち米はパスボックスを経てクリーンルーム内に供給されて餅に加工され包装されるが，包装工程でのカビの汚染が致命的な欠陥を商品にもたらすので，クリーンルームの菌管理が非常に重要である．クリーンルームは密閉状態になりやすいので，特に床の乾燥に気をつけないとカビがはびこる結果になる．壁の結露，冷蔵庫の冷却ファンなどは要注意である．カビの繁殖を抑制するため，製品の多くは脱酸素剤が封入されている．

(e) カット野菜

Dole社のカリフォルニアにある最新鋭のカット野菜工場では，レタス，キャベツ，ニンジンなどを加工している．芯抜きとトリミングの工程は手作業だが，洗浄，カッティング，乾燥，包装の各工程は完全に自動化されている．包装工程では，Hayssen社の縦ピロー包装機に大和製衡の計量機を接続し，1日270tを自動充填している．中央制御室では水温，室温，塩素濃度や他の加工パラメーターをリアルタイムで監視しており，品質の管理や分析に役立てている．このような管理システムにより，品質が管理基準を逸脱しそうになってもすぐに復帰させることが可能になっている[35]．

ERCA社の無菌充填包装システムでは，熱殺菌されたカットフルーツが酸素バリヤー性のカップに充填された後，急冷されるが，充填物の熱によりカップの空気が追い出され，酸素を減らす役目を果たしている．

Rossi Kateri社では，ダイス状にカットしたトマトを三重のチューブ型熱交換器で殺菌および冷却し，あらかじめγ線で処理した無菌バッグに充填するシステムを開発している[36]．

(3)　レトルト殺菌包装

レトルト食品とは，「缶，瓶を除く耐熱性のある容器に食品を充填し，次いで密封し，加圧加熱殺菌を施した加工食品」をいい，日本農林規格（JAS）ではレトルトパウチ食品と称し，「プラスチックフィルム若しくは金属箔，またはこれらを多層に合わせたものを袋状その他の形状に成形した容器に調製した食品を詰め，熱溶融により密封し，加圧加熱殺菌したものをいう」と定義されている．

1950年代に軍用食を目的としてアメリカで研究が始まったが，1969年に大塚食品工業が「ボンカレー」を商品化したことにより，むしろ日本で市場が開花した分野である．その後，釜飯の素，シチュー，ミートソース，マーボ豆腐の素などが続々登場し，2 000億円を超える市場となっている．

レトルト殺菌装置はバッチ式と連続式に大別され，バッチ式には熱水式と水蒸気式とがある．熱水式にも熱効率を高めるための回転式と殺菌対象物の保護のための静置式とがある．このように様々な方式が開発されているが，それぞれ一長一短があるため，食品の形状，包装形態などを考慮して機種が選択されている．例えば，レトルトパウチはパウチ内圧の上昇にきわめて弱いが外圧の負荷には強いので，急速加熱や急速冷却が可能であるが，成形容器の場合，外圧で容器が変形するため，熱水または熱水シャワー式で等圧制御が行われている．食品衛生法では，「pH 5.5 以上，水分活性 0.94 以上の食品では，中心部を 120℃，4 分間加熱もしくはそれと同等以上の効果を有する別の殺菌方法をとること」と規定されているが，135℃ では 8 秒間，140℃では 2 秒間で同等の効果となる．そのため，135℃ で短時間加熱によるハイレトルトや，pH を 5.5 未満にして軽度の殺菌にとどめて熱履歴による品質劣化を軽減するスリム（SLIM，slight sterilization method）殺菌法も実用化されている[37]．

レトルト食品に用いられるパウチには，耐水性，耐熱性，酸素遮断性が要求される．したがって，耐熱性の低いポリエチレンなどは使用できず，シール層にはポリプロピレンが使われている．また，酸素遮断性を付与するため，バリヤーナイロン，アルミ箔，アルミナやシリカなどの無機物蒸着など様々なバリヤー性材料が複合される．これら無機系の材料では，レトルト中や流通時に亀裂やピンホールができてバリヤー性が低下する場合がある．そこで，屈曲や伸び縮みなど過酷な取扱いにも強い有機物をコーティングした「ベセーラ」という透明ハイバリヤーフィルムが開発され，呉羽化学工業から販売されている．

食品の保存性に及ぼす酸素バリヤー性の影響はよく知られた事実であり，酸素と光の侵入を完全に遮断しなければ，食品の劣化を防止できないと考えられてきた．その結果，缶やアルミ箔をラミネートしたフィルムなどが酸素と光の両方を透さない材料として汎用されている．ところが，最近，無機系蒸着や有機系コーティングフィルムなど酸素バリヤー性を飛躍的に高めた包材が開発され，透明な包材でも実用レベルで食品の劣化を防止できることが分かったため，缶代替やアルミ箔代替として浸透し始めている．

最近では，異物の混入が取り沙汰される事例が頻発し，PL 問題に発展しかねない硬質異物，特に金属を排除する必要から，金属探知機の使用が前提になりつつあり，透明な包材を求める声が強まっている．また，廃棄が容易な包材への要望も高まりつつある．したがって，今後は，透明で廃棄しやすい材料への切替えが進むものと考えられる．

消費期限を長く設定しても，消費者は新しいものから購入する傾向が強く，期限ぎりぎりまで店頭に陳列されるような商品は少ない．したがって，これからの包材の選択基準は，酸素バリヤー性に加えて，いかに商品を魅力的に見せ，安全性を確保し，廃棄を容易にするかという点にシフトするものと思われる．

参考文献

1) 里見弘治：食品と容器，**35**(5)，248（1994）
2) 河口克己：殺菌・除菌実用便覧，横山理雄，田中芳一編，p.153，サイエンスフォーラム（1996）
3) 武久正昭：防菌防黴，**29**(4)，269（2001）
4) 河村洋子他：食品照射，**33**，1（1998）
5) 河村洋子，佐山佳世，山田　隆：同誌，**35**，7（2000）
6) 河村洋子，佐山佳世，山田　隆：同誌，**35**，15（2000）
7) 渡辺　大：*Packpia*，**44**(12)，32（2000）
8) 林田志信他：食衛誌，**10**(5)，355（1969）
9) G. Cerny : *Verpackungs-Rundschau*，**27**(4)，27（1976）
10) R. T. Toledo *et al*.：*Appl. Microbiol*.，**26**(4)，592（1973）
11) 林　亨：*Foods & Food Ingredients Journal of Japan*，**162**，68（1994）
12) 土戸哲明：有害微生物管理技術，第1巻，芝崎　勲編，p.107，フジテクノシステム（2000）
13) 高野光男，横山理雄：食品の殺菌，p.82，幸書房（1998）
14) 山吉孝雄：ジャパンフードサイエンス，**40**(3)，37（2001）
15) 内藤茂三：電気学会誌，**114**(10)，654（1994）
16) 野澤英一：無菌包装の最先端と無菌化技術，高野光男，横山理雄，近藤浩司編，p.241，サイエンスフォーラム（1999）
17) 芝崎　勲：無菌化包装における微生物の殺菌包装システムと衛生，p.55，フジテクノシステム（1980）
18) G. Cerny : *Pack. Technol. Sci*.，**5**(2)，77（1992）
19) 里見弘治：殺菌・除菌実用便覧，横山理雄，田中芳一編，p.110，サイエンスフォーラム（1996）
20) 前川浩司：食品包装便覧，p.1273，日本包装技術協会（1988）
21) 横山理雄：同書，p.163.
22) 高橋　強：無菌包装食品の技術，p.274，衛生技術協会（1979）
23) 市橋　進，*Packpia*，**45**(4)，14（2001）
24) 横山理雄，里見弘治，矢野俊博編：HACCP必須技術，p.189，幸書房（1999）
25) 松野　拓：無菌包装の最先端と無菌化技術，高野光男，横山理雄，近藤浩

司編，p. 311，サイエンスフォーラム（1999）
26）河口克己：同書，p. 54.
27）ツーヘンハーゲンジャパン：ジャパンフードサイエンス，**39**(7)，35(2000)
28）イースト・アジアチック・カンパニー・ジャパン：同誌，**27**(6)，60(1988)
29）西野　甫：無菌包装の最先端と無菌化技術，高野光男，横山理雄，近藤浩司編，p. 372，サイエンスフォーラム（1999）
30）里見弘治：鶏の研究，**72**(5)，53（1997）
31）西田吉男：食品加工技術，**13**(4)，402（1993）
32）影山源三郎：*Packpia*，**40**(3)，14（1996）
33）山口直彦：*Food Packaging*，**34**(3)，60（1990）
34）倉光英次，高橋耕造：冷凍，**70**(810)，33（1995）
35）S. Berne : *Food Engineering*，**70**(10)，113（1998）
36）早川喜郎：月刊フードケミカル，**15**(1)，49（1999）
37）葛良忠彦：*Packpia*，**44**(9)，40（2000）

（河口克己）

第6章　食品のいたずら防止包装

6.1　安全包装の意味

安全包装という表現がしばしば見受けられる．本来，安全包装とは何を指して用いる用語だろうか．それが内容商品を安全に消費者に届ける包装を意味しているのだとすれば，流通過程において遭遇する様々な環境の変化や人為的な行為を含めて自動的に対応し，内容品を完全に保護し得る包装などは理想の包装であり，現実には存在しないものかも知れない．

一歩譲って，安全包装の意味することが，包装の開封過程で怪我を引き起こさない包装であるとするならば，怪我を頻発させる包装は欠陥包装であり早急に改善がなされねばならない．さらに，包装材料からの汚染物質が食品を汚染するような場合には，そのような包装材料の使用は食品衛生法違反として使用者が厳しく罰せられる行為である．

食品包装材料の衛生上の安全性は使用包装材料としての欠かせぬ機能である．また，乳幼児に対する安全性を求めたチャイルドプルーフ（childproof）であるならば，それは新しい概念からの包装機能を意味している．さらに，流通過程での意図的な悪意を持った犯罪行為に対しての保護機能であるならば，それはタンパーエビデンス（tamper evidence）として考察されるべきである．

最近，包装商品中に危険物や毒物を混入し企業を恐喝する犯罪が多発している．企業に対して，その企業の製品に人為的に特定の欠陥や瑕疵を作り出し，それによって製造者に対して金銭的な要求を内容とする強要を行う犯罪行為を製品脅迫（product extrotion）というが，それらの製品の有する機能などについても，欠陥や瑕疵を根拠とする脅迫などは，直接的な毒物混入などのような行為に出なくとも，企業の名声や社会的イメージの失墜などをもた

表 6.1 先進国における製品脅迫事件発生件数

	1978年	1979年	1980年	1981年	1982年	1983年	総 計
西ドイツ	2	2	1	1	6	7	19
アメリカ		1	4	1	5	4	15
イギリス	2	1	1	1	2	2	9
オランダ	1		1			5	7
オーストラリア		2	1	1	1		5
総 計	5	6	8	4	14	18	55

（資料：Control Risks Ltd.）

らす場合は，現在では金銭，非金銭的動機のいかんを問わず包括的に「製品脅迫」と定義されることが多い．

このような企業脅迫ばかりでなく，犯罪行為そのものに価値を認める「愉快犯」などは後を絶たないばかりか，この種の犯罪が報道されるとたちまち多くの模倣犯を生む特徴がある．1998年に和歌山市で起こった毒物混入事件後の1年間に毒物混入事件の模倣犯として警察庁に報告されたのが43件に及び，検挙数は20件であった．そのうち，自己顕示的性格の自作自演が10件であったことも注目される．

このような事件は今に始まったことではないが，この異物・毒物混入防止についての関心が急速に高まったのは，アメリカにおけるタイレノール殺人事件以降であろう．ほどなく日本でもグリコ・森永事件として類似犯罪が続出したことから，異物・毒物混入防止の機能を包装に求める要望が大きくなってきた．

特定の容器・包装についての対策として，これらの問題が起こる以前から，既に多くの改良や考案がなされてはいた．しかしながら，このような意図的な犯罪についてはアメリカに限らず，日本でも完全な防止を期待することはほとんど不可能に近い．

このような事件を惹起する者に対して，現代社会がそれらの人々の存在を社会の一部として許容しているのである．それゆえに，社会を構成している人々は，自らの作り出している社会の影響を大きく受けるのである．したがって，我々はこれらの犯罪を起こす可能性のある社会適応性の薄弱な人々の存在を認める限り，犯罪の発生は避けられないものとして，企業としても，個人としても対応しなければならない．

このような事件が多発するまでは，包装の改変は主として高級な内容品のすり替え犯罪であり，包装形態の改良によって防止することが可能であると思われていた．人間の生命に危害を及ぼす事件が発生するに伴い，これらの問題についてアメリカは敏速に対応したが，その対応の仕方や議論について考察を加えて見ることとする．

6.2 タンパーエビデンスの議論

アメリカでは，市販かぜ薬に青酸カリを封入したタイレノール事件により，この種の犯罪に対する関心が急速に盛り上がり，犯罪の未然防止に有効な包装方法などが議会を中心として各方面で検討された．その結果，このような意図的な悪質な犯罪の未然防止は不可能であるという意見が大勢を占めた．

初めは法律を制定して，悪質ないたずらを完全に防止するという意味でタンパープルーフ（プルーフ：完全防止）を実現しなければならないと言っていた．タンパープルーフを実現するためには法律を整備し，包装を改善すれば，プルーフの意味する犯行の完全防止ができるとされ，概念的には法律の制定は容易であるように思われていた．

しかし，具体的に，どのように法律を整備すれば意図的な犯罪であっても完全に防止できるのであろうかなどの疑問に対して，多くの討議を重ねた結果，どのような法律であっても，悪質な意図的な犯罪を完全に防止，抑止することは困難であり，完全な防止を意味する「プルーフ」を期待することはできないし，法律が国民に100% の安全を保証することは困難であるとの意見が大勢を占め，容易に結論が出せなかった．

特にアメリカでは，今日でこそ銃器による事件が多発して，改めて銃器の所持を禁止するという議論が出て，多くの州で禁止されてきたが，このタイレノール事件の起こった1982年頃は，アメリカ合衆国憲法に示されているように，アメリカ人にとって基本的に自分の危険は自らが守ることが原則であり，国や自治体は個人の危険を予防するに止まり，確実に守ってくれるものではないという考えが中心であった．この考えは，その後の銃器所持を完全に禁止することの困難さを代表しているのである．基本的に自分の危険は自ら守るという原則から，他に守ってもらうという「プルーフ」の概念は否定された．

個人が自らを守るために必要とする個人の判断を助ける情報の例として，食品容器に意図的ないたずらがされたならば，その証拠（エビデンス）が明らかに残り，すなわち包装の破壊や外観の異常などの情報によって消費者が購入時に判断できるようにすべきだということになった．そのために意図的に犯罪を実行しようとすると，容易に犯行が証拠として残る包装材料を使用することで，犯人に対して犯行の寸前に「チョット待て」というシグナルを与えて犯行を思い止まらせる効果を期待するだけに止まっている．

タンパープルーフを期待した法律による安全の保障から，安全の確保は消費者自身の判断に委ねられることとなり，犯行の痕跡が残るようにすべきだという，タンパーエビデンスの法律となった．したがって，食品の安全を求める消費者は包装の外観や機能によって食品が安全であるかを判断することとなった．そのため包装の持つ役割は非常に重要なものとなった．

エビデンス（証拠）残存機能の多くは，包装の回復不能の形態や回復不能の表示によって実行されている．以下に事例的に説明する．

6.3 アメリカ FDA による規制

アメリカ FDA のタンパーレジスタントパッケージング規制の中に，タンパーエビデンスのような独特の考え方がある一方で，特徴的なものとして，タンパープルーフという表現は，完全な防止が保証できないにもかかわらず，あたかもできるような印象を与え，消費者に過度の安心感という誤解を生じさせることになり，これを多用することは過剰表現で表示違反として罰せられることになると注意している．また，FDA は包装材料メーカーや包装を使用する立場のメーカーが，いたずら防止包装を設計する際に，関節炎患者や手指の不自由な人が開けることができないほど開口困難であってはならないことを考慮に入れなければならないとも述べている．

FDA の規制においては，具体的にタンパーエビデンスの機能のある包装を次のように例示している．

①　フィルムでの上包み

特別なデザインを有する透明フィルムで製品または製品の容器の周囲に固く巻き付ける．容器を開けて製品を取り出すためにはフィルムを切り裂かねばならない．

②　ブリスターまたはストリップ包装

用量単位（例えばカプセルや錠剤）が透明なプラスチックや箔に密封される．各隔壁は製品を取り出すためには切り裂くか破壊しなければならない．

③　バブル包装

製品および容器が真空または加圧成形されたプラスチックシート中に入れ展示カードボードに装着され，製品を取り出すためには切り裂くか破壊しなければならない．

④　シュリンク包装またはシュリンクバンド

特別なデザインをしたバンドや上包みがキャップの結合部や容器を密封するために加熱または乾燥によって収縮される．製品を取り出すためには密封部を切り裂くか，破壊しなければならない．

⑤　箔・紙またはプラスチック製小袋

製品は製品を取り出すために切り裂くか破壊しなければならない個装用の小袋に密封される．

⑥　瓶の封かん(緘)

特別なデザインを施した紙または箔で，キャップの下で容器の口を封かんする．封かんは容器を開封し，製品を取り出すために切り裂くか破壊しなければならない．

⑦　テープ封かん

特別なデザインを施した紙または箔でカートンの全ての耳部分，またはボトルのキャップを覆って封かんする．封かんは容器を開封し，製品を取り出すために切り裂くか破壊しなければならない．

⑧　ブレーカブルキャップ

容器から製品を取り出す時は，キャップは完全に破壊されるか，容器に装着部分が残るプラスチックや金属製のキャップによって封かんされる．

⑨　封かんチューブ

チューブの口は封かんされ，封かんは製品を使用するためには穿孔(せんこう)しなければならない．

⑩ 封かんカートン

カートンの全ての耳部分が強固に封かんされる．カートンは製品を取り出すために開封されるとき視覚的に損傷されねばならない．

⑪ エアゾール容器

エアゾール容器は元来，タンパー防止機能がある．

6.4 日本における規制の現状

日本における毒物混入防止のための法律は，アメリカがポジティブ方式に対してネガティブ方式であるので，根本的な表現方法の相違が見られる．

日本においては，グリコ・森永事件による毒物混入・企業脅迫事件から法律制定の必要性が論じられ，「流通食品への毒物の混入等の防止等に関する特別措置法」が昭和 62 年 9 月 26 日に法律第 103 号として制定された．しかし，それ以降平成 12 年 8 月 24 日まで施行令，施行規則などの政省令は公布されていない．したがって，本法律の第 1 条で目的，第 2 条で定義，第 3 条では国の施策として，公衆に販売する流通食品に毒物を混入する行為を罰すること，製造，流通，販売業者は毒物の混入等の防止に努めること，などが示されているに止まっている．

本法律の第 4 条から第 10 条までは事件の発生があった場合の捜査機関への協力義務，違反の罰則について示されているのみであり，アメリカの規制のような具体的な事例などの表現はない．したがって，多くの日本の包装材料業者や食品製造業者などは，アメリカ FDA 規制の事例に従って企業脅迫への対応をとっているのである．

6.5 包装へのタンパーエビデンスの事例

6.5.1 金属缶における事例

金属缶は本来，密封貯蔵容器として発展してきたので，偶発的ないたずら

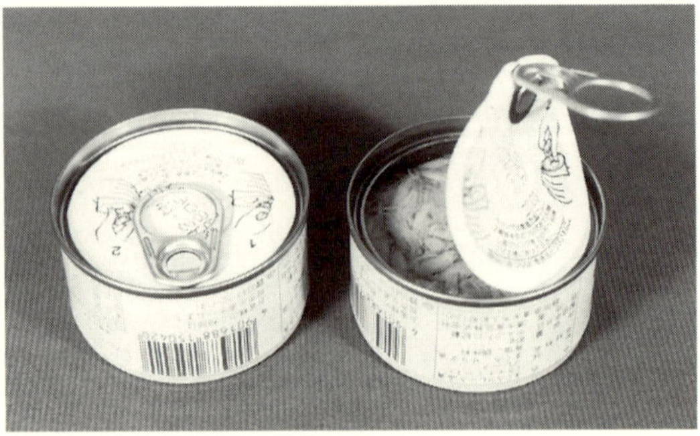

写真 6.1　安全なフルオープン蓋

による事例はないが，故意，悪意，詐欺による内容品の入替えなどの事件は起きていた．しかし，これはタンパープルーフやタンパーエビデンスの範囲を超える．

金属缶は密封容器であり保存性に信頼があるがゆえに，開けにくい容器の代表であった．そのために各種のイージーオープン蓋の改良研究が行われてきた．現在ではほとんど完成されたイージーオープン蓋ではあるが，今でもさらに開けやすくする新しい発明や考案が提案され続けている．液体容器のためのリキッドポータイプ(飲み口のみ円形に開口する形式)，固形の内容物を容易に取り出せるようにしたフルオープンタイプ(缶蓋の全面が開口する形式)などが代表的なものである．

タブ（開口のために付けてあるリング）の散乱による環境問題から触発されて開発された，開口後にタブが缶から離れないノンデタッチタイプのステイオンタブなどは有名である．これなどは外観からいたずらがされているのは明瞭にわかるが，最近の事件のように故意に金属缶底に穴を開け，接着剤で封じたような事件には対応できない．消費者は穴の痕跡などで意図的な犯罪が行われたことを判断しなければならない．

6.5.2　ガラス瓶やプラスチックボトルにおける事例

ガラス瓶は古くから色々な悪質ないたずらの対象となってきた．これらの被害を防ぐためにコルク栓で密封したガラス瓶の口部を蜜ろうなどで封じた例など対応の歴史は古い．王冠が発明されて一応の防止策はできたと思われたが，悪質な犯意に対しては万全ではない．

アメリカで高級ウイスキーが安物に詰め替えられるなどの事件が跡を絶たなかった．この対策として開発されたのがPPキャップである．PPとはpilfer proofの略であり，泥棒よけを意味している．このキャップは1963年に日本に導入された．その時は肝腎の泥棒よけの機能よりも外観のデザインの良さが注目されていた．このキャップは開栓時にキャップ下部のバンドが破断し，再度，密封時の状態に戻すことはできない．それと共に開栓後にリシールできることが消費者にとって都合が良いと好評を博した．

PETボトルなどのプラスチックボトルの密封もガラス瓶と同様にPPキャップが使用される．プラスチックボトルにも様々な形態があるが，基本的にはPPキャップの考えが継承されている．

あくまで外観の変化を示すためには，単純にシュリンクテープで覆う方法も広く採用されている．少しでもシール部に変化があれば，誰かが開封した可能性があるとして消費者の選択から除外されることとなる．このPPキャップはアルミニウム製で開発されたが，その後のプラスチックの進歩により，同一形態や機能を持つプラスチック製PPキャップが登場した．タンパーエビデンス機能があり，好ましいデザインと共に使いやすいことから消費者に好まれ広く普及した．

その結果，PPキャップは耐圧性，もれ止め防止などから様々な形態のも

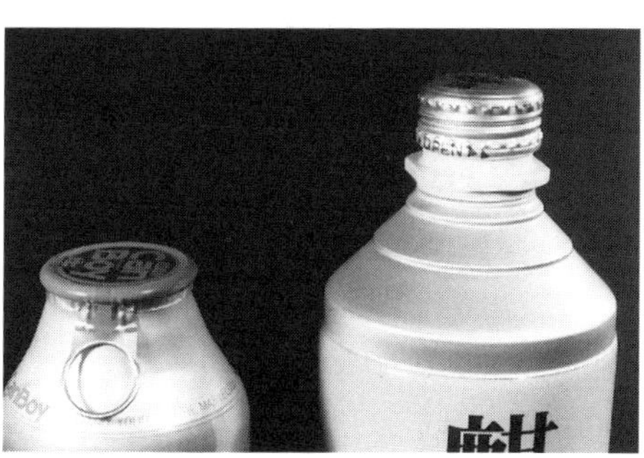

写真 6.2 アルミニウム製PPキャップ

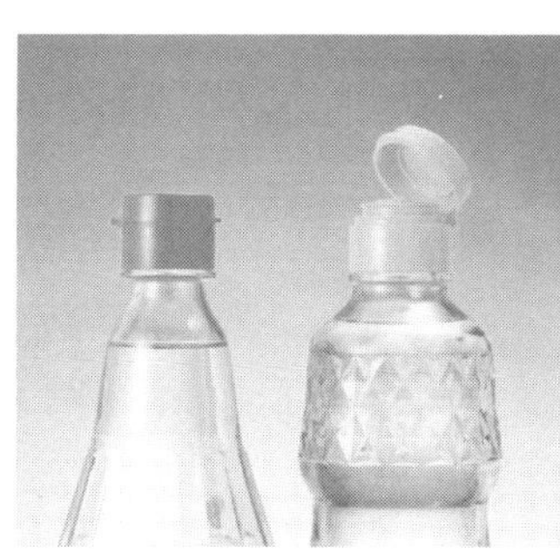

写真 6.3 プラスチック製PPキャップ

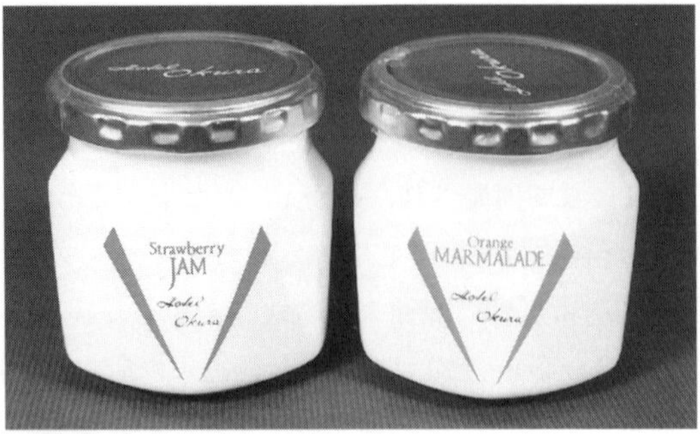

写真 6.4 広口瓶のシュリンク包装

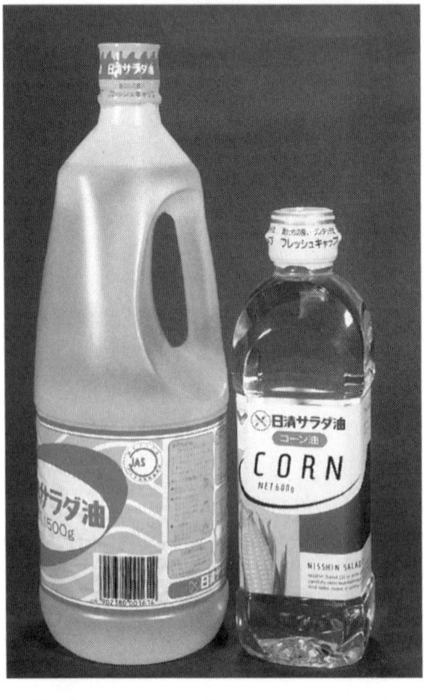

写真 6.5 キャップシール(キャップの上からシュリンク包装)

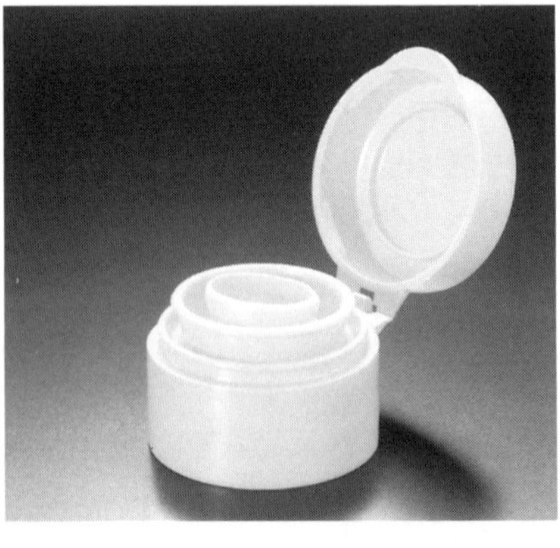

写真 6.6 中栓との一体成形キャップ(中栓を引きちぎって使用する)

のが考案された．特筆すべきものとして，ポリプロピレン製の中栓と一体構造のものなどがある．

6.5.3 その他のタンパーエビデンス用材料

その他の広口ガラス瓶では，中栓シールと外部シュリンクフィルム包装が

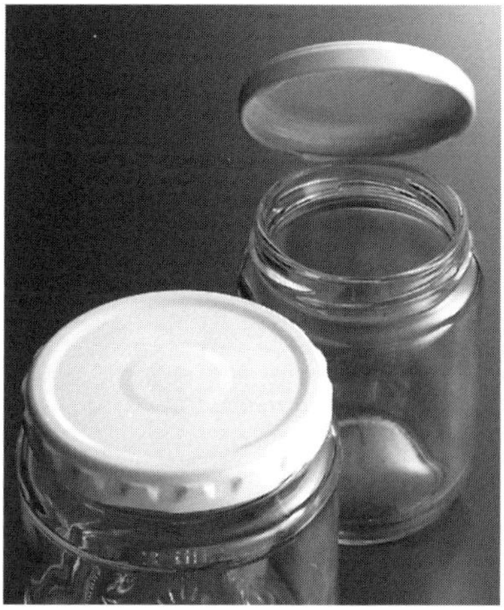

写真 6.7　ホワイトキャップ（減圧製品用．開栓すると中央のボタンが膨らむ）

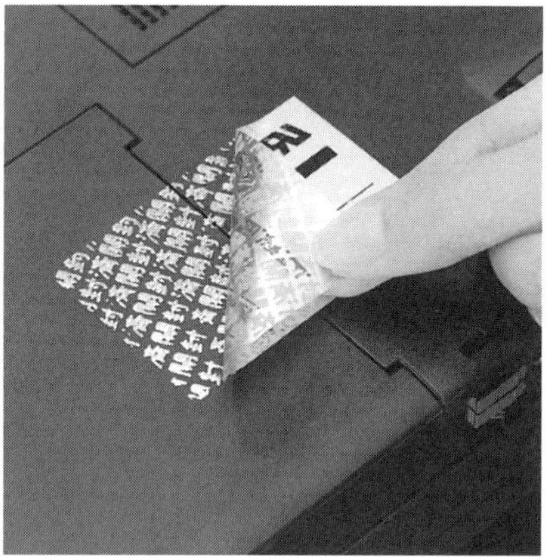

写真 6.8　タンパーエビデントラベル（ラベルを剥離すると転写した文字が残る）

多用されている．

このシュリンクフィルムは使用時にフィルムを破棄しなければならないので，最も簡単な開封証拠を残存させる方法として賞用される．

通常のスクリューキャップへのシュリンク包装は一般に採用されている方法である．

写真 6.7 に示したキャップは，真空密封広口ガラス瓶を開栓すると，蓋上面のボタンが膨らみ真空が解除されたことが見分けられる．

写真 6.8 に示したのはタンパーエビデントラベルで，剥離した時に着色した文字が残存し，剥離したことが明白に示される．

その他のタンパーエビデンス用テープ材料としては，剥離したら文字が剥がれる形式とか，「開封済」という文字が表示される形式のものが一般化している．特に，薬品包装やコンピューター関連部品などの包装材料として使用されている．

タンパーエビデンスに関係する意図的な悪意による犯行を未然に防止するためのテープとしてはセキュリティラベルが市販されている．包装にタンパーエビデンスの機能を盛り込み，犯行直前に考えさせる一瞬を与えることによる効果が期待されている．

異物の混入については，全数検査が最も望ましい．最近では多くの機能を持った新しい各種のセンサーが開発されているが，どのように優れた技術が開発されても故意の犯行は防止することはできない．

参考文献

1) 首藤信彦：東海大学政治経済学部紀要，**16**，23（1984）
2) U.S.Federal Resister, Rules and Regulations pp.50442–50456, Vol.47, No.215, Nov.5，1982.
3) 流通食品への毒物の混入等の防止等に関する特別措置法，法律第103号，昭和62年9月26日．
4) 黒田　護：包装技術，**21**，589（1983）
5) 黒田　護：同誌，**21**，690（1983）
6) 萩原貞雄：包装技術便覧，p.2214，日本包装技術協会（1995）
7) 沖　慶雄：包装技術，**26**，448（1988）
8) 荒瀬　進：同誌，**26**，454（1988）
9) 沖　慶雄：*Safety Eye*，No.3，安田リスクエンジニアリング（1999）
10) 沖　慶雄：包装技術便覧，p.2218，日本包装技術協会（1995）
11) 沖　慶雄：包装技術，**35**，760（1997）
12) 遠藤修三：プラスチック成形技術，**8**(6)，49（1991）
13) 日本クラウンコルク(株)カタログ．
14) (株)タカラカタログ．
15) リンテック(株)カタログ．
16) 住友スリーエム(株)カタログ．
17) 沖　慶雄：月刊薬事，**28**(7)，29（1986）

（沖　慶雄）

索　　引

サ　行

タ 行

ナ　行

ハ　行

マ　行

ヤ　行

ラ　行

ワ　行

【監修・編者略歴】

横山理雄（よこやま・みちお）
1957年　京都大学農学部卒業．
1960～93年　呉羽化学工業㈱にて食品包装の研究に従事，同社食品研究所所長を務める．
1993～98年　石川県農業短期大学食品科学科教授．
現　在　神奈川大学理学部講師（非常勤）．石川県農業短期大学名誉教授．農学博士
主な著書　『レトルト食品の基礎と応用』(共著，幸書房)，『食品の殺菌』(共著，幸書房)，『HACCP必須技術』(編著，幸書房)，『食品の無菌化包装システム』(編著，サイエンスフォーラム)，『包装食品の事故対策』(編著，日報)，『食品の保全と微生物』(分担執筆，幸書房)

中山秀夫（なかやま・ひでお）
1955年　日本大学工学部化学科卒業．専売公社（現日本たばこ産業）中央研究所研究員．
1973年　東海アルミ箔㈱入社．日本大学（農経）兼任講師
2000年　東海アルミ箔㈱取締役開発技術部長，技術顧問を経て退職．
現　在　技術士（経営工学部門・包装）事務所開設．
主な著書　『複合フィルム便覧』(共著，日本食品出版)，『ハイバリヤー包材の製法と設計』(共著，技術情報協会)，『食品・医薬品包装ハンドブック』(共著，幸書房)，『包装実務ハンドブック』(共著，日刊工業新聞社)

葛良忠彦（かつら・ただひこ）
1965年　京都大学工学部高分子化学科卒業．
1971年　京都大学大学院工学研究科高分子化学専攻・博士課程終了．東洋製罐㈱入社，東洋製罐グループ綜合研究所勤務．
1983年　McGill大学（カナダ）化学工学科 Prof. Kamal研究室研究員（Postdoctoral Fellow）
1984年　東洋製罐グループ綜合研究所第3研究室に復帰．
1989年　同研究所　調査企画室室長．
現　在　同研究所　調査企画室．工学博士
主な著書　『新しい包装材料』(共立出版)，『わかりやすい実践ブロー成形』(工業調査会)『食品・医薬品包装ハンドブック』(分担執筆・幸書房)

食品の安全・衛生包装

2002年2月5日　初版第1刷発行

監　修　横　山　理　雄
編　者　中　山　秀　夫
　　　　葛　良　忠　彦
発行者　桑　野　知　章
発行所　株式会社　幸（さいわい）書　房
〒101-0051　東京都千代田区神田神保町 1-25
Phone　03(3292)3061　Fax　03(3292)3064
振替口座　00110-6-51894番

印刷・三美印刷㈱

URL　E-mail
[http://www.saiwaishobo.co.jp]　[e-saiwai@msi.biglobe.ne.jp]

ISBN 4-7821-0199-6 C 3058

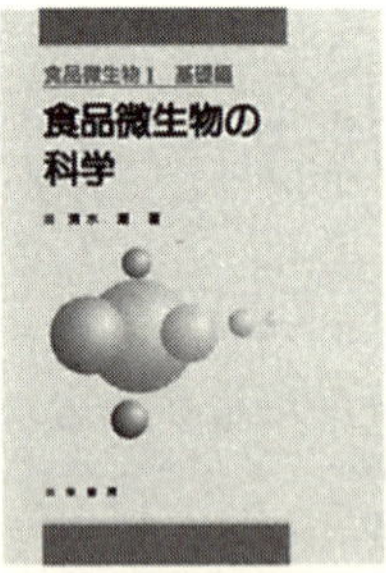
食品微生物Ⅰ 基礎編
食品微生物の
科学

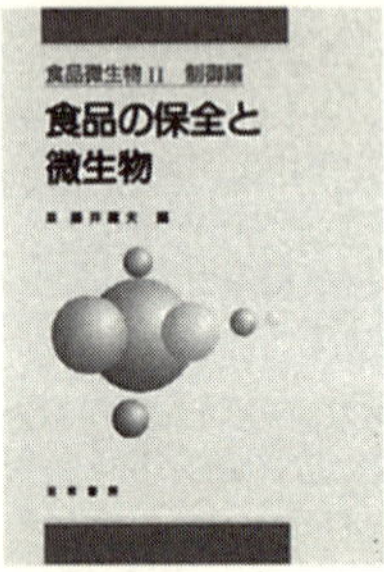
食品微生物Ⅱ 制御編
食品の保全と
微生物

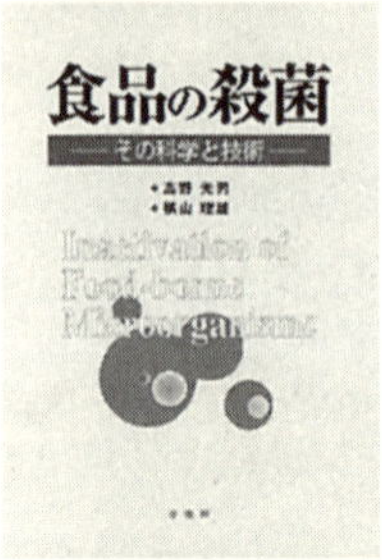
食品の殺菌
―その科学と技術―

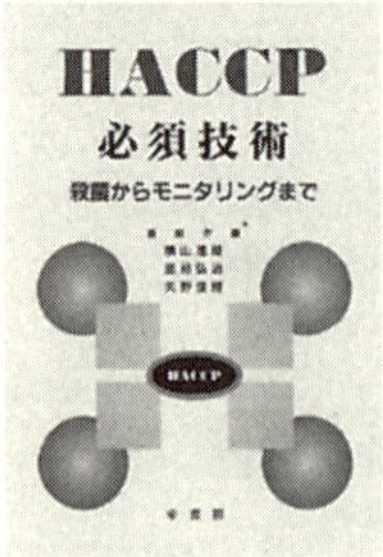
HACCP
必須技術
殺菌からモニタリングまで